TRAITÉ

DES

MALADIES DU COEUR

ET

DES GROS VAISSEAUX.

Le médecin qui n'unirait point la physiologie à l'anatomie n'aurait jamais qu'une pratique chancelante et incertaine.

CORVISART, *Essai sur les maladies organiques du cœur*, Préf., pag. XI.

IMPRIMERIE DE LACHEVARDIERE FILS,

Successeur de Cellot, rue du Colombier, n° 30.

TRAITÉ

DES

MALADIES DU CŒUR

ET

DES GROS VAISSEAUX,

PAR R. J. BERTIN,

PROFESSEUR D'HYGIÈNE A LA FACULTÉ DE MÉDECINE DE PARIS,
CHEVALIER DE L'ORDRE ROYAL DE LA LÉGION D'HONNEUR,
MÉDECIN EN CHEF DE L'HÔPITAL COCHIN ET DE CELUI DES VÉNÉRIENS,
MEMBRE TITULAIRE DE L'ACADÉMIE ROYALE DE MÉDECINE;

RÉDIGÉ

PAR J. BOUILLAUD,

DOCTEUR EN MÉDECINE DE LA FACULTÉ DE PARIS,
ANCIEN INTERNE DES HÔPITAUX DE LA MÊME VILLE;

AVEC SIX PLANCHES.

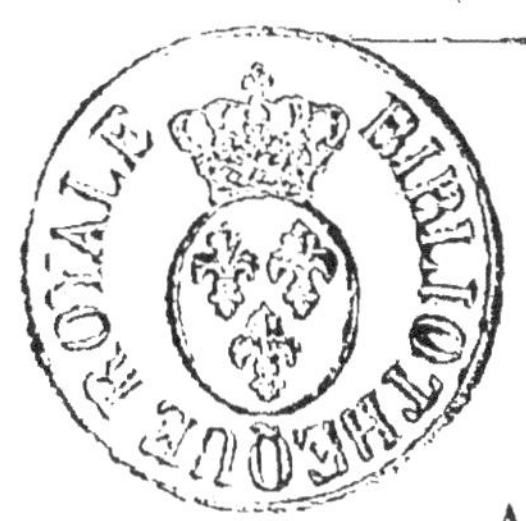

A PARIS,

CHEZ J. B. BAILLIÈRE, LIBRAIRE,

RUE DE L'ÉCOLE DE MÉDECINE, N. 14.

1824.

A MONSIEUR

LE COMTE DE CORBIÈRE,

MINISTRE DE L'INTÉRIEUR.

MONSEIGNEUR,

Vous m'avez permis de publier sous vos auspices le résultat des observations que j'ai recueillies ou fait recueillir sous mes yeux depuis plus de vingt ans, dans l'hôpital fondé par un des plus vénérables curés de Paris, et dont il porte le nom.

Puissiez-vous, monseigneur, attacher assez d'importance à l'hommage que vous voulez bien accepter, pour le regarder comme une preuve des sentiments de l'auteur de cet ouvrage, votre ancien condisciple, votre compatriote, et le fils d'un homme qui a honoré, comme anatomiste, la Bretagne et la France !

Si la reconnaissance est, comme on l'a dit, la mémoire du cœur, que de souvenirs votre bienveillante protection n'a-t-elle pas gravés dans le mien !

BERTIN.

INSTITUT DE FRANCE.

ACADÉMIE ROYALE DES SCIENCES.

Paris, le 15 janvier 1821.

Le Secrétaire perpétuel de l'Académie pour les sciences naturelles certifie que ce qui suit est extrait du procès verbal de la séance du lundi 15 janvier 1821.

Depuis Morgagni jusqu'à nous, les meilleurs esprits en médecine, et tous les hommes dont les travaux ont servi aux progrès de la science, ont pris l'anatomie pathologique pour base de leurs recherches. Pour ne parler que des maladies du cœur, nous citerons les travaux de Lancisi, de Senac, de MM. Portal, Corvisart, Kreysig, Burns, Testa, Meckel, Hocdson, et Laennec.

Les Mémoires de M. Bertin, dont l'académie a chargé MM. Pelletan, Duméril et moi de lui rendre compte, ne le cèdent en rien aux écrits dont nous venons de citer les auteurs, et nous pourrions, à beaucoup d'égards, revendiquer en faveur de M. Bertin l'antériorité de l'observation et de la connaissance de plusieurs lésions organiques du cœur, sur lesquelles il a communiqué à l'académie des observations, à une époque où quelques uns des ouvrages les plus estimés sur ce sujet n'avaient pas encore été publiés. Loin de nous l'idée que les faits et les recherches de M. Bertin lui aient été empruntés et rendus publics sans sa participation et à son insu ! Le champ de l'observation est ouvert à tout le monde, et comme la vérité est une, elle doit se montrer à tous sous les mêmes formes. Notre remarque a seulement pour but de garantir M. BERTIN de toute accusation de plagiat en lui assurant l'antériorité.

En effet, lorsque l'auteur présenta à l'Académie, le 10 août 1811, son premier mémoire sur les maladies organiques du cœur, on n'avait encore que faiblement distingué l'épaississement de cet organe d'avec la dilatation de ses parois, et de l'augmentation de ses cavités désignées sous le nom d'anévrisme; on paraissait avoir confondu sous la dénomination d'épaississement un état inverse, et tout opposé sous le rapport anatomique et physiologique. On ne semblait pas avoir distingué l'augmentation simple de nutrition des parois musculaires du cœur, d'avec les vices ou les altérations plus ou moins profondes que peut présenter cette nutrition. A cette époque, M. CORVISART nommait ces espèces d'altérations, *anévrismes actifs*, sans déterminer les circonstances et les caractères anatomiques qui tendent à diminuer ou même à détruire cette *activité*, soit par les ramollissements, soit par les endurcissements des parois ou des colonnes musculaires du cœur et d'une foule d'autres altérations résultant de l'augmentation de nutrition, mais qui souvent aussi peuvent épaissir les parois sans les *hypertrophier*. C'est encore à la même époque que M. PORTAL ne considérait dans cet épaississement du cœur qu'une transformation en une substance étrangère au tissu musculaire de cet organe, et avait été ainsi conduit à ne regarder cet état anatomique que comme toujours passif.

Ce fut alors que M. BERTIN, après dix années employées, dans les hôpitaux confiés à ses soins, à recueillir, comparer et rapprocher entre elles un grand nombre d'observations confirmées par l'inspection cadavérique, essaya de démontrer, dans son premier mémoire, que la dénomination d'anévrisme ne donnait pas une idée exacte de la dilatation du cœur; que l'activité trop généralement attribuée à une espèce de dilatation des parois, accompagnée de leur épaississement, ne devait être reconnue que dans les cas d'une véritable augmentation de nutrition du tissu musculaire ; que cette augmentation de nutrition ne coexistait pas toujours avec la dilatation ; que la dilatation et l'épaississement réunis ne constituaient pas l'augmentation d'activité des parois musculaires, puisque l'auteur avait vainement cherché à en trouver les dispositions anatomiques dans un grand nombre d'observations ; que souvent, au contraire, les cavités du cœur étaient très diminuées (disposition dont la première découverte paraît appartenir à M. BERTIN); et qu'enfin l'activité morbide du cœur s'affaiblissait en raison de ses complications, surtout lorsque l'épaississement, doué d'abord des caractères du tissu musculaire, mais perdant ensuite de sa densité, de sa consistance, de sa couleur, devenait dur, brun-foncé, se ramollissait, se relâchait ; ou lorsqu'il présentait une disposition inverse, c'est-à-dire un endurcissement de son tissu, rencontré le plus souvent dans les piliers et les colonnes de la cavité des ventricules.

Tels sont les résultats les plus marquants du premier mémoire sur lequel M. CORVISART fut chargé, en 1811, par l'Académie, de lui faire un rapport, mais que ses nombreuses occupations ne lui laissèrent pas le temps de vous présenter. Nous allons poursuivre l'analyse des autres mémoires de M. BERTIN, que l'on ne doit considérer que comme le développement des idées et des observations consignées dans la première partie de son travail.

Chacune des formes de l'hypertrophie, considérée plus particulièrement dans le ventricule gauche, paraît surtout avoir été approfondie dans les trois mémoires présentés successivement depuis plus d'une année à l'Académie. Ainsi, M. BERTIN, suivant, dans son deuxième mémoire, la même marche analytique, commence par exposer des faits et des observations propres à établir la première espèce d'hypertrophie suivante : *l'épaississement sans dilatation du ventricule gauche.* Cette altération est d'abord considérée à son état primitif et ensuite avec les diverses complications dont elle est souvent accompagnée. Chacune de ces observations présentée, avec les pièces anatomiques, à plusieurs sociétés de médecine, est suivie de réflexions dont on peut tirer pour la physiologie pathologique des conséquences nouvelles et avantageuses.

Le troisième mémoire a pour but de faire connaître et de déterminer les signes caractéristiques et les altérations organiques, propres *aux hypertrophies du ventricule gauche et du ventricule droit, avec diminution de leurs cavités.*

SÉNAC avait déjà consacré un des articles de son bel ouvrage à la diminution de volume, à la petitesse des cavités, au desséchement du cœur.

MALPIGHI et FABRICE DE HILDEN parlent de cœurs petits, ridés, flétris; CORVISART fait mention du rétrécissement du ventricule gauche ou droit, de la diminution des cavités, produite par la rétractilité des parois, à la suite des indurations, des altérations cartilagineuses et osseuses des valvules tricuspides et mitrales.

Dans les observations que M. BERTIN a recueillies, il a observé que le volume du cœur n'était pas sensiblement altéré; que les ventricules étaient cependant plus charnus que dans l'état naturel, et que l'épaississement musculaire était évidemment formé aux dépens de la cavité, sans cependant paraître présenter aucune trace d'altération quelconque.

Ce troisième mémoire contient six observations remarquables, tant sous le rapport de la description des symptômes, que sous celui des détails d'anatomie pathologique.

Le quatrième est consacré à faire connaître *l'hypertrophie des parois du cœur jointe à leur dilatation.* L'auteur a reconnu cette disposition morbide dans dix observations détaillées. Il expose ensuite les différents degrés d'hypertrophie dans le ventricule gauche, dans le ventricule droit, dans les oreillettes; il fait remarquer qu'elle est loin d'être uniforme dans les parois du cœur, dans la cloison des ventricules et des oreillettes; qu'elle varie dans les colonnes charnues et dans les différents points des parois des cavités; et qu'elle offre différents degrés , selon la dilatation plus ou moins grande , et les dimensions proportionnelles des cavités correspondantes.

Ces diverses nuances d'altérations sont décrites avec beaucoup de soin par M. Bertin.

D'après les travaux et les recherches que cet auteur a présentés à l'Académie, il a été conduit à reconnaître, 1° que, dans les différentes espèces de lésions organiques, le tissu musculaire peut être plus ou moins altéré ; 2° que le cœur s'épaissit en se dilatant et sans se dilater ; 3° que l'épaississement des parois offre deux caractères anatomiques différents, l'augmentation ou l'altération de la nutrition, tantôt simultanés, tantôt existants isolément ; 4° M. Bertin prouve que l'épaississement par hypertrophie, objet principal des mémoires que nous venons d'analyser, offre trois formes différentes, dont deux n'avaient pas été, avant l'année 1811, rattachées à la doctrine des maladies du cœur, et que nous avons déjà indiquées plus haut, c'est-à-dire l'augmentation du volume du cœur sans accroissement des cavités, et la diminution des cavités causée par l'hypertrophie ; 5° il pense que la dénomination d'*anévrisme* n'est applicable sous aucun rapport à ces deux espèces d'altérations, et qu'elle n'a été donnée à l'épaississement joint à la dilatation des cavités, que d'après des rapports que l'on avait cru apercevoir entre cette dilatation et celle des parois artérielles ; dilatation assez rare, et que beaucoup de pathologistes, et surtout Sennert, Lamure et Scarpa , ont révoquée en doute ou niée formellement ; 6° il affirme qu'il faut bien se garder d'appeler les hypertrophies des *dilatations actives*, parceque l'énergie de la paroi est singulièrement modifiée, quelquefois même très affaiblie, soit par l'endurcissement, soit par le ramollissement de la paroi épaissie, et par toutes les autres complications ; 7° il pense, enfin, que l'épaississement, avec ou sans dilatation des parois, doit être distingué d'après ses caractères anatomiques, et non d'après les phénomènes physiologiques qui sont si nombreux et si variables.

Ces divers aperçus pathologiques, confirmés depuis par des travaux récents et recommandables, mais que nous n'avons pas dû citer, nous étant surtout appliqués à faire connaître les altérations organiques du cœur sur lesquelles M. BERTIN a le premier ou l'un des premiers fixé l'attention des observateurs, ne seraient pas sans doute nouveaux aujourd'hui; mais si on se reporte à l'époque où l'auteur a présenté son premier Mémoire, dont les autres ne sont que le développement, on verra que ses travaux sont loin d'avoir été sans utilité pour la science.

Les distinctions admises par l'auteur sont déduites d'un grand nombre de faits bien observés, et qui ont demandé beaucoup de sagacité et de patience dans les recherches anatomiques. L'auteur a toujours eu soin de s'en tenir à la description exacte des faits, et de rallier les symptômes avec les divers résultats fournis par l'anatomie pathologique.

Aussi pensons-nous que les travaux de M. BERTIN n'ont pu que concourir aux progrès de la connaissance de ces maladies; nous croyons même qu'ils y ont déjà servi, et que la classe ne sera que juste envers M. BERTIN, en accueillant favorablement ses travaux, et en reconnaissant l'antériorité de ses recherches sur plusieurs altérations organiques du cœur. Qu'il nous soit permis de nous féliciter de voir nous communiquer le fruit de ses veilles, le fils d'un homme que l'Académie compta parmi ses membres les plus distingués, et qui a laissé des souvenirs glorieux dans les sciences anatomiques.

Signé DUMÉRIL, PELLETAN, PINEL, *rapporteurs.*

L'Académie approuve le rapport et en adopte les conclusions.

Certifié conforme à l'original :

Le secrétaire perpétuel, conseiller d'état, officier de l'ordre royal de la Légion d'honneur,
                              B. CUVIER.

AVERTISSEMENT.

—

Parmi les jeunes médecins qui ont été attachés à mon service dans les hôpitaux confiés à mes soins, et qui ont bien voulu me seconder dans les recherches d'anatomie pathologique et médicale dont se compose cet ouvrage, je dois distinguer MM. Le Hérissé, Dejaer, Houssard, Lestrohan, Cabard, Chamberet, Ph. Béclard, Pichon, Belmas, Chaubard, Mercier, Peyrude, Remusat, Lecou, Courtis, Desbonds, Bouillaud, Bertin (mon neveu), Lesieur, et Philouze.

M. Le Hérissé, mon compatriote et mon ami, soutint, en 1804, sur les maladies du cœur, une thèse qu'il me dédia, et dans laquelle il offrit le résultat des observations que nous avions déjà commencé à faire, et dont M. le professeur Laennec, alors notre ami commun, fut quelquefois témoin. Une mort prématurée a enlevé cet estimable compatriote.

M. Dejaer, actuellement médecin en chef de l'hôpital de Liége, rédigea sous mes yeux plusieurs observations fort intéressantes, dont quelques unes furent insérées dans sa dissertation inaugurale sur les anévrismes de l'aorte.

Je leur dois à tous des remercîments pour le zèle qu'ils m'ont témoigné; néanmoins, M. Bouillaud, rédacteur de cet ouvrage, est, sans contredit, celui à qui j'en dois le plus. En effet, non seulement il a recueilli un grand nombre des observations (1) contenues dans ce volume, mais encore il a ajouté au manuscrit, depuis long-temps composé, que je lui avais confié, le fruit de ses propres réflexions, et les résultats des recherches récentes qui ont été faites sur le point de doctrine médicale dont nous nous occupons ici. Il a même inséré textuellement dans cet ouvrage des considérations qu'il avait déjà publiées dans les *Archives générales de médecine* (2); il s'est surtout appliqué à analyser plus rigoureusement qu'on ne l'avait fait encore les phénomènes propres à chaque maladie, et à mettre, pour ainsi dire, la partie théorique et physiologique de cet ouvrage au niveau de la partie anatomique. Je me plais à lui rendre toute la justice qui lui est due, comme il se plaît lui-même à

(1) Les vingt-cinq observations qui suivent la première, les observations 31e, 32e, 36e, 37e, 38e, 49e, 50e, 51e, 66e, 69e, 74e, 78e, 79e, 80e, 91e, 94e, ont été recueillies par M. Bouillaud.

(2) Ces considérations ont trait à l'anévrisme de l'aorte, au rétrécissement des orifices du cœur, et à l'hypertrophie du même organe.

reconnaître que c'est après avoir été attaché auprès de moi, en qualité de médecin interne à l'hôpital Cochin, qu'il a conçu un goût particulier pour l'étude des maladies du cœur, et que c'est dans la méditation des travaux que je lui ai confiés qu'il a puisé plusieurs des additions ou des modifications qu'il a faites à ce traité.

INTRODUCTION.

—

L'anatomie, la physiologie et la pathologie ont entre elles des rapports si étroits, des connexions si intimes, elles se prêtent réciproquement de si utiles lumières, qu'elles constituent peut-être moins trois sciences absolument distinctes, que trois branches d'une seule et même science. Cette considération, dont personne ne contestera, sans doute, l'exacte vérité, nous a déterminés à faire précéder l'histoire des maladies du cœur d'une description abrégée de la structure et des fonctions de cet organe. Nous allons consacrer à cette description la première partie de notre introduction; dans l'autre partie, nous présenterons quelques recherches historiques sur les maladies qui font le sujet de cet ouvrage.

PREMIÈRE PARTIE.

CONSIDÉRATIONS ANATOMIQUES ET PHYSIOLOGIQUES SUR LE CŒUR.

§ Ier. *Considérations anatomiques.*

Le cœur est un organe creux, de nature principalement musculaire, et dont la forme est celle d'un cône renversé : il est situé dans la cavité de la poitrine, où sa position est telle, que sa pointe est tournée à gauche en avant et en bas, tandis que sa base regarde en haut, en arrière et à droite. Il repose sur la cloison musculaire qui sépare la poitrine de l'abdomen, et est enveloppé du péricarde, double sac membraneux, composé d'un feuillet fibreux, et d'un feuillet séreux, lequel, après avoir tapissé le cœur, se réfléchit sur les gros vaisseaux, et se déploie ensuite sur le feuillet fibreux. Le cœur est formé de deux moitiés, et, si l'on peut ainsi dire, de deux cœurs adossés l'un à l'autre, l'un *droit*, antérieur et inférieur; l'autre *gauche*, postérieur et supérieur. Cette division du cœur est marquée à l'extérieur par un léger sillon qui règne le long de ses faces, et que parcourent les vaisseaux cardiaques; un autre sillon plus profond, circulaire, sépare transversalement le cœur en deux autres parties inégales que l'on appelle les oreillettes et les ventricules. Ainsi, le cœur, organe véritablement double, est composé de quatre parties, savoir, de deux oreillettes et de deux ventricules; de ces quatre parties, deux sont situées à droite et constituent le *cœur droit*, deux sont placées à gauche et forment le *cœur gauche*. Chaque *cœur* est composé d'une oreillette et d'un ventricule; les deux ventricules font la partie principale de l'organe, tandis que les oreillettes n'en représentent qu'une sorte d'appendice. Le ventricule gauche est plus épais, plus fort, plus robuste que le droit; il part de sa base un gros vaisseau connu sous le nom d'artère *aorte*; de la base du ventricule droit s'élève une autre artère désignée sous le nom de *pulmonaire*. Surmontées, à leur partie antérieure, de l'*appendice auriculaire* (sorte de prolongement dont le bord libre est découpé), les oreillettes reçoivent l'insertion de plusieurs veines, qui sont, pour la droite, les *veines caves* supérieure et inférieure, et, pour la gauche, les quatre veines pulmonaires. Ce rapport des différentes parties du cœur avec les vaisseaux a fait nommer le ventricule droit, *ventricule pulmonaire;* le gauche, *ventricule aortique;* l'oreillette droite, *sinus* des *veines caves;* et l'oreillette gauche, *sinus* des *veines pulmonaires.* Les quatre parties dont le cœur est composé sont autant de cavités à parois d'inégale épaisseur. Ces cavités sont disposées de manière que les droites ne communiquent point immédiatement avec les gauches (1). Mais les cavités de chacune des moitiés du cœur communiquent entre elles au moyen d'une ouverture à laquelle on donne le nom d'orifice *auriculoventriculaire.* On voit à l'intérieur des oreillettes les orifices des veines caves et pulmonaires. De toutes ces veines, la seule dont l'orifice soit garni d'une valvule, est la veine cave inférieure. Cette valvule, que l'on appelle ordinairement *valvule d'Eustache,* est beaucoup trop étroite pour pouvoir fermer entièrement l'orifice auquel elle est adaptée. La cavité de l'oreillette droite offre encore l'ouverture des veines cardiaques ou coronaires. L'oreillette d'un côté est séparée de celle du côté opposé par une cloison commune, qui présente, à l'intérieur de l'oreillette droite, un léger

---

(1) Cette communication a lieu dans le fœtus; mais chez l'individu qui a respiré, elle constitue un vice de conformation dont nous parlerons ailleurs.

b.

enfoncement presque circulaire que l'on appelle *fosse ovale*, et qui est la trace d'une ouverture qui ne se rencontre dans l'état sain que chez le fœtus; cette ouverture est connue sous le nom de *trou de Botal*. La cavité des ventricules, séparés l'un de l'autre par une cloison commune, présente les orifices des artères pulmonaire et aorte. Ces orifices, ainsi que ceux aux moyens desquels les oreillettes et les ventricules communiquent ensemble, sont munis de replis membraneux que l'on désigne sous le nom de *valvules*. Les valvules qui sont adaptées aux orifices auriculo-ventriculaires ont leur bord libre découpé en un grand nombre de dentelures, et, de plus, profondément divisé en trois languettes principales dans le ventricule droit, et en deux seulement dans le ventricule gauche. C'est d'après cette disposition que l'on a donné le nom de valvule *tricuspide* ou *triglochyne* à celle qui borde l'orifice auriculo-ventriculaire droit, et le nom de *bicuspide* ou *mitrale*, à la valvule auriculo-ventriculaire gauche. Lorsque ces valvules sont relevées, elles bouchent en quelque sorte hermétiquement, à la manière de soupapes, les orifices auriculo-ventriculaires. Ces orifices, dont la circonférence est elliptique, sont bordés par une ligne ou zone blanchâtre, plus apparente du côté des oreillettes, et qui paraît due en partie à la présence d'une petite quantité de graisse située sous la membrane interne, et en partie à celle d'un anneau tendineux, renfermé dans l'épaisseur même du cœur. Les valvules qui sont annexées aux orifices artériels du cœur sont connues sous le nom de valvules *semi-lunaires* ou *sigmoïdes*; les valvules *aortiques*, au nombre de trois, comme les valvules *pulmonaires*, sont plus grandes et plus épaisses que ces dernières. Les unes et les autres sont disposées de manière à opposer un obstacle suffisant à la rétrogradation du sang dans les ventricules. Leur bord libre présente à sa partie moyenne un petit tubercule, que l'on appelle tubercule d'*Arantius*.

La substance musculaire dont le cœur est essentiellement composé, plus dense, plus ferme, et d'un rouge plus foncé que celle des muscles *volontaires*, est formée par des fibres nombreuses dont la disposition a long-temps été pour les anatomistes une énigme impénétrable. Stenon, le premier, s'exerça à démêler cet inextricable lacis musculaire; ses efforts ne purent y parvenir. Les tentatives de plusieurs anatomistes postérieurs à Stenon ne furent guère plus heureuses. Enfin, dans ces derniers temps, les mains habiles de MM. Wolff, Duncan et Gerdy sont parvenues à dérouler les fibres tortueuses et *circonvolutées* du cœur. Il résulte des recherches de ces anatomistes, que les ventricules sont formés de plusieurs couches musculaires superposées, et dont le nombre est différent pour chacun d'eux (1); d'ailleurs, la direction et l'étendue des fibres qui constituent ces plans musculaires ne sont pas les mêmes. Les fibres des couches externes sont, en général, obliques de

(1) Ces couches musculaires sont au nombre de six pour le ventricule gauche, et au nombre de trois seulement pour le ventricule droit, ce qui explique pourquoi le premier est bien plus épais que le second.

haut en bas, d'avant en arrière, et de droite à gauche; les moyennes sont dirigées en sens contraire, et les plus profondes, qui se réunissent pour former des espèces de colonnes saillantes à l'intérieur des ventricules, sont pour la plupart longitudinales (1). Suivant une loi découverte par M. Gerdy, toutes les fibres, quelles que soient d'ailleurs leur étendue, leur situation et leur direction, forment des espèces d'*anses* dont la convexité regarde la pointe du cœur, et qui sont plus ou moins superficielles à une extrémité et profondes à l'autre, de sorte, par exemple, que les fibres externes et internes sont les mêmes renversées et ayant traversé l'épaisseur du ventricule. Les extrémités de ces anses musculaires s'insèrent constamment à la base du cœur, au pourtour des divers orifices auriculaires et artériels des ventricules, soit immédiatement, soit par les tendons attachés aux valvules auriculo-ventriculaires.

Les oreillettes ont également une structure très compliquée; elles sont composées de deux plans charnus, l'un externe, l'autre interne. Dans l'oreillette droite, le tissu musculaire, moins abondant que dans la gauche, laisse entre les fibres des intervalles où les membranes interne et externe du cœur se touchent immédiatement. Cette disposition est très remarquable chez certains individus affectés d'une

(1) Les couches superficielles occupent toute la circonférence des ventricules, en passant par la pointe du cœur, tandis que les autres diminuent de longueur et de largeur, à mesure qu'elles deviennent plus profondes : voilà pourquoi les ventricules sont plus épais à leur base qu'à leur pointe.

dilatation considérable de l'oreillette droite, avec épaississement de ses faisceaux charnus.

Les fibres musculaires du cœur forment, en se réunissant en faisceaux, à l'intérieur des cavités de cet organe, ce que les anatomistes appellent les *colonnes charnues du cœur*. Ces colonnes diffèrent dans les ventricules et dans les oreillettes, et même dans chacune de ces diverses cavités. Ainsi, elles sont bien plus prononcées dans les ventricules que dans les oreillettes; ainsi celles du ventricule droit sont plus nombreuses et plus fortes que celles du gauche; ainsi, l'oreillette gauche n'en offre que dans son appendice, tandis que la droite en est pourvue, en outre, sur son côté droit et antérieur. Les colonnes charnues, en s'entrecroisant de diverses manières, rendent la surface interne des ventricules semblable à une espèce de réseau dont les mailles seraient d'inégale grandeur et les fils de grosseur différente. Quelques uns de ces piliers musculaires, détachés du cœur dans toute leur partie moyenne, n'y tiennent que par leurs extrémités. Plusieurs des colonnes charnues donnent naissance à une foule de petits tendons qui se fixent au bord libre des valvules auriculaires : cette disposition nous permet de regarder ces faisceaux charnus comme les *muscles tenseurs* des valvules indiquées.

Les tendons dont nous venons de parler ne sont pas la seule partie de nature albuginée que possède le cœur. En effet, on trouve du tissu tendineux, ligamenteux ou fibreux au point de réunion des ventricules avec les oreillettes et avec les artères aorte et pulmonaire, et dans la duplicature des valvules elles-mêmes. Ce tissu forme, du moins en grande partie, les cercles valvulaires que l'on observe autour des orifices auriculaires, sous forme de zones blanchâtres. C'est ce tissu qui, en se convertissant en tissu cartilagineux ou osseux, détermine des maladies que nous décrirons plus tard (1). La consistance naturelle des cercles tendineux, situés aux orifices du cœur, approche d'ailleurs beaucoup de celle des cartilages ou des fibro-cartilages.

La membrane externe du cœur est une dépendance du feuillet séreux qui entre dans la composition du *péricarde*, dont il revêt la lame externe ou fibreuse.

La membrane interne du cœur, continue à celle qui tapisse l'intérieur des vaisseaux, participe dans les cavités droites aux caractères de la membrane intérieure des veines, et dans les gauches, aux propriétés de la membrane interne des artères. C'est elle qui forme, en se repliant sur elle-même, et autour d'un tissu fibreux indiqué plus haut, les valvules du cœur.

On trouve très peu de tissu cellulaire dans la composition du cœur, dont la plupart des fibres musculaires sont unies par des prolongements de même nature qu'elles. Il n'existe de tissu adipeux qu'à la surface de ce même organe, où il occupe, au-dessous de la membrane séreuse, les sillons qui séparent les ventricules, et celui qui existe à l'endroit où ces ventricules s'unissent avec les oreillettes.

____

(1) Voy. le chapitre consacré aux indurations des valvules et au rétrécissement des orifices.

Les artères du cœur naissent de l'aorte, immédiatement après son origine ; elles portent le nom de coronaires, et sont au nombre de deux, l'une droite, l'autre gauche. Leurs branches principales se répandent sur toute la surface de l'organe, de sa base à son sommet, tandis que de petits rameaux seulement remontent vers les oreillettes. Les veines du cœur sont à peu près ramifiées comme les artères, mais elles se réunissent ensuite en un tronc commun, connu sous le nom de grande veine coronaire. Plusieurs des branches veineuses du cœur s'ouvrent isolément dans l'oreillette droite, et constituent autant de petites veines *coronaires* ou *cardiaques*. Les vaisseaux lymphatiques du cœur, très nombreux, suivent le trajet des vaisseaux sanguins, et se réunissent ensuite en deux troncs, dont l'un passe devant et l'autre derrière l'aorte. Les nerfs du cœur viennent de plexus formés par les branches du nerf trisplanchnique ou grand sympathique et du pneumo-gastrique. Ils ont été exactement décrits par Scarpa, qui a démontré, contre Behrends et d'autres anatomistes, que ces nerfs envoyaient de nombreux rameaux dans le tissu propre du cœur.

Le cœur présente de nombreuses variétés dans son volume, suivant l'âge, le sexe, et quelques autres circonstances. Il serait bien important de pouvoir déterminer d'une manière rigoureuse, et pour ainsi dire géométrique, la grandeur normale du cœur, l'épaisseur, soit absolue, soit relative, des parois de ses diverses cavités et leur capacité naturelle; mais une semblable détermination est tout-à-fait impossible. Il n'appartient qu'à un œil bien exercé de distinguer si un cœur donné possède ou non des proportions parfaitement conformes à l'état sain. Les mesures comparatives indiquées par M. Laennec nous paraissent néanmoins assez justes, c'est pourquoi nous allons les rapporter ici : « Le cœur, y compris les oreillettes, »doit avoir un volume un peu inférieur, égal, ou »de très peu supérieur au volume du poing du »sujet. Les parois du ventricule gauche doivent avoir »une épaisseur un peu plus que double de celle des »parois du ventricule droit (1) : elles ne doivent pas »s'affaisser lorsqu'on incise le ventricule. Le ventri»cule droit, un peu plus ample que le gauche, pré»sentant des colonnes charnues plus volumineuses, »malgré la moindre épaisseur de ses parois, doit »s'affaisser après l'incision. — La raison indique, et »l'observation prouve, que, chez un sujet sain et bien »constitué, les quatre cavités du cœur sont, à très »peu de chose près, égales entre elles. Mais, comme »les parois des oreillettes sont très minces, et que »celles des ventricules ont beaucoup d'épaisseur, il »en résulte que les oreillettes ne forment guère que »le tiers du volume total de l'organe, ou la moitié de »celui des ventricules (2). » Ces assertions, il est vrai, semblent contradictoires aux observations faites

----

(1) Cela ne doit s'entendre que pour le cœur d'un adulte ; car chez le fœtus et chez l'enfant très jeune, l'épaisseur du ventricule gauche ne l'emporte pas autant sur celle du droit.

(2) *De l'auscultat. médiate*, t. II, p. 270 et 279.

sur les cadavres, où l'on trouve presque constamment les cavités droites plus amples que les gauches. Mais remarquez que cet excès d'amplitude des cavités droites est bien moins une condition normale que le résultat d'une véritable maladie, ou du moins de la distension que ces cavités ont éprouvée, lorsque, pendant les angoisses de l'agonie, le sang, incapable de pénétrer dans les poumons, s'accumule dans ces mêmes cavités, et les dilate. Toutefois, nous devons ajouter que la différence de capacité que l'on trouve si souvent après la mort dans les deux cœurs s'observe, d'après les expériences de Legallois, chez les animaux tués par hémorrhagie, dans lesquels, par conséquent, l'embarras de la respiration n'a pu produire l'engorgement sanguin des cavités droites, comme chez les animaux tués par asphyxie : dans ce dernier cas, néanmoins, la disproportion est plus considérable. Quoi qu'il en soit, ces expériences doivent nous empêcher de regarder comme une vérité parfaitement démontrée l'égalité de capacité des cavités droites et gauches, et ne nous permettent pas de considérer comme le résultat d'un état véritablement pathologique une médiocre inégalité dans cette même capacité.

§ II. *Considérations physiologiques.*

Maintenant que nous connaissons la disposition anatomique du cœur, passons à l'étude des fonctions de cet important organe, et examinons le rôle qu'il joue dans le mécanisme de la circulation. Voici ce que les expériences et l'observation nous ont appris à cet égard. Les oreillettes et les ventricules sont successivement le siége de contractions et de dilatations alternatives. Les deux ventricules se contractent et se dilatent ensemble : il en est de même des oreillettes. Le premier de ces mouvements, essentiellement actif, comme la contraction des muscles extérieurs, est désigné sous le nom de *systole;* le second, probablement passif, comme le relâchement des muscles extérieurs après leur contraction, est ce qu'on appelle *diastole.* Il est évident que l'effet de la diastole est d'attirer, d'aspirer en quelque sorte le sang, tandis que le résultat de la contraction est de lancer ce liquide hors des cavités dans lesquelles il s'est introduit pendant la diastole. Les oreillettes, par leur contraction, font pénétrer le sang dans les ventricules : ceux-ci, en se contractant à leur tour, le projettent, le droit dans l'artère pulmonaire, le gauche dans l'aorte. Si l'on demande pourquoi, pendant la contraction des ventricules, le sang ne pénètre pas dans les oreillettes comme dans les artères que nous venons de nommer, on répondra que le reflux du sang dans les oreillettes aurait effectivement lieu si les valvules mitrale et tricuspide, véritables soupapes organisées, ne fermaient exactement les orifices auriculo-ventriculaires lorsque les ventricules entrent en contraction; de même aussi, le sang ne manquerait pas de rétrograder, pour ainsi dire, dans les ventricules, pendant la contraction des artères aorte et pulmonaire, si les valvules sigmoïdes ne s'y opposaient en fermant les orifices artériels du cœur. Le reflux

dont nous parlons ici serait d'autant plus inévitable,
sans la présence des valvules, que, durant la contraction des ventricules, les oreillettes se dilatent, comme,
pendant celle des artères, les ventricules se dilatent
eux-mêmes. La pathologie nous fournira, plus loin,
des faits trop nombreux qui prouveront de quelle importance sont les valvules dans le mécanisme de la
circulation. Nous verrons leurs lésions entraîner les
troubles circulatoires les plus graves, et, par suite, une
mort certaine, si l'art ne trouve pas les moyens d'y
remédier. La disposition anatomique de ces valvules
suffirait elle seule pour démontrer dans quel sens la
colonne sanguine doit se mouvoir à travers les deux
cœurs. Il est indubitable, en effet, que, d'après cette
disposition, le sang doit circuler des oreillettes dans
les ventricules et de ceux-ci dans les artères, pour
retourner ensuite, par le moyen des veines, dans les
oreillettes, et ainsi de suite. D'ailleurs, il est évident
que des phénomènes absolument semblables se passent
dans les deux moitiés du cœur, dans le cœur droit et
dans le cœur gauche (1). Mais le sang qui circule de
l'un à l'autre de ces cœurs est bien loin d'être le
même dans chacun d'eux. Ce liquide, en effet, subit
de grands changements en traversant, d'une part, le
système capillaire des poumons pour arriver au cœur

(1) Les contractions du ventricule gauche sont seulement plus fortes
que celles du droit, en raison de l'épaisseur plus considérable de ses
parois ; excès d'épaisseur et de force bien nécessaire, puisque le trajet
que ce ventricule doit faire parcourir au sang est bien plus long
que celui que le ventricule droit doit faire parcourir au même liquide.

gauche, et en traversant, d'autre part, le système capillaire de tous les organes pour revenir dans le cœur
droit. Dans le premier de ces passages, le sang se trouvant en contact avec l'air, y puise des propriétés nouvelles, s'y vivifie, pour ainsi dire, et devient apte à
exciter, à nourrir tous les organes; dans le second
passage, au contraire, le sang se *désartérialise*, si l'on
peut se servir de cette expression, perd la puissance
stimulante, nutritive et vivifiante dont il était animé,
et ne la reprend qu'en revenant se *tremper* dans les
poumons. On distingue les deux sangs qui roulent
dans les cavités du cœur, en donnant l'épithète *d'artériel* à celui qui traverse les cavités gauches, et celle
de *veineux* au sang qui coule dans les cavités droites.
Nous n'avons pas voulu passer sous silence les modifications que présente le sang dans les deux cœurs,
parcequ'elles pourront peut-être nous servir à expliquer quelques phénomènes pathologiques dont nous
aurons à nous occuper par la suite.

Pendant la contraction des ventricules, la pointe
du cœur vient frapper la paroi latérale gauche de la
poitrine, entre les cartilages des cinquième et sixième
côtes. Ce phénomène paraît singulier au premier
abord, puisqu'il semble indiquer une sorte d'alongement du cœur, tandis que la systole, qu'il accompagne, consiste dans une contraction par laquelle
ce muscle creux se raccourcit dans tous les sens.
Cependant on peut se rendre compte du phénomène, en réfléchissant que, pendant la contraction des ventricules, leur pointe qui est mobile se

redresse et *bascule*, pour ainsi dire, sur leur base qui est plus fixe, et qui représente en quelque sorte leur point d'appui. Comme, d'ailleurs, les oreillettes se dilatent pendant la contraction des ventricules, on conçoit que cette dilatation peut porter le cœur en avant, et concourir à la production du phénomène qui nous occupe.

Ce n'est pas seulement par la vue que l'on peut constater les mouvements alternatifs des ventricules et des oreillettes : on peut encore les étudier par le moyen du toucher, et surtout par l'intermède de l'ouïe. M. Laennec, à qui la science est redevable de ce nouveau mode d'exploration des battements du cœur, insiste avec raison sur la supériorité qu'il possède sur tous les autres, et le seul d'ailleurs, avec celui par le toucher, que l'on puisse pratiquer sur l'homme.

Nous allons présenter ici l'analyse des phénomènes que l'on observe, en auscultant les battements du cœur, soit à l'oreille nue, soit à l'oreille munie de l'instrument inventé par M. Laennec. Nous devons dire, d'avance, que ces battements ont été analysés avec tant d'habileté par le célèbre observateur qui les a étudiés le premier sous ce rapport, que nous n'aurons presque rien à ajouter à ce qu'il a déjà fait connaître. Nous les examinerons, ainsi qu'il l'a fait lui même, sous le quadruple rapport de leur rhythme, de leur bruit, de leur choc et de leur étendue.

1° *Rhythme des battements du cœur.* — L'ouïe, d'accord avec la vue et le toucher, prouve que les oreillettes se contractent simultanément, ainsi que les ventricules, et que les contractions des unes alternent avec celles des autres. En effet, si l'on prête une oreille attentive, on distingue bientôt, pendant les battements du cœur, un double bruit, dont l'un, plus sourd, isochrone aux pulsations artérielles, annonce les contractions ventriculaires, et dont l'autre, plus clair, plus éclatant, est le résultat des contractions auriculaires. Il n'existe aucun intervalle appréciable entre les contractions des ventricules et des oreillettes, en sorte qu'un observateur encore peu exercé ne distingue souvent qu'un seul bruit, et prend celui qui accompagne les contractions auriculaires pour une sorte de retentissement de celui qui est produit par les ventricules ; mais, avec un peu d'habitude, rien n'est plus facile à reconnaître que le double bruit, le véritable *tic-tac* dont il s'agit ici.

La durée du bruit, de l'espèce de *claquement* qui accompagne la contraction des oreillettes, est évidemment plus courte que celle du *bruit ventriculaire*, par conséquent la durée des contractions auriculaires elles-mêmes est moindre que celle des contractions ventriculaires, vérité que Haller n'avait fait que soupçonner. Entre le bruit auriculaire et le bruit ventriculaire, on observe un repos bien marqué, quoique sa durée soit très courte : il est suivi du bruit indicateur des contractions ventriculaires, auquel succède le claquement *auriculaire*, et ainsi de suite. La durée respective des contractions du cœur a été déterminée par M. Laennec de la manière suivante : sur la durée totale du temps nécessaire aux contractions successives des diverses parties du cœur, un tiers au plus, ou même un quart, est rempli par la systole des oreillettes ; un quart, ou un peu moins, par un repos absolu, et la moitié, ou à peu près, par la contraction des ventricules. Ce calcul ne peut s'appliquer d'ailleurs qu'à l'état le plus ordinaire, car il est des cas auxquels il ne conviendrait pas. C'est ainsi, par exemple, que l'intervalle de repos dont jouit le cœur sera plus ou moins prolongé, suivant que les contractions seront plus lentes où plus vives, plus rapprochées ou plus éloignées.

Quoi qu'il en soit, les remarques précédentes démontrent que le cœur, loin d'être dans un état de mouvement continuel, offre des alternatives de repos et d'action, ainsi que tous les autres muscles, de telle sorte que, suivant le calcul approximatif établi plus haut, sur vingt-quatre heures, les ventricules ont douze heures de repos et les oreillettes dix-huit (1).

2° *Du bruit des battements du cœur.* —Nous avons déjà indiqué ce bruit dans l'article précédent ; nous avons vu qu'il était double, et que celui qui accompagne les contractions des ventricules était plus prolongé mais plus sourd que celui qui se fait entendre pendant la systole des oreillettes. Nous ajouterons ici que le bruit entendu à la partie inférieure du sternum appartient particulièrement aux cavités droites, tandis que celui des cavités gauches se fait plus spécialement

(1) Ce calcul suppose que les cavités du cœur sont entièrement passives pendant leur dilatation.

entendre entre les cartilages des cinquième et sixième côtes; que, de plus, le bruit des cavités droites se fait entendre plus particulièrement dans tout le côté droit de la poitrine, et celui des cavités gauches dans le côté correspondant du thorax (1).

3° *Du choc ou de l'impulsion des battements du cœur.* — Il est évident que ce n'est pas au moyen de l'audition, mais bien par l'intermède du toucher ou de la vue, que l'on peut se faire une idée de l'impulsion du cœur. Si donc nous plaçons ce phénomène parmi ceux que l'on peut reconnaître par la pratique de l'auscultation, c'est que, dans ce mode d'exploration, l'oreille en contact immédiat ou médiat avec les parois thoraciques devient une espèce de *sens du toucher* ou du moins en remplit les fonctions. Au reste, la main, seule ou armée d'un instrument propre à transmettre le mouvement, suffit pour étudier les caractères du choc déterminé par les contractions du cœur.

On apprécie l'intensité de ce choc par la force avec laquelle la main ou toute autre partie appliquée sur la région du cœur est soulevée, percutée, et comme repoussée. Chez quelques individus, chez ceux d'un tempérament nerveux, par exemple, cette impulsion se distingue très bien à la vue, et quelquefois elle détermine un mouvement très étendu qui soulève les

(1) Plusieurs personnes pourront se faire une idée des battements de leur cœur, en se couchant sur le côté. Dans cette position, elles entendront distinctement le bruit double que nous avons indiqué, surtout si leur circulation est plus ou moins agitée.

parois thoraciques, la région épigastrique, et même les vêtements qui recouvrent ces parties.

4° *De l'étendue des battements du cœur.* — L'étendue des battements du cœur doit être considérée relativement au choc et relativement au bruit. Sous le premier rapport, cette étendue est fort peu considérable, et se trouve circonscrite dans la région précordiale elle-même, et, chez quelques individus doués d'un embonpoint considérable, à peine l'impulsion est-elle sensible, même dans cette région, comme si elle était amortie par les parties molles situées au-devant du cœur; sous le second rapport, c'est-à-dire sous celui du bruit, l'étendue des battements du cœur n'est pas limitée dans un espace aussi étroit. L'embonpoint des sujets est une circonstance qui absorbe en quelque sorte une partie du bruit, tandis que la maigreur est favorable à sa propagation : aussi, tandis que, dans le premier cas, l'espace dans lequel on peut entendre les battements du cœur est quelquefois restreint à la région précordiale, dans le second on les entend dans toute la partie antérieure de la poitrine. Il est aussi d'autres circonstances qui favorisent la transmission du bruit des battements du cœur, et qui le renforcent même d'une manière très notable; c'est ce qu'on observe, par exemple, dans les cas d'hépatisation, de tubercules du poumon, ou d'épanchement dans la cavité des plèvres, etc.

La connaissance des phénomènes que nous venons de signaler est de la plus haute importance pour le médecin jaloux de ne traiter les maladies qu'après en avoir exactement déterminé le diagnostic. Nous ne craignons point de dire que l'heureuse découverte de l'auscultation a répandu, en quelques années, plus de lumières sur le diagnostic des maladies du cœur, que tous les autres modes d'exploration ne l'avaient fait en deux siècles : cela se conçoit aisément. En effet, les signes sensibles et locaux sont les seuls qui fournissent des données positives sur le diagnostic des maladies; mais jusqu'ici ces signes s'étaient réduits à ceux transmis par la vue et le toucher : et comme le cœur, caché dans la profondeur de la poitrine, se dérobe presque complètement à ces deux sens, il est tout simple que le diagnostic de ses maladies soit resté si long-temps dans une épaisse obscurité. L'auscultation, en nous créant pour ainsi dire un nouveau sens médical, est enfin venue dissiper ces longues ténèbres. Aujourd'hui, à défaut de l'œil, l'oreille *voyant*, s'il est permis de s'exprimer ainsi, et le cœur et ses mouvements, recueille, au moyen d'un examen attentif, des signes qui rendent le diagnostic des maladies de cet organe aussi facile et aussi sûr que celui des maladies chirurgicales les mieux connues. C'est ainsi que l'augmentation du choc ou de l'impulsion des battements du cœur est un indice de son hypertrophie ; c'est ainsi que le bruit des mêmes battements plus clair, plus fort, plus étendu que dans l'état naturel, annonce, d'une manière certaine, la dilatation du cœur; c'est ainsi que le bruit de soufflet ou de râpe, qui se fait entendre pendant les contractions de cet organe, est un signe qui ne permet pas de méconnaître l'existence d'un rétrécissement de ses orifices, etc. Hommage éternel soit donc rendu à l'ingénieux observateur qui a enrichi la médecine du mode d'exploration dont nous nous plaisons à signaler les précieux et féconds résultats !

Après avoir étudié l'action du cœur, après en avoir analysé les phénomènes les plus sensibles, il est intéressant de porter ses regards plus profondément, et de déterminer quel est le principe des mouvements de ce *grand ressort* du système circulatoire. Nous ne rapporterons point les nombreuses hypothèses qui ont été proposées à ce sujet ; mais nous dirons quelques mots des opinions que les expériences et l'observation ont fait adopter. Or, ces expériences et cette observation paraissent avoir démontré que le principe des contractions du cœur réside dans le système nerveux. Mais quel est le centre nerveux qui préside à ces contractions ? Le Gallois, s'appuyant sur de belles expériences, avait avancé que le cœur puisait dans la moelle épinière le principe de ses mouvements ; conclusion qui pèche seulement en ce qu'elle exagère l'influence de la moelle épinière sur les contractions du cœur. Cette influence n'est point indispensable pour leur production ; elle n'en est pas même le principe immédiat, puisque le cœur bat chez des fœtus privés de moelle épinière, comme le prouvent les observations que M. Lallemand a rapportées dans sa thèse. D'ailleurs, Ph. Wilson et M. Clift ont vu, dans leurs expériences, les battements du cœur survivre à la destruction de la moelle, surtout lorsque les animaux étaient jeunes et que la moelle était détruite avec lenteur. Ce n'est donc véritablement que dans le système nerveux ganglionnaire, ou du grand sympathique, que l'on peut fixer le siége du principe qui régit les contractions du cœur. Que si le cœur cesse bientôt d'agir lorsqu'on a détruit la moelle épinière, cela tient à l'étroite liaison qui existe entre toutes les parties du système nerveux en général, à la dépendance réciproque où elles sont les unes des autres, dépendance qui se prononce d'autant plus que l'animal appartient à une classe plus élevée et qu'il est plus jeune. Nous croyons donc pouvoir admettre que le cœur reçoit par l'intermède des plexus que lui fournit le grand sympathique le principe de ses mouvements, et que, dans l'état naturel, la présence du sang dans les cavités du cœur est l'agent destiné à exciter ces plexus, comme la volonté stimule les nerfs conducteurs des mouvements des muscles soumis à son empire. S'il est vrai que l'action du cœur soit ainsi sous l'influence immédiate du grand sympathique, on conçoit comment les mouvements de cet organe se dérobent au pouvoir de la volonté (1), tandis que les passions de l'âme exercent sur eux un si puissant empire. Tel est même le rapport intime de nos facultés affectives avec les mouvements de notre cœur, que plu-

(1) Stahl, il est vrai, cite l'exemple d'un capitaine Towsend, qui réglait à sa volonté les contractions de son cœur. Mais un semblable fait, malgré l'autorité de Stahl, peut paraître au moins douteux. Il s'accommodait d'ailleurs très bien avec le système de ce grand médecin, qui, plaçant sous l'influence de l'âme tous les phénomènes organiques, assimilait les mouvements du cœur à ceux des muscles volontaires.

sieurs philosophes regardèrent cet organe comme le siége des passions, et que, dans toutes les langues, le mot cœur est souvent employé comme synonyme de *sentiment*, d'*affection*, d'*âme*, de *passion*. Quoi qu'il en soit, il est incontestable que toutes les passions vives modifient puissamment les mouvements du cœur: les unes les excitent, les augmentent, les transforment en palpitations violentes; les autres les engourdissent, les ralentissent momentanément, et même quelquefois pour toujours. Sous ce rapport, on peut dire que, de tous nos moyens d'expression, le cœur est le plus fidèle, et que c'est l'interprète le plus sincère de toutes nos émotions. Mais les affections morales ne sont pas les seules qui retentissent en quelque sorte sur le cœur. Cet organe, éminemment sympathique, ressent également, et partage, pour ainsi dire, les affections purement physiques de nos organes; et, de même qu'il suffit d'interroger ses battements pour apprécier l'état de calme ou d'agitation de l'âme, de même il suffit de les explorer pour reconnaître dans quel état se trouve le corps, comme le médecin le pratique tous les jours en *tâtant le pouls*.

Mais si, d'une part, le cœur ressent avec tant de vivacité les affections et les souffrances de tous les organes; d'un autre côté, il ne les influence pas, à son tour, d'une manière moins remarquable, soit dans l'état physiologique, soit dans l'état pathologique. En effet, n'est-ce pas lui qui, comme une source inépuisable, distribue à tous les organes le liquide nécessaire à leur entretien et à leurs fonctions, et qui leur donne, pour ainsi dire, la vie avec le sang qu'il leur envoie? N'est-ce pas lui qui, par les secousses qu'il imprime aux systèmes artériels de toutes les parties, excite leur action, et contribue peut-être à la production de la chaleur animale? Ne voit-on pas les symptômes les plus alarmants accompagner les maladies du cœur en apparence les plus légères, un rétrécissement de ses orifices, par exemple? Enfin, une mort *momentanée* n'est-elle pas la suite de la syncope ou de la cessation de l'action du cœur, et la mort réelle et générale ne commence-t-elle pas souvent par la lésion de cet organe? Ces rapides considérations sont bien propres à démontrer toute l'importance du rôle que joue le cœur dans la machine humaine, dont Corvisart l'appelle avec raison le *grand ressort*; et Bordeu n'a point exagéré cette importance, lorsque, dans son langage métaphorique, il a dit que le cœur était une des branches du trépied vital.

Maintenant, si l'on réfléchit que le cœur est à la fois le principal instrument de l'appareil circulatoire, un organe de sympathie et d'expression; si l'on réfléchit, par conséquent, que toutes les causes qui troublent, gênent ou entravent la circulation, propagent leur influence jusqu'au cœur; que les passions de l'âme réagissent sur lui; que les maladies les plus fréquentes, telles que les fièvres et les inflammations, l'ébranlent d'une manière plus ou moins marquée; que de nombreux agents, introduits dans le torrent circulatoire (1), irritent plus ou moins son tissu, on

(1) Parmi les causes trop nombreuses, propres à produire les mala-

concevra sans peine pourquoi, de tous les organes, le cœur est peut-être celui qui est le plus fréquemment malade. Et, sans parler des affections purement sympathiques du centre circulatoire, combien ne

dies du cœur et des gros vaisseaux, Lancisi, Morgagni, Corvisart et d'autres ont placé les différents *virus* et spécialement le *virus* vénérien. On a surtout regardé comme de nature syphilitique les végétations qui se développent quelquefois sur les valvules du cœur : cette assertion nous semble trop générale. Nous l'avons combattue dans un mémoire présenté, en 1812, à la Société de la Faculté de médecine de Paris. Une longue expérience dans un hôpital spécialement consacré au traitement des maladies vénériennes, et dans un autre où l'on ne reçoit pas les sujets affectés de ces maladies, nous a appris que les végétations dont il s'agit se rencontraient très rarement chez les individus qui succombent à une infection syphilitique, tandis qu'il est assez fréquent de les observer sur des personnes mortes d'une autre maladie, et qui n'avaient jamais éprouvé aucune affection vénérienne. D'ailleurs, la syphilis attaque un si grand nombre de personnes, elle coïncide si souvent avec diverses lésions organiques, qu'il n'est pas surprenant que l'on ait regardé quelques unes de celles-ci comme un de ses effets ; mais s'il est bien certain, ainsi que l'avaient déjà remarqué Lancisi, Morgagni et plusieurs autres auteurs recommandables, que les maladies du cœur et des vaisseaux sont devenues plus fréquentes depuis la fatale apparition de la syphilis, n'est-ce pas exagérer son influence que de lui attribuer une si grande part dans la production de ces maladies ? et, si les lésions organiques ont semblé moins fréquentes avant l'apparition de la maladie vénérienne, n'est-il pas raisonnable de penser que cette circonstance tient à ce que les observateurs ne savaient pas alors les reconnaître aussi bien qu'on l'a su depuis, grâces aux progrès de l'anatomie pathologique. Nous ne voulons pas nier d'ailleurs l'influence du *virus* vénérien sur la production de certaines lésions organiques ; mais nous pouvons assurer qu'on s'est exagéré les effets de ce virus, surtout relativement au développement des végétations et des excroissances valvulaires. Notre opinion paraîtra d'autant plus probable, que les nombreuses végétations que l'on observe sur la peau et les orifices des membranes muqueuses, ont elles-mêmes souvent un caractère syphilitique très équivoque, que souvent elles résistent au traitement anti-vénérien, et ne cèdent qu'à l'excision.

sont pas nombreuses ses maladies propres, essentielles ou primitives! Ses divers tissus s'enflamment isolément ou simultanément; sa substance charnue se relâche ou se resserre, se ramollit ou se condense, s'amincit ou s'épaissit, se rompt quelquefois; ses cavités se dilatent ou se rétrécissent; ses orifices s'agrandissent ou deviennent le siége d'un rétrécissement qui s'oppose au libre passage du sang; ce liquide se coagule dans ses cavités, et la fibrine s'arrondit en globules, s'alonge en tuyaux, et produit, sous les formes les plus variées, ces concrétions connues sous le nom de *polypes du cœur,* et auxquelles les anciens attribuaient une si grande part dans les diverses maladies de cet organe; enfin, le liquide sécrété à la suite d'une inflammation devient à son tour une cause de maladie, après en avoir été l'effet. Sa partie concrescible et organisable nage dans le péricarde, se dépose à sa surface, s'y aplatit en membranes, forme des couches plus ou moins épaisses qui réunissent les faces correspondantes du péricarde, ou bien produit ces villosités hérissées que d'anciens auteurs ont prises pour des poils, et qui ont donné naissance aux fables des cœurs velus... Mais en voilà assez sur un sujet que nous nous proposons d'étudier plus loin dans tous ses détails; revenons donc à l'objet de cette introduction, et passons à sa seconde partie.

DEUXIÈME PARTIE.

APERÇU HISTORIQUE SUR LES MALADIES DU CŒUR ET DE L'AORTE.

S'il est bien vrai que l'anatomie pathologique et la physiologie sont le flambeau de la médecine, et que, sans elles, cette science languirait dans une éternelle obscurité, ce n'est pas chez les médecins de l'antiquité que nous pourrons trouver des connaissances positives sur la pathologie du cœur et de l'aorte, puisque les lois civiles, politiques et religieuses défendaient sévèrement, chez les Grecs et les Romains, la dissection des cadavres humains. Les anciens médecins ne purent donc connaître que les phénomènes extérieurs et généraux par lesquels ces maladies se manifestent (1); mais, comme ces phénomènes sont communs à beaucoup d'autres affections pathologiques, ils durent confondre ces dernières avec les premières, et ils les confondirent, en effet, sous le terme vague et générique d'*asthme* ou de *dyspnée*. Cette confusion régna même long-temps après que l'anatomie pathologique eut commencé d'être cultivée; et cela était inévitable, puisque l'asthme est véritablement le symptôme prédominant de toutes les maladies

(1) Les Égyptiens paraissent avoir eu quelques notions anatomiques sur les maladies du cœur; ce qui ne surprendra point ceux qui savent que l'anatomie était cultivée en Égypte où les rois eux-mêmes, suivant Pline, ouvraient les cadavres pour étudier les maladies : *Ab regibus quoque corpora mortuorum ad scrutandos morbos insecabantur.* (*Nat. hist.*, l. xix, c. 5.)

graves des viscères thoraciques. Lancisi (1) et Morgagni (2) avaient bien reconnu que les maladies du cœur déterminaient souvent des symptômes que les médecins rapportaient trop légèrement à des affections de la plèvre ou des poumons, méprise que commettaient plusieurs praticiens du temps même de Corvisart, et qui se commet peut-être encore de nos jours, ainsi que l'erreur contraire.

Les longs siècles de barbarie qui succédèrent à la chute de l'empire romain furent en quelque sorte des siècles de fer pour la médecine en général, et pour l'anatomie et la physiologie pathologiques en particulier; ils n'ajoutèrent aucune notion à la doctrine des maladies du cœur et des gros vaisseaux. Les Arabes, chez qui la médecine, exilée de l'Europe, vint, pour ainsi dire, se réfugier, n'enrichirent également d'aucune découverte l'histoire de ces maladies. Ce ne fut que quelque temps après la renaissance des lettres en Europe que l'on recueillit des faits relatifs aux lésions organiques du cœur; mais, tandis que les médecins de l'antiquité n'avaient pu observer que les phénomènes extérieurs de ces lésions, la plupart des obser-

(1) » Occultæ multorum malorum causæ sunt investigandæ quæ ipsis » cordis vasis dilatatis vel obstructis, repositæ sunt. Nonnulla suffoca- » tiva asthmata, pectoris hydropisis uno ex fonte pendent, inæqua- » libus videlicet vasis cordis » (Lancisi, *de Motu cordis,* etc.).

(2) Morgagni, en parlant des différentes causes de la dyspnée, dit : » Earum præcipuæ, et sæpius quam aliqui putant, aut ad aquam » spectant effusam, aut ad cordis, majorumque vasorum dilatationem.» Nous verrons plus tard ce qu'il y a d'inexact dans les opinions de Lancisi et de Morgagni.

vateurs du 15e et du 16e siècles, au contraire, ne firent aucune mention des symptômes qui avaient accompagné les altérations du cœur qu'ils constatèrent par l'anatomie. Aussi, leurs travaux furent-ils à peu près stériles pour les véritables progrès de la médecine. Baillou qui, le premier, employa l'expression d'*anévrisme* pour indiquer la dilatation du cœur, est presque le seul auquel ne s'applique pas le reproche d'avoir négligé de rapporter les phénomènes qui avaient été la suite des lésions du cœur qu'il eut occasion d'observer. Lancisi, Valsalva et Albertini, dignes successeurs de Vésale, de Nicolas Massa, de Charles Étienne, de Baillou, etc., augmentèrent considérablement le trésor de la science, en y apportant le tribut de leurs précieuses recherches. Lancisi établit, pour signe de la dilatation des cavités droites, les pulsations des veines jugulaires, et il consacra l'expression d'anévrisme, que Baillou avait déjà employée pour désigner la dilatation du cœur. Valsalva et Albertini se sont rendus célèbres en appliquant à la guérison des anévrismes une méthode de traitement qui a conservé leur nom.

Digne héritier des observations de son maître, possesseur d'un plus grand nombre qu'il avait recueillies lui-même, le célèbre Morgagni, ce père de l'anatomie pathologique, consacra à l'histoire des maladies du cœur les 17e et 18e lettres tout entières, et plusieurs autres endroits de son immortel ouvrage. Il apporta dans l'étude de ces maladies cette sagacité profonde, cette pénétration admirable, cet esprit d'analyse et de discussion lumineuse qui lui assurent à jamais un des premiers rangs parmi les hommes qui ont le plus illustré la médecine. Le bel ouvrage de Senac sur la structure et les maladies du cœur présente le tableau complet des connaissances que l'on possédait alors sur cette branche de la pathologie, et cet ouvrage, qui fut honoré du suffrage de Morgagni, resta long-temps au nombre des livres classiques. Cependant, vers le commencement de ce siècle, un illustre médecin reconstruisit, en quelque sorte, l'édifice élevé par Senac. Riche de l'observation de ses prédécesseurs, riche de ses propres observations, plus riche encore de son génie et de cette merveilleuse sagacité dont la nature l'avait si libéralement doué, Corvisart, le Morgagni de la France, composa, sous le titre modeste d'*Essai sur les maladies et les lésions organiques du cœur et des gros vaisseaux*, un ouvrage qui lui mérita les éloges de toute l'Europe médicale. Depuis, Testa, en Italie, Burns, en Angleterre, Kreysig, en Allemagne, ont publié des ouvrages qui n'ont point fait oublier celui de Corvisart, bien que ces auteurs aient réellement répandu un jour nouveau sur les maladies dont nous nous occupons ici. Ils ont surtout signalé l'influence que l'inflammation exerce sur les diverses altérations anatomiques qui se rencontrent, soit dans le cœur, soit dans les gros vaisseaux. Enfin dans ces derniers temps, M. Laennec, au moyen de l'ingénieuse méthode d'exploration qu'il a découverte, a porté sur le diagnostic des maladies du cœur une lu-

mière que nul de ses prédécesseurs n'avait su y ré-
pandre. Cependant, les travaux des médecins célèbres que nous venons de citer n'avaient point encore
épuisé la matière : il restait à déterminer d'une manière plus précise, par des faits nombreux, les diverses
formes de l'*hypertrophie* et de la *dilatation* du cœur :
car la division en *anévrismes actifs* et *passifs*, proposée par Corvisart, est loin de les embrasser toutes ;
il restait à éclairer du flambeau de l'analyse et de la
physiologie les divers phénomènes qui accompagnent
les différentes maladies du cœur ; il restait à distinguer, parmi les symptômes généraux que l'on a assi-
gnés indifféremment à toutes ces maladies, quels sont
ceux qui appartiennent à telle ou telle d'entre elles en
particulier ; il restait à dissiper les graves erreurs que
les auteurs ont commises à cet égard ; il restait à présenter les moyens de ne pas confondre, comme on l'a
fait trop long-temps, une lésion purement symptomatique avec une maladie principale et essentielle, et
de ne pas prendre l'effet pour la cause ; il restait à
rechercher la véritable nature des nombreuses altérations anatomiques des organes malades et à étudier
le rôle que peut jouer l'inflammation dans la production de ces altérations ; il restait enfin à poser en
quelque sorte des bases de traitement à des maladies que Corvisart regardait comme nécessairement
mortelles, et qu'il n'aurait peut-être pas considérées
comme telles, s'il avait eu des idées plus précises sur
leur nature, et des moyens plus sûrs de les reconnaître à leur origine. Telles sont les lacunes que nous

avons essayé de remplir dans l'ouvrage que nous publions aujourd'hui : heureux si nos efforts n'ont pas été entièrement perdus et pour la science et pour l'humanité !

TRAITÉ

DES

MALADIES DU COEUR

ET DES GROS VAISSEAUX.

LIVRE PREMIER.

DES MALADIES DE L'AORTE.

CONSIDÉRATIONS GÉNÉRALES.

Les ouvrages récemment publiés, soit en France, soit en Italie, en Angleterre ou en Allemagne (1), sur les maladies des vaisseaux, ont sans contredit répandu une vive lumière sur ce point important de doctrine médicale. On peut dire cependant, sans crainte d'être démenti, que la science attend encore une bonne monographie de l'inflammation du système vasculaire, et de celle de l'aorte en particulier. En effet, plusieurs auteurs, tout en décrivant assez exactement les diverses altérations anatomiques que l'on rencontre dans l'aorte, n'ont fait aucune attention au

(1) Voyez les ouvrages de MM. Corvisart, Laennec, Scarpa, Burns, Hodgson, Kreisig, etc.

1

rôle que joue l'inflammation dans la production de ces lésions : nous essaierons de remplir cette lacune. Nous commencerons donc par l'histoire de la phlegmasie de cette grande artère, à laquelle nous réunirons celle de la membrane interne du cœur et de l'artère pulmonaire qui l'accompagne si souvent. Nous tâcherons de prouver que la plupart des altérations pathologiques de ces parties, signalées par les auteurs, sont réellement la suite d'une phlegmasie soit aiguë soit chronique de leur tissu. Cependant, comme quelques unes de ces lésions deviennent elles-mêmes de véritables causes de maladie, ou plutôt constituent elles-mêmes de véritables maladies, nous avons cru devoir diviser notre sujet. Dans le premier chapitre, nous traiterons de la phlegmasie de l'aorte, de la membrane interne du cœur, et de l'artère pulmonaire, et des suites de cette inflammation, telles que la rougeur, l'épanchement d'une lymphe plastique, l'épaississement ou l'hypertrophie des tissus affectés, les ulcérations, les perforations, les altérations athéromateuses, cartilagineuses, calcaires, terreuses et tuberculeuses; dans le second chapitre, nous nous occuperons de l'anévrisme de l'aorte et de ses variétés, et nous étudierons les rapports qui existent entre cette maladie et l'aortite; le troisième chapitre sera consacré au rétrécissement de l'aorte; le quatrième sera affecté à l'étude des indurations et des végétations valvulaires, et au rétrécissement des orifices du cœur.

CHAPITRE PREMIER.

DE L'INFLAMMATION DE L'AORTE, DE LA MEMBRANE INTERNE DU CŒUR, ET DE L'ARTÈRE PULMONAIRE; ET DE SES SUITES, TELLES QUE LES ULCÉRATIONS, LES PERFORATIONS, LES DÉGÉNÉRESCENCES CARTILAGINEUSES, CALCAIRES, etc.

Nous réunissons ici ces trois phlegmasies, parce-qu'elles siégent dans un système continu, et qu'elles coexistent souvent; toutefois l'aortite est l'objet principal de ce chapitre. Or, l'inflammation peut affecter isolément ou simultanément les trois membranes dont l'aorte est composée et le tissu cellulaire qui les unit réciproquement les unes aux autres; il semble néanmoins qu'elle affecte une fâcheuse prédilection pour la membrane interne, soit parceque cette membrane est plus immédiatement exposée que les autres aux causes irritantes, soit parceque son analogie frappante avec les membranes séreuses la dispose éminemment à se laisser enflammer.

Dans un premier article, nous allons présenter des observations de phlegmasie soit aiguë, soit chronique de l'aorte : nous tracerons, dans un second, le tableau général de cette maladie.

ARTICLE PREMIER.

OBSERVATIONS SUR LA PHLEGMASIE DE L'AORTE, DE LA MEMBRANE INTERNE DU CŒUR, ET DE L'ARTÈRE PULMONAIRE.

1° Observations d'aortite aiguë, et de phlegmasie de la membrane interne du cœur.

Ire OBSERVATION. — Un homme revenu depuis peu de la Jamaïque, où il avait été cruellement tourmenté de la dysenterie, fut attaqué d'une pneumonie violente qui, en cinq jours, le conduisit au tombeau. Les cavités de la plèvre contenaient une grande quantité de lymphe et de sérosité; le péricarde était recouvert de lymphe; les cellules des poumons renfermaient une sérosité sanguinolente, et les bronches étaient très enflammées. Tous les viscères thoraciques portaient des traces de l'inflammation aiguë la plus intense, laquelle s'était étendue également à l'aorte, dont la membrane interne était d'une couleur rouge foncée, et qui offrait un épanchement lymphatique dans sa cavité. La lymphe épanchée était unie d'une manière très intime à la membrane interne du vaisseau, et une partie en était passée jusque dans la sous-clavière gauche, qu'elle oblitérait presque tout entière. Cette observation, extraite de l'excellent ouvrage de M. Hodgson sur les maladies des artères et des veines, est un exemple très remarquable d'une aortite vraiment aiguë. Le même auteur a eu quelques autres occasions d'observer cette maladie, et notamment dans un cas où la ligature de l'artère fémorale, après une amputation, excita une inflammation de la membrane interne de ce vaisseau, inflammation qui se propagea jusqu'au cœur. Il rapporte que le même accident a été observé, dans des circonstances analogues, par MM. Cline et Abernethy. Les observateurs ont jusqu'ici fait peu d'attention à cette maladie de l'aorte ; cependant Boerhaave et Morgagni (1) en font mention, mais sans se former une idée exacte de sa nature. M. Portal (2) l'a également observée chez un jeune homme qui mourut quelques jours après la répercussion d'une éruption aiguë : l'aorte thoracique était très rouge, tuméfiée, molle, et sa membrane interne, près du diaphragme, était particulièrement gonflée et ramollie. MM. Franck, Corvisart, Laennec et Récamier ont aussi recueilli des observations de cet état pathologique. M. Hodgson établit une différence entre la rougeur de la membrane interne de l'aorte observée par ces derniers auteurs, et celle qui a lieu dans l'aortite aiguë. Mais il nous semble que M. Hodgson n'a présenté à l'appui de son opinion aucune preuve concluante. Aussi M. Laennec (3), tout en avouant qu'il existe encore quelque doute sur la nature de cette rougeur, est-il porté à la regarder comme inflammatoire : telle est aussi l'idée que nous nous en formons, et dont les nombreuses observations que nous allons rapporter nous paraissent démontrer la vérité.

(1) Morgagni, lib. ii, *Epist. anat. medica.* xxvi, art. 56.
(2) *Cours d'anatomie médicale*, tom. III, pag. 127.
(3) Il est une espèce de rougeur, comme nous le dirons plus bas, que M. Laennec ne croit pas de nature inflammatoire.

Quelques uns des célèbres observateurs que nous venons de citer, en parlant de la rougeur ou de la phlogose de la membrane interne de l'aorte, n'ont point indiqué un état analogue de la membrane interne du cœur (1). Ce silence aurait eu de quoi nous surprendre, si nous ne savions avec quelle facilité se dérobe, pour ainsi dire, à notre observation une lésion sur laquelle notre attention n'est nullement fixée ; la lésion dont il s'agit ici accompagne cependant très communément la rougeur de l'aorte, comme nous allons le prouver par des faits. Nous n'ignorons pas d'ailleurs que d'autres médecins ont observé la rougeur de la membrane interne du cœur, et nous citerons, entre autres, le docteur Baillie, qui dit avoir vu les *valvules veineuses* affectées d'une véritable inflammation, et couvertes de lymphe plastique.

IIe OBSERVATION. *Rougeur et exsudation albumineuse à la surface interne de l'aorte* (aortite). — Georges-André Steller, âgé de trente-sept ans, tonnelier, d'un tempérament fort, mais éminemment lymphatique, était malade depuis cinq à six mois, lorsqu'il entra à l'hôpital Cochin, le 5 octobre 1823, dans l'état suivant. Orthopnée, étouffement au moindre mouvement, et pendant le décubitus sur le côté droit ; pouls à peine sensible au bras gauche, vibrant au bras droit, fort, régulier, sans fréquence : leucophlegmatie. Les battements du cœur sont calmes et réguliers ; ceux des ventricules sont prompts ; ceux des

---

(1) M. Laennec fait mention de cette rougeur de la membrane interne du cœur et de l'artère pulmonaire.

oreillettes plus lents, accompagnés d'un léger bruissement qui n'est pas continu ; les uns et les autres s'entendent dans tout le côté gauche et dans une grande étendue du côté droit. La respiration est forte, *puérile*, accompagnée d'un râle muqueux et sibilant dans tout le côté droit, et à la partie supérieure du côté gauche de la poitrine ; une égophonie manifeste existe à la partie inférieure de ce dernier côté, qui est plus développé que l'autre, et qui rend un son mat en bas. *Diagnostic :* hydrothorax à gauche, hypertrophie du cœur.

Malgré l'emploi des saignées, des vésicatoires, des apéritifs, de la digitale, etc., le malade mourut, à la manière des individus affectés d'hydrothorax, le 22 du même mois où il était entré à l'hôpital. — *Autopsie cadavérique*, trente-six heures après la mort. Chaque cavité de la poitrine contenait environ une pinte de sérosité; le poumon gauche était refoulé en haut et en arrière par l'épanchement et le cœur, qui était énormément *hypertrophié*. La membrane muqueuse des bronches était rouge, surtout dans les dernières divisions de la bronche gauche. — Le péricarde était adhérent au cœur par une fausse membrane, en partie organisée, en partie encore inorganisée; l'aorte, d'un calibre naturel, était parsemée, dans toute l'étendue de sa surface intérieure, de plaques jaunâtres très petites, discrètes, non ossifiées, situées en dehors de la membrane interne, qui était rouge et recouverte d'une couche albumineuse rougeâtre, épaisse d'un tiers de ligne. A la base de l'une des valvules aortiques se rencontrait un petit tubercule osseux ; l'artère pulmonaire et ses valvules ne présentaient rien de particulier. — La membrane muqueuse gastro-intestinale était rouge et injectée.

La rougeur de la membrane interne de l'aorte, la fausse membrane albumineuse dont elle était recouverte, sont deux caractères qui ne permettent pas de méconnaître une véritable inflammation. Nous engageons le lecteur à ne pas oublier les résultat de l'autopsie cadavérique des deux précédents sujets ; nous aurons rarement l'occasion désormais de rencontrer l'épanchement plastique et albumineux que nous venons de signaler. On en conçoit assez la raison : cet épanchement, lorsqu'il se forme, se trouvant en contact avec l'onde sanguine contenue dans l'aorte, doit, le plus souvent, être entraîné avec elle, et ne laisser presque aucune trace de son existence.

Nous reviendrons plus loin sur les petites plaques jaunes situées au-dessous de la membrane interne de l'aorte.

IIIe OBSERVATION. *Pleuro-pneumonie : phlegmasie de la membrane interne du cœur et de l'aorte.* — Antoinette Lamongeois, âgée de soixante-quatre ans, domestique, d'une assez bonne constitution, disait être malade depuis quatre jours, lorsqu'elle entra à l'hôpital Cochin, le 11 avril 1822. Elle offrait alors les symptômes d'une *pleuro-pneumonie bilieuse :* céphalalgie violente ; un peu de délire ; vomissements ; langue d'un rouge de sang sur les bords ; teinte jaune de la face ; point pleurétique ; crachats rouillés, oppression très forte ; respiration presque nulle à la base de la poitrine, etc. Malgré l'emploi des saignées générales et locales, des vésicatoires, la malade mourut le quatrième jour après son entrée.

Autopsie cadavérique, trente-six heures après la mort. On trouva une phlegmasie des bronches, de la plèvre et des poumons. Le péricarde contenait deux ou trois cuillerées d'un liquide sanguinolent ; il était moins injecté à gauche qu'à droite, côté correspondant au poumon qui était le plus enflammé. Le cœur, d'un volume ordinaire, était rempli de sang, en partie liquide, en partie coagulé ; la valvule mitrale offrait une rougeur foncée : il en était de même de la tricuspide, qui était comme fongueuse et fixée aux parois du ventricule par des filaments tendineux. L'origine de l'aorte et ses valvules étaient rouges ; celles-ci étaient parsemées de petites ulcérations superficielles et de plaques terreuses ou fibro-cartilagineuses.

Dans cette observation, nous trouvons, outre la rougeur de la membrane interne de l'aorte et du cœur, et les plaques jaunes indiquées dans la précédente, les premiers rudiments de l'ulcération de cette membrane. Certes, à ces marques on doit reconnaître une phlegmasie bien manifeste ; et l'on peut encore ajouter à ces preuves anatomiques et positives une preuve plus éloignée, mais qui n'est pas à mépriser, c'est-à-dire la coexistence d'une inflammation des plèvres, du poumon et des bronches.

IVe OBSERVATION. — Julie Martin, âgée de vingt-un ans, couturière, assez bien constituée, était malade, depuis une huitaine de jours, d'une pleuro-pneumonie, lorsqu'elle entra à l'hôpital Cochin, le 2 juin 1822. Les saignées générales et locales ayant été employées sans succès, la malade succomba, environ un mois après le début de la phlegmasie. Sur la fin, les crachats exhalaient une odeur infecte et comme gangréneuse. — *Autopsie cadavérique*, vingt-deux heures après la mort. La plèvre et les deux poumons étaient enflammés : un abcès gangréneux existait dans le poumon droit, etc. — Les cavités du cœur contenaient de gros caillots de sang, blancs à l'extérieur, rosés intérieurement, et se prolongeant dans l'aorte et les gros vaisseaux ; la membrane interne des cavités droites, et surtout la portion qui se réfléchit sur les valvules, offrait une rougeur brune : cette couleur était bien moins foncée dans les cavités gauches ; le cœur était du reste bien conformé. — Le péricarde contenait une sérosité un peu trouble dans laquelle flottaient des espèces de lambeaux minces, ténus comme des toiles d'araignée.

Ve OBSERVATION. *Rougeur de la membrane interne du cœur et de l'aorte* (aortite).—Dalmon (Charles), âgé de soixante-dix-neuf ans, marié, très fortement constitué, était malade depuis une quinzaine de jours, lorsqu'il entra à l'hôpital Cochin, le 3 juillet 1822. Il se plaignait de douleur de ventre et d'avoir l'haleine tellement fétide, ainsi que la bouche, qu'il ne pouvait lui-même supporter cette odeur. Il avait eu des vomissements spontanés d'une bile amère, et avait vomi du bouillon et du vin sucré qu'on lui avait fait prendre.

Il toussait depuis long-temps et éprouvait des battements du cœur quand il faisait un peu trop d'exercice. Une fièvre ardente se déclarait, disait-il, tous les jours, à des heures irrégulières. Quoi qu'il en soit, voici ce que nous observâmes le lendemain de son entrée, à la visite du soir : fièvre vive, peau brûlante, céphalalgie, pouls fréquent, fort et vibrant; battements du cœur très énergiques; désir de vin pour relever les forces. (Eau gommée, looch, diète.)

La fièvre continue avec la même intensité les jours suivants; l'assoupissement se manifeste, et le 7 on applique des vésicatoires aux jambes. — Le 8, le malade est dans un état comateux : le bras gauche est *contracté*, et si l'on fait des efforts pour l'étendre, l'individu pousse des gémissements légers et quelques cris plaintifs : le pouls conserve sa force et sa fréquence. — Enfin, le 10, le malade succombe, après un râle très prolongé, et au milieu de symptômes qui annonçaient une congestion cérébrale.—*Autopsie cadavérique*, vingt-quatre heures après la mort. Les méninges nous présentèrent des traces de phlegmasie; la base du crâne et les ventricules contenaient une grande quantité de sérosité rougeâtre, la substance cérébrale était injectée, et un peu molle; l'estomac et l'intestin grêle étaient remplis d'une bile verdâtre, et présentaient des points de rougeur. Les quatre cavités du cœur, l'aorte et les autres gros vaisseaux contenaient une grande masse de sang, en partie liquide, en partie coagulé; le tissu du cœur était mou, flasque et friable : la membrane qui le revêt intérieurement offrait une rougeur foncée, surtout aux valvules ; la membrane interne de l'aorte thoracique et abdominale était rouge et parsemée de plaques osséo-terreuses. — La rate, ramollie, s'écrasait en bouillie, au moindre attouchement ; le foie, d'une couleur noirâtre, était au contraire plus dense que dans l'état naturel, etc.

Nous venons de voir l'aortite accompagner des maladies de nature évidemment inflammatoire ; nous allons maintenant retrouver la même affection sur des sujets qui ont succombé aux fièvres dites *essentielles.*

VIe OBSERVATION. *Fièvre ataxo-adynamique. Mort neuf jours après l'entrée à l'hôpital. Rougeur de la membrane interne du cœur et des gros vaisseaux ; ulcères intestinaux ; rougeur de la membrane muqueuse bronchique,* etc. — Virginie Aubart, âgée de vingt-un ans, d'un tempérament lymphatique, fut apportée à l'hôpital Cochin le 8 novembre 1822. Elle était dans un état de prostration et de délire qui ne lui permettaient de nous donner aucun renseignement sur les circonstances qui avaient précédé et déterminé sa maladie. Voici d'ailleurs les symptômes que nous observâmes : lèvres et dents couvertes d'une croûte noirâtre ; pâleur de la face et de la langue, qui est sèche, dure et comme brûlée ; soif vive ; douleur et gonflement dans la région parotidienne ; ventre sensible et se contractant quand on le presse ; peau sèche, décolorée, brûlante ; décubitus en supination ; pouls très accéléré, petit et faible (140 pulsations par minute); délire loquace; carphologie; toux fréquente avec râle muqueux et ronflant. (Vésicatoire aux jambes, gomme édulcorée, diète.) — Les vésicatoires ne prirent pas. La malade succomba dans un état ataxo-adynamique, le 17, neuf jours après son entrée.

Autopsie cadavérique, vingt-trois heures après la mort. *Habit. extér.* — Rigidité cadavérique; muscles assez vermeils; rougeur, injection et gonflement du tissu cellulaire et des ganglions sous-maxillaires; infiltration du membre abdominal gauche. — *Organ. circul. et respirat.* De chaque côté du thorax, la plèvre viscérale adhère à la plèvre pariétale par une couche celluleuse molle et peu ancienne. Les deux poumons sont crépitants, pâles antérieurement, rouges et engorgés postérieurement; la membrane muqueuse des voies aériennes est rouge et injectée; le péricarde contient une bonne quantité de sérosité rougeâtre; le cœur, bien conformé, est un peu *mou* et *flasque*; ses cavités sont remplies de sang en partie liquide, en partie coagulé; leur membrane interne est rouge, surtout dans les droites; les valvules aortiques, la face interne de l'aorte et des troncs qui en partent offrent une belle couleur écarlate qui n'est point due, du moins en apparence, à une injection vasculaire, mais qui ressemble à une sorte de teinture : la même coloration se remarque aussi sur l'artère pulmonaire et sur ses valvules. La membrane interne du système veineux en général est d'un rouge brun. Les veines profondes du membre abdominal

infiltré sont oblitérées par un long caillot fibrineux,
solide, ancien, qui s'étend jusqu'à leur embouchure
dans la veine-cave. — *Organ. digest.* Vus extérieurement, l'estomac et les intestins sont d'une grande
blancheur : on aperçoit seulement sur les circonvolutions de l'intestin grêle diverses plaques rouges
correspondantes à des ulcérations intérieures. La
rate, deux fois plus grosse que dans l'état ordinaire,
est d'un tissu très mou, d'un rouge brun, mais qui
devient rutilant par le contact de l'air ; le foie, un peu
volumineux, est d'ailleurs sain. — L'estomac et l'intestin grêle contiennent une grande quantité de bile
qui a fortement coloré leur membrane muqueuse : celle-
ci, dans l'estomac, présente une rougeur ponctuée
peu foncée ; dans le duodénum et le commencement du jéjunum, elle est pâle, mais à mesure qu'on
avance vers le cœcum l'injection et une rougeur
très prononcée reparaissent. Plusieurs ulcères sont
disséminés dans la fin du jéjunum et le commencement de l'iléon, où n'existe d'ailleurs aucune trace d'injection. Vers la fin de ce dernier, les ulcères sont
plus nombreux, plus étendus, plus profonds : ils
ont détruit en grande partie la valvule iléo-cœcale :
en plusieurs points, on trouve autour des ulcérations et des granulations blanchâtres. Le cœcum et le
colon ascendant présentent aussi un grand nombre
d'ulcérations : de leur membrane muqueuse, qui est
en général pâle, s'élèvent de petites pustules blanches ou rougeâtres qui lui donnent un aspect bou-
tonneux et *tacheté.* Il existe en outre dans le cœcum

une large plaque blanche qui nous paraît être une
véritable cicatrice. L'arc du colon , sa portion descendante, son S et le rectum , contractés, contiennent quelques matières fécales assez solides et ne présentent autre chose qu'une légère teinte rosée. La
membrane muqueuse du pharynx et de l'œsophage est
pâle. — Les ganglions mésentériques sont rouges et
gonflés. *Organ. encéphaliq.* — Les membranes cérébrales sont un peu infiltrées, surtout à la convexité
du cerveau, où elles sont blanches et comme laiteuses : on trouve une certaine quantité de sérosité à la
base du crâne et dans les ventricules; le tissu céré-
bral, un peu mou, est sensiblement injecté.

Au milieu des nombreux organes qui nous ont offert des traces manifestes d'altération , nous devons
fixer particulièrement nos regards sur le cœur et les
vaisseaux. Or, leur membrane interne nous a présenté une rougeur qui nous semble un caractère assez positif de son inflammation. Nous croyons pouvoir en dire autant de la mollesse , du peu de cohésion
et de la flaccidité du cœur. Ce n'est pas seulement sur
ce sujet que nous avons remarqué les altérations que
nous venons d'indiquer ; mais sur plus de vingt individus morts de fièvres dites essentielles aiguës ou lentes et chroniques, nous les avons également rencontrées. Nous avons cru devoir rapporter cette seule
observation avec quelques détails ; il nous suffira
maintenant de ne citer des autres , que nous avons
recueillies avec non moins d'exactitude et de développe-
pements, de ne citer, disons-nous, que les circon-

stances qui ont un rapport direct avec notre sujet.

VIIe OBSERVATION. — Un jeune homme de vingt ans, nommé Turpinat, maçon, d'un tempérament bilioso-sanguin, était malade depuis sept jours, lorsqu'il entra à l'hôpital Cochin, le 20 mai 1822. Il nous présenta, à son entrée, tous les symptômes qui constituent la fièvre ataxo-adynamique des auteurs. Nous employâmes vainement les sangsues, les vésicatoires et autres moyens accoutumés : le malade succomba quinze jours après son entrée. A l'ouverture de son corps nous trouvâmes le cœur flasque et mou. Ses cavités étaient un peu dilatées ; leur membrane interne était d'un rouge foncé...

VIIIe OBSERVATION. — Georges Bousserat, âgé de vingt-six ans, imprimeur, maigre, pâle, nerveux, d'ailleurs assez fortement constitué, était malade depuis huit jours, lorsqu'il entra à l'hôpital Cochin, le 3 septembre 1822. Il nous offrit les symptômes d'une fièvre dite *ataxique*, et succomba douze jours après son entrée. L'auptosie cadavérique, faite vingt-quatre heures après la mort, nous présenta plusieurs altérations, parmi lesquelles nous ne noterons que les suivantes. Le cœur était bien conformé, mais flasque; son tissu était un peu mou ; la membrane interne était d'un rouge brun.

IXe OBSERVATION.—Louis-François Grasse, âgé de vingt-quatre ans, porteur d'eau, d'un tempérament sanguin-bilieux, était indisposé depuis un mois, et alité depuis trois jours, lorsqu'il fut apporté à l'hôpital Cochin, le 14 juillet 1822. Il était affecté de la *fièvre adynamique* des auteurs, et, malgré l'emploi des antiphlogistiques, succomba le sixième jour après son entrée.—*Autopsie cadavérique*, vingt-six heures après la mort. Le cœur est affaissé, flasque, presque vide; ses valvules sont d'un rouge brun, la membrane interne de l'aorte est rosée...

Xe OBSERVATION.—Jacques Blater, âgé de trente ans, très fortement constitué, était malade depuis quinze jours, lorsqu'il entra à l'hôpital Cochin le 16 octobre 1822. Il mourut, au bout de douze jours, d'une fièvre semblable aux précédentes, mais accompagnée de symptômes ataxiques et phrénétiques tellement violents qu'ils simulaient les spasmes hydrophobiques.—*Autopsie cadavérique*, trente-six heures après la mort. Le cœur, bien conformé, robuste, d'une bonne consistance, contient du sang liquide et noir; la membrane interne de ses cavités est un peu brune, etc.

XIe OBSERVATION.—Geneviève Brulé, âgée de vingt-deux ans, mariée, bien constituée et bien réglée, brune, était malade depuis quinze jours, et alitée depuis neuf seulement, lorsqu'elle entra à l'hôpital Cochin, le 25 juin 1822. Elle succomba, au bout de vingt-cinq jours, aux symptômes de la fièvre dite *ataxo-adynamique.*—*Autopsie cadavérique*, vingt-deux heures après la mort. Le cœur est remarquable par son extrême flaccidité : les parois du ventricule gauche, très molles, s'affaissent et tombent aussitôt qu'elles sont incisées ; la membrane interne de l'organe est rouge ainsi que celle de l'aorte.

Nous venons de constater l'existence de l'inflammation de la membrane interne du cœur et des gros vaisseaux dans des cas de maladies aiguës, désignées par les uns sous le nom de *fièvres essentielles*, par les autres sous celui de *gastro-entérites*; nous avons observé en même temps un ramollissement et une flaccidité remarquables du tissu du cœur. Nous allons maintenant citer quelques nouveaux cas de la même maladie coïncidant avec des inflammations des principaux organes.

XIIe OBSERVATION.—Martin-Jean-Louis Plouquet, âgé de trente-sept ans, bien constitué, entra à l'hôpital Cochin, le 9 janvier 1822, disant être malade depuis trois mois. Il nous offrit des symptômes d'une péritonite assez légère; mais le quatrième jour après l'entrée, la maladie s'exaspéra d'une manière effroyable, et la mort arriva la nuit suivante. — *Autopsie cadavérique*, trente heures après la mort. Nous trouvâmes des traces de la plus violente péritonite, et spécialement plusieurs foyers purulents dans la cavité abdominale... Le péricarde contenait une assez grande quantité de sérosité rougeâtre : la membrane interne de l'aorte offrait une belle couleur rouge que le lavage ne put effacer (1). Cette coloration, analogue à une sorte de teinture, ne tenait point à la présence de vaisseaux injectés.

Dans l'observation suivante, nous allons rencontrer une phlegmasie de la membrane interne du cœur et de

(1) Au bout de quelque temps de macération dans l'eau, cette couleur se dissipa complètement.

l'aorte, coexistant avec des symptômes de congestion générale, et avec une inflammation suppuratoire du foie.

XIIIe OBSERVATION.—Jean Cogniasse, âgé de vingt-deux ans, brun, fortement constitué, entra à l'hôpital Cochin le 30 juillet 1822. Il venait de l'Hôtel-Dieu, où il avait été traité et guéri d'un érysipèle œdémateux de la face, par des purgatifs répétés. Quelque temps auparavant il avait été soigné, à la Pitié, pour une fièvre maligne. A son entrée, nous observâmes les symptômes suivants : coliques, selles très abondantes, liquides, douleur dans l'hypochondre droit, soif ardente; toux, son mat et absence de la respiration à la base du côté droit ; abattement, air d'anxiété, prostration, alternatives de frissons et de sueurs.... On employa en vain les antiphlogistiques les plus énergiques : le malade, dont le teint avait pris une nuance de plus en plus jaune, périt au milieu de symptômes qui avaient une grande analogie avec ceux de la fièvre jaune.

Autopsie cadavérique, vingt-quatre heures après la mort. — Météorisme énorme du canal intestinal et surtout de l'arc du colon ; environ deux verres d'un liquide rouge, presque purement sanguin, dans le péritoine, qui est généralement rouge, sec et comme visqueux ; cinq abcès dans le foie, avec ramollissement pultacé de la substance environnant les foyers purulents ; l'intestin grêle, généralement injecté, contient une grande quantité de sang caillé ou liquide qui a en quelque sorte teint en rouge la membrane muqueuse ; la plèvre est fortement injectée, et en quelques points comme infiltrée de sang : sa cavité contient un peu de sérosité sanguinolente ; la membrane muqueuse des bronches, en contact avec un mucus sanguinolent, est d'un rouge foncé ; le péricarde renferme une médiocre quantité de sérosité d'un jaune foncé ; le cœur, volumineux, robuste, mais d'un tissu mou et flasque, contient des caillots de sang, blanchâtres dans les cavités droites, et noirs dans les gauches : la membrane qui tapisse ces cavités présente, surtout à gauche, une couleur d'un rouge brun qui contraste avec une rougeur écarlate qui se fait remarquer dans l'aorte pectorale et ventrale.

Dans l'observation suivante, la phlegmasie n'occupera que la membrane interne du cœur.

XIVᵉ OBSERVATION.—Charles Garnier, âgé de cinquante ans, ayant éprouvé dans le cours de sa vie un grand nombre de fluxions de poitrine, entra à l'hôpital Cochin le 26 octobre 1822. Il toussait et se plaignait de douleurs rhumatismales. Il était sur le point de sortir, lorsqu'il fut tout-à-coup pris d'une angine pharyngo-laryngée, à laquelle il succomba le cinquième jour.

Autopsie cadavérique, vingt heures après la mort.—Inflammation et suppuration du pharynx, des amygdales, du larynx et de la moitié inférieure du poumon droit ; la plèvre, surtout à droite, offre des adhérences anciennes ; la portion droite du péricarde est intimement unie à la plèvre correspondante ; le péricarde est généralement injecté ; le feuillet qui recouvre le cœur droit est parsemé de plaques blanchés, plus épaisses sur l'oreillette que sur le ventricule, faciles à détacher, et qui ne sont probablement autre chose que des fausses membranes ; le feuillet qui recouvre le cœur gauche n'offre rien de semblable, et il est assez remarquable que de ce côté le péricarde, extérieurement, n'adhérait point à la plèvre costale ; le cœur est d'un bon volume : les cavités droites sont distendues par des caillots de sang, en grande partie blancs, et dans lesquels on dirait que des vaisseaux commencent à s'organiser ; la membrane interne du cœur est rougeâtre.

Ce n'est pas seulement dans des cas d'inflammations et de fièvres aiguës que nous avons eu l'occasion d'observer l'aortite, nous l'avons aussi rencontrée dans des cas d'inflammations et de fièvres lentes ; en voici de nombreux exemples.

XVe OBSERVATION. — Marie Péraudin, âgée de vingt-deux ans, bien constituée, était accouchée depuis trois mois lorsqu'elle entra à l'hôpital Cochin, le 19 août 1822, présentant les symptômes d'une phthisie pulmonaire au second degré. Cependant la pectoriloquie la plus évidente ne tarda pas à se manifester en divers points de la poitrine, et la malade, consumée par la fièvre hectique, mourut tranquillement environ deux mois et demi après son entrée.

Autopsie cadavérique, trente-six heures après la mort.—Nous laissons de côté, dans cette observation, comme dans celles qui suivront, la description des altérations existant dans les organes thoraciques et abdominaux, pour ne rapporter que celles qui nous intéressent directement ici ; personne n'ignore d'ailleurs que les altérations que la nature de ce travail nous oblige à passer sous silence consistent principalement dans la dégénérescence tuberculeuse du tissu pulmonaire, avec formation de cavernes plus ou moins nombreuses et étendues, dans des ulcérations de la membrane muqueuse intestinale, etc.—Voici ce que nous trouvâmes de plus chez la jeune femme dont il est actuellement question : le péricarde était adhérent à la plèvre ; il contenait une sérosité floconneuse d'un beau jaune doré ; il était injecté surtout dans la portion qui embrasse le cœur. Celui-ci, bien conformé, mais un peu mou, était distendu par des caillots de sang : sa membrane interne, principalement sur les valvules, offrait une rougeur brune qui se confondait, par une sorte de dégradation, avec une rougeur vive et comme écarlate régnant sur la membrane interne de l'aorte, où elle était distribuée par de longs rubans qui se prolongeaient dans les artères coronaires, dans celles des membres et dans les carotides, où elle était toutefois moins apparente. — Les artères cérébrales conservaient leur couleur naturelle ; mais l'artère pulmonaire et ses ramifications étaient également rouges : enfin le système veineux en général l'était aussi. Cette rougeur ne semblait point due à une injection vasculaire. Le tissu cellulaire environnant les artères et les veines était rougeâtre, abondamment pénétré de vaisseaux sanguins, et sa rougeur, dans les veines, augmentait l'intensité de celle de la membrane interne.

XVIe OBSERVATION. — Joséphine Mottier, âgée de quarante-cinq ans, veuve, maigre et d'une faible constitution, était arrivée au plus haut degré de la phthisie pulmonaire, lorsqu'elle entra à l'hôpital Cochin le 10 septembre 1822. Elle conservait encore beaucoup d'espoir et se croyait à peine malade. Elle mourut dix-huit jours après son entrée.

Autopsie cadavérique, quarante-huit heures après la mort. — Le cœur est un peu plus volumineux que le poing du sujet : son tissu est mou, flasque et facile à déchirer ; sa membrane interne est rouge, comme si elle était imbibée de sang ; sur les valvules surtout, la rougeur est d'un brun foncé.

XVIIe OBSERVATION. — Pierre Canut, tailleur, âgé de vingt-deux ans, grand, lymphatique et d'une faible constitution, entre à l'hôpital Cochin le 27 juillet 1822, présentant les symptômes d'une phthisie pulmonaire, à laquelle il succomba six semaines après son entrée. — *Autopsie cadavérique*, trente heures après la mort. Le cœur, du volume du poing du sujet, était pâle et comme laiteux à sa face extérieure ; la membrane interne de l'aorte présentait une couleur écarlate.

XVIIIe OBSERVATION. — Mougenot (Jean-Nicolas), âgé de trente-un ans, mourut à l'hôpital Cochin, d'une phthisie pulmonaire, le 17 août 1822. A l'ouverture de son corps, nous trouvâmes des fausses membranes pleurétiques, des tubercules et des excavations pulmonaires, etc. La membrane interne du cœur, surtout autour des valvules, offrait une rougeur violette. (*Voyez* cette observation plus détaillée, sous le n° 90.)

XIXe OBSERVATION. — Marie-Jeanne Jobin, âgée de soixante-quinze ans, entra à l'hôpital Cochin le 5 décembre 1822. Elle était affectée d'une phthisie pulmonaire qui nous parut compliquée de maladie du cœur ; elle mourut sept jours après son entrée. — *Autopsie cadavérique.* Les poumons étaient farcis de granulations tuberculeuses et comme purulentes. La membrane interne des bronches et des vaisseaux pulmonaires est d'un rouge sombre très foncé. — Le cœur est ridé et comme flétri ; les cavités droites, comme l'artère pulmonaire, offrent une rougeur si foncée qu'elle est presque noire dans l'oreillette droite ; il existe une rougeur moins foncée dans les cavités gauches : cette couleur passe insensiblement à une teinte jaune dans l'aorte.

XXe OBSERVATION. *Rougeur des valvules du cœur et de l'intérieur de l'aorte.* — Jean-Baptiste Gérente, âgé de trente-huit ans, gantier, d'une très faible complexion, entra à l'hôpital Cochin le 14 novembre 1822 ; il était attaqué d'une phthisie pulmonaire à laquelle il succomba trois semaines après son entrée. — *Autopsie cadavérique,* dix heures après la mort. Le cœur, plus petit que le poing du sujet, avait du reste ses cavités bien proportionnées. Ses valvules présentaient une couleur rouge ; la membrane interne de l'aorte offrait la même couleur, mais à un moindre degré.

XXIe OBSERVATION. — Jeanne Blin, âgée de trente-un ans, lingère, était accouchée depuis quatre mois, lorsqu'elle entra à l'hôpital Cochin le 12 mars 1822, affectée d'un abcès par congestion compliqué de phthisie pulmonaire ; elle mourut le troisième mois après son entrée. *Autopsie cadavérique,* trente heures après la mort. Le cœur, d'un volume naturel, d'un tissu mou ; l'aorte et les gros vaisseaux, contiennent dn sang coagulé ; la membrane interne du cœur, surtout aux orifices, offre une rougeur assez forte.

XXIIe OBSERVATION. *Rougeur vive de la membrane interne de l'aorte.*—Jacques Bouelo, âgé de vingt ans, attaqué d'une phthisie pulmonaire, entra à l'hôpital Cochin le 20 mars 1822, et mourut cinq semaines après son entrée. Le cœur et l'origine de l'aorte contenaient des caillots de sang. La membrane interne de cette artère présentait une couleur d'un rouge vif.

XXIIIe OBSERVATION.—Salmer (Étienne), âgé de vingt-cinq ans, jardinier, était parvenu au dernier degré de la phthisie pulmonaire, lorsqu'il entra, pour la seconde fois, à l'hôpital Cochin, le 18 avril 1822. Il y mourut cinq semaines après son entrée. Au milieu d'un grand nombre de lésions pathologiques que l'ouverture de son corps, faite trente heures après la mort, nous présenta, nous remarquâmes que la membrane interne de l'aorte sous-sternale était d'un rouge vif et presque ponceau.

XXIVe OBSERVATION.—Neveu (Catherine), âgée de quarante-deux ans, cotonnière, d'une forte constitution, était atteinte d'une phthisie pulmonaire déjà très avancée, lorsqu'elle entra à l'hôpital Cochin le 20 mai 1822. Quinze jours après, elle mourut.—*Autopsie cadavérique,* quarante heures après la mort. Poumons tuberculeux.—Cœur gorgé de sang, flasque et mou ;

ses parois sont amincies et ses cavités dilatées, surtout celle du ventricule gauche. La membrane interne qui les revêt présente une couleur d'un rouge foncé qui règne sur le commencement de l'aorte et ses valvules, et ne s'efface pas par des lavages réitérés. Cette coloration se prolonge jusque dans l'aorte abdominale. — Il y avait quelques onces de sérosité rougeâtre dans le péricarde.

Nous allons maintenant exposer rapidement les symptômes que présenta cette malade. Nous ne ferons qu'indiquer ceux qui n'ont pas une connexion immédiate avec notre sujet, tels que l'hémoptysie, les crachats purulents, le râle avec gargouillement, et la pectoriloquie, les nausées et le dévoiement. Nous fûmes frappés de la violence de la fièvre qui existait dans un semblable cas, c'est-à-dire chez une phthisique. Cette fièvre avait tous les caractères de celle connue sous le nom de *fièvre inflammatoire* ou *angioténique* : la chaleur de la peau était ardente, humide, le pouls était fréquent, plein, développé, assez souple; le visage était d'un rouge vif, la tête douloureuse, et on observait un léger délire; la soif était inextinguible; la malade accusait une vive douleur sous le sternum et dans la région épigastrique, ce qui détermina à appliquer vingt sangsues. La douleur se calma; mais la fièvre, le délire avec tremblement dans les muscles des membres, l'injection de la face et des yeux persistèrent; enfin le pouls très fréquent perdit toute sa force, le visage se décomposa, et la mort arriva le quinzième jour.

L'ensemble des symptómes que nous venons d'exposer ne sont certainement pas ceux qu'on observe dans une phthisie pure et simple. Nous ne doutons point qu'il ne faille les rapporter à la phlegmasie de la membrane interne du système artériel, que nous avons constatée par l'autopsie cadavérique. Ce fait, très important, vient à l'appui de l'opinion de ceux qui ont attribué la fièvre inflammatoire à la phlogose du système sanguin (1), et s'accorde parfaitement avec celle du célèbre médecin autrichien P. Frank, lequel donne, pour signes de l'aortite aiguë, un battement considérable des artères de la tête, une sensation douloureuse dans le trajet de l'aorte, et un état d'agitation et d'anxiété continuelle.

XXVe OBSERVATION. *Fièvre hectique ; tubercules pulmonaires.... mort ; rougeur de la membrane interne du cœur.*—Toussaint Brulé, âgé de vingt-neuf ans, épicier, d'une constitution délicate, était *enrhumé* depuis huit mois, lorsqu'il entra à l'hôpital Cochin, le 2 juillet 1822 ; il sortait de l'Hôtel-Dieu, où il avait eu, disait-il, pendant cinq jours, une fièvre ardente avec délire et agitation ; il avait éprouvé des hémoptysies répétées. Quoi qu'il en soit, à son entrée il nous présenta les signes d'une phthisie pulmonaire avancée, et particulièrement une pectoriloquie des plus évidentes dans tout le sommet du thorax. Les battements du cœur étaient sourds et développés ; la fièvre était très vive, et l'on pouvait à peine compter les pulsations du pouls, qui était très vif et assez dé-

____

(1) Reill en particulier lui donne le nom de *fièvre vasculaire.*

veloppé. (Pect., looch, bouill.) — Le 3, le malade eut une hémoptysie, à la suite d'une discussion trop animée avec un de ses parents. Le 4, le visage était entièrement décomposé; la mort arriva le 5, à 6 heures du matin. — *Autopsie cadavérique*, trente heures après la mort. Tubercules et cavernes pulmonaires, fausses membranes anciennes, etc.— Le tissu du cœur est mou et flasque; la membrane interne de ses cavités est d'un rouge foncé; le ventricule gauche est dilaté.

Les réflexions placées à la fin de l'observation précédente, conviennent en grande partie à celle-ci : il n'est pas besoin de les répéter.

XXVIe OBSERVATION. *Ramollissement comme gangréneux du cœur, rougeur de sa membrane interne et de celle de l'aorte. — Tendance aux lipothymies, irrégularité du pouls, mort subite.—* Poismule (Jean-Louis), âgé de quarante-deux ans, estampier, grand, brun, et fortement constitué, présentait, depuis environ six mois, des symptômes de phthisie pulmonaire, lorsqu'il entra à l'hôpital Cochin, le 24 juin 1822 : alors haleine très courte, oppression, étouffement, lipothymies au moindre mouvement, douleur dans la poitrine, faiblesse extrême, œdème des malléoles, marasme, sueurs nocturnes, peau sèche et chaude, fièvre avec pouls très fréquent, assez développé, mais souple et sans résistance; battements du cœur mous, médiocrement sonores. (Pect. looch, quart.) — Les jours suivants ne furent marqués par aucun symptôme extraordinaire, si ce n'est une irrégularité extrême et une intermittence du pouls. Le 3 juillet à minuit le malade fut trouvé mort dans son lit. (Nous ne pensions pas que la mort dût être si prompte.)— *Autopsie cadavérique*, trente-cinq heures après la mort (putréfaction du cadavre déjà très marquée). Le marasme n'était pas encore très avancé; les poumons, adhérents de toutes parts, étaient remplis de tubercules et creusés de vastes cavernes : dans une partie de leur étendue, leur tissu était mollasse et comme putrilagineux. Le cœur, volumineux, mou, flasque, d'une couleur brunâtre, comme s'il eût déjà éprouvé un commencement de putréfaction, avait ses cavités dilatées : la membrane interne qui les revêt était rouge ; celle de l'aorte offrait une couleur d'un rouge ponceau. — Le péricarde renfermait une sérosité rouge ; les vaisseaux contenaient un sang brunâtre et comme décomposé ; des gaz, effet de la putréfaction commencée, se trouvaient dans presque toutes les parties, et donnaient au cadavre un volume énorme.

Il n'est pas probable que le malade dont il est ici question ait succombé à la phthisie pulmonaire dont il était atteint. On sait en effet que le propre de cette maladie est de consumer, de réduire au dernier degré du marasme ses nombreuses victimes : or, notre malade était bien loin d'être encore parvenu à une extrême émaciation ; il conservait au contraire un certain embonpoint. Remarquez ensuite que cet homme est mort tout-à-coup, ce qui n'est pas le cas ordinaire des phthisiques. A quelle lésion faudra-t-il donc attribuer cette sorte *d'anomalie,* ou plutôt ces acci-dents étrangers à l'histoire des phthisies simples? Nous pensons que cette lésion est précisément celle que nous avons rencontrée dans le cœur et l'aorte, c'est-à-dire la phlegmasie de ces organes : c'est par elle que vous pouvez vous rendre compte de cette ten-dance à la lypothimie, de cette intermittence et de cette irrégularité du pouls qui existaient dans ce cas. Nous ne nous étendrons pas davantage sur cette ob-servation, parceque les nombreuses réflexions dont elle pourrait être le texte seront mieux placées au chapitre où nous aurons à nous occuper du ramollis-sement inflammatoire du cœur.

Nous aurions pu ajouter quelques autres observa-tions à celles que nous venons de rapporter; mais nous les réservons pour d'autres parties de cet ouvrage, et nous aurons soin alors d'en rappeler ce qui aura trait au sujet qui fixe actuellement notre atten-tion.

Avant de passer aux observations relatives à l'in-flammation chronique de l'aorte et de la membrane interne du cœur, nous allons présenter quelques nou-velles réflexions sur celles qui précèdent.

Nous avons regardé comme des traces d'inflam-mation tous les cas de rougeur que nous venons de rapporter. Quelques personnes ne partageront peut-être pas notre manière de voir sur la nature de cette rougeur, et la croiront entièrement indépendante d'un état inflammatoire : nous avouerons que nous avons été nous-mêmes, pendant quelque temps, disposés à embrasser cette dernière opinion, et nous nous fondions sur ce que cette rougeur n'était point due à une injection vasculaire, et sur ce que la membrane ne présentait pas toujours d'épaississement ; mais les considérations suivantes nous ont en quelque sorte forcés d'adopter un autre sentiment. Il n'est pas rigoureusement nécessaire, pour admettre l'existence d'une inflammation membraneuse aiguë, que la membrane soit épaissie et d'une rougeur évidemment produite par une injection capillaire. En effet, les membranes séreuses n'augmentent point d'épaisseur, au milieu des phlegmasies les plus violentes, et très souvent la rougeur qui les colore ressemble à une sorte *de peinture*, absolument comme cela se remarque dans les cas que nous venons d'examiner. Dans les pleurésies et les péritonites aiguës, que l'on a trop souvent l'occasion de constater par l'autopsie cadavérique, on rencontre de larges plaques ou de longues bandes d'un rouge vif comme si la membrane eût été *teinte* de sang, et sans vestige d'injection vasculaire. D'ailleurs cette absence d'injection capillaire apparente, dans l'inflammation de la membrane interne du système artériel, nous surprendra peut-être encore moins si nous réfléchissons que, dans l'état naturel et sain, on ne peut apercevoir aucun vaisseau dans le tissu encore peu connu de cette membrane.

Enfin, dans quelques uns des faits que nous avons rapportés, dans les deux premières observations, par exemple, la rougeur était certainement inflammatoire, or l'analogie nous conduit à penser que telle était aussi sa nature dans les cas suivants. D'autres raisons encore viennent ajouter à la force de l'analogie, et lui prêter leur appui; dans presque tous les cas, la rougeur en question coïncidait avec des phlegmasies plus ou moins considérables d'autres organes ; et dans un très grand nombre, il s'était introduit dans le torrent circulatoire des matières étrangères, irritantes, sortes *d'ingesta* bien propres à déterminer la phlogose de la membrane vasculaire qui en reçoit l'atteinte immédiate : c'est ce qui a dû avoir lieu chez les phthisiques, en particulier, chez lesquels, lorsque la suppuration des tubercules s'opère, il se fait une résorption plus ou moins active de matière purulente.

L'examen attentif de toutes ces circonstances, l'autorité de plusieurs célèbres observateurs, nous ont décidés à reconnaître que la *rougeur* dont il est question ici était un indice d'inflammation, et nous avons dû cesser de la considérer comme phénomène d'*imbibition*, de *transsudation*, ou comme un effet purement cadavérique. Toutefois nous ne proposons notre opinion que comme la plus probable, et nous sommes toujours prêts à en adopter une autre qui serait plus conforme à l'observation et au raisonnement : jusque là nous nous en tiendrons à celle que nous venons d'émettre. M. Laennec rapporte dans son ouvrage, que M. Récamier considère la rougeur de l'aorte comme de nature inflammatoire. Cette autorité doit être pour nous d'un grand poids. M. Hodgson dit

que la rougeur s'observe souvent dans le voisinage
d'un caillot et dans des artères qui avaient été long-
temps exposées à l'air dans les salles de dissection.
Quant à nous, au contraire, pour ce qui regarde la
rougeur de la membrane interne du cœur, nous l'avons
vue coïncider plus particulièrement avec un état de
fluidité remarquable du sang, et il nous a semblé que
la rougeur des artères diminuait par son contact prolongé avec l'air, surtout humide.

2° Observation d'aortite chronique.

XXVIIe OBSERVATION. *Phlegmasie chronique de
la membrane interne de l'aorte avec légère dilatation de la crosse.* — Pierre Guerle, âgé de 50 ans,
cordonnier, d'une moyenne stature et d'une assez
forte constitution, se plaignait seulement d'être enrhumé lorsqu'il entra à l'hôpital Cochin, le 14 messi-
dor. Jusqu'au 20 du même mois, il ne se présenta
aucun phénomène remarquable : le malade avait
craché un peu de sang ; son pouls, plutôt lent que
fréquent, offrait une certaine *dureté* et un peu de *vibrance* ; la poitrine rendait un son mat à gauche.

Le 23, il se manifesta une grande gêne dans
la respiration : les traits de la face étaient altérés ; le
malade, d'ailleurs extrêmement patient, ne témoi-
gnait aucune inquiétude sur son sort.

Les deux jours suivants il y eut une apparence de
mieux.

Le 26, orthopnée, menace de suffocation ; le visage,
qui, depuis plusieurs jours avait commencé à pren-

3

dre une teinte bleuâtre, présente cette couleur d'une manière plus prononcée : le pouls est constamment lent, régulier, un peu *vibrant*.

Les trois jours suivants, la respiration est moins gênée, cependant les forces diminuent.

Le 3o, le malade expectore un sang vermeil et écumeux : le soir il tombe dans une sorte d'assoupissement qui continua pendant la nuit, et le lendemain, jusqu'à l'après-midi, que la mort eut lieu, après un léger râle.

Autopsie cadavérique. La face interne de l'aorte, dans toute son étendue, le commencement des artères carotides et des iliaques primitives, étaient recouverts de points blancs irrégulièrement disséminés, la plupart situés sous la membrane interne ; les uns étaient cartilagineux, les autres osseux, ou plutôt formés de lames de phosphate calcaire, dont quelques unes se trouvaient en contact avec le sang. Les artères indiquées étaient inégales et bosselées : la crosse de l'aorte était d'un calibre assez grand, sans être réellement dilatée.

Le cœur, d'un gros volume, adhérait partout au péricarde, par un tissu cellulaire rare, peu consistant et légèrement infiltré d'une matière albumineuse ; les cavités, surtout les oreillettes contenaient une grande quantité de sang ; les parois du ventricule gauche étaient très épaisses et sa capacité augmentée, le ventricule droit avait une capacité moindre que celle qui lui est naturelle.

Les poumons, et particulièrement le droit, adhéraient à la plèvre costale par un tissu cellulaire assez serré, et étaient gorgés de sang à leur partie postérieure et inférieure.

Dans le cas présent, on pourrait expliquer la force et la vibrance du pouls par l'hypertrophie du ventricule gauche, et nier qu'elle ait quelque rapport avec la phlogose du tissu artériel ; mais il n'en sera pas de même dans l'observation suivante, où nous trouverons des pulsations artérielles encore plus énergiques coïncidant avec un amincissement du ventricule gauche.

XXVIIIe OBSERVATION. *Amincissement avec dilatation des parois du ventricule gauche ; inflammation et ossification de l'aorte*, etc.—Anne Berger, ravaudeuse, âgée de quarante-sept ans, éprouva, il y a environ deux ans, des spasmes et plusieurs autres symptômes analogues qu'on rapportait à une affection nerveuse, déterminée par *son temps critique*. Elle fut traitée par plusieurs médecins et chirurgiens, qui tous virent dans sa maladie une affection du système nerveux, et prescrivirent, en conséquence, les calmants et les antispasmodiques sans aucun succès.

Lors de son entrée à l'hôpital Cochin, le 18 prairial an II, cette malade éprouvait une grande difficulté de respirer. Elle craignait à chaque instant d'être suffoquée, et elle était obligée de rester presque constamment sur son séant ; elle ressentait, disait-elle, quelque chose qui lui montait à la gorge, et menaçait de l'étouffer. Elle éprouvait une grande chaleur à la tête : ses pieds étaient un peu tuméfiés.

Toutes les artères, sensibles au toucher, semblaient plus dilatées que dans l'état ordinaire; leurs pulsations étaient vives et accélérées: celles des artères carotides étaient très sensibles à la vue; les mouvements de la crosse de l'aorte produisaient une sorte de soulèvement vers l'échancrure de la première pièce du sternum. Les artères cubitales battaient avec violence, et la malade disait aussi qu'elle ressentait des pulsations dans l'intérieur du corps; tourmentée par la crainte de succomber, elle se livrait au désespoir, et mettait peu de liaison dans ses idées.

Les mouvements du cœur étaient précipités, mais ne présentaient d'ailleurs rien d'extraordinaire.

Tous les symptômes augmentèrent de plus en plus, et la malade succomba le 27 du même mois, après avoir éprouvé les plus violentes angoisses.

Autopsie cadavérique, vingt-six heures après la mort.—Le visage était tuméfié; tout le corps était marbré, et présentait un grand nombre de taches livides assez étendues.

La cavité gauche du thorax contenait une petite quantité d'un liquide rougeâtre.

Le cœur était plus volumineux que dans l'état naturel: l'oreillette droite était distendue par une assez grande quantité de sang; le ventricule du même côté et l'artère pulmonaire n'offraient rien de remarquable.

L'oreillette gauche était dans l'état sain; mais le ventricule correspondant avait une capacité au moins une fois plus grande que dans l'état ordinaire, et ses parois étaient sensiblement amincies. Le grand sinus de l'aorte était très prononcé ; les parois de cette artère étaient dures et épaissies dans plusieurs points. Sa membrane interne était phlogosée depuis son origine au ventricule gauche jusqu'aux artères iliaques communes ; les artères carotides l'étaient aussi ; il en était de même des valvules sygmoïdes. On remarquait en outre dans toute cette étendue de petits tubercules durs et blanchâtres.

Les autres artères étaient dans un état qui nous parut parfaitement sain. Les organes abdominaux ne présentèrent rien de particulier, si ce n'est que le mésentère était sensiblement distendu par des gaz qui, dans quelques endroits, formaient de petites vésicules : les artères de ce repli membraneux en contenaient aussi, et en assez grande quantité.

Cette observation nous offre, dans toute la plénitude de leur énergie, les principaux signes de l'inflammation artérielle. Ces signes, en effet, consistent essentiellement dans l'augmentation d'action du système artériel, dans des pulsations vives, fortes, véhémentes et comme vibrantes, telles qu'on les observait chez notre malade. Les battements étaient si violents vers l'échancrure du sternum qu'on avait soupçonné l'existence d'un anévrisme de la crosse de l'aorte. Cette violence dans les contractions et dilatations artérielles est d'autant plus remarquable ici, qu'elle coïncidait avec un amincissement et une dilatation des parois du ventricule gauche, double circonstance défavorable à la force et à la vivacité du pouls. On est donc obligé d'admettre dans les artères

une force contractile propre et une action indépendante, jusqu'à un certain point, de celle du cœur. Le
pouls, par conséquent, n'indique pas toujours l'é-
tat du cœur; mais non seulement le système artériel,
en général, exerce des fonctions propres et qui peuvent croître en énergie, sans que le cœur y prenne
aucune part, mais encore les diverses branches de
l'arbre artériel sont, sous le même rapport, indépendantes les unes des autres, et il n'est pas rare de voir
les pulsations d'une artère beaucoup plus fortes, plus
violentes que celles des autres : l'aorte, en particulier,
nous offre de fréquents exemples de ce phénomène.
Qui ne sait en effet que plusieurs personnes éprouvent souvent, pour tout symptôme de maladie, des
battements très forts dans la région épigastrique, et
qui ne sont autre chose que le pouls aortique devenu plus énergique, sans doute, en raison d'une
irritation plus ou moins vive du tube artériel? C'est
à cette affection que M. Laennec donne le nom de
spasme de l'aorte; *spasme* dont toutes les autres artères sont également susceptibles, comme nous venons de le dire, mais qui cependant n'y sont pas si
fréquemment exposées que l'aorte.

XXIXe OBSERVATION. *Inflammation chronique de
l'aorte, avec plaques jaunâtres sur sa membrane
interne, pleuro-pneumonie, adhérence du péricarde
au cœur.* — Un marbrier, nommé Albert, âgé de
vingt-quatre ans, tomba, à l'âge de quinze ans, d'un
troisième étage, sur le côté droit de la poitrine. Des
saignées générales et locales remédièrent aux pre-

miers accidents; mais sa santé, qui jusqu'alors avait été assez bonne, commença à éprouver quelques dérangements, et des symptômes d'affection catarrhale ne tardèrent pas à se déclarer, ainsi que des vomissements et des crachements de sang à diverses reprises. Après deux ans de service militaire, cette affection ayant augmenté d'intensité, Albert fut réformé. Il ne put nous dire s'il avait éprouvé dès lors des palpitations.

Au mois de janvier 1814, les membres inférieurs furent affectés d'un œdème qui se dissipa entièrement dans le mois de juin.

Le 1er janvier 1815, le crachement de sang, qui était devenu plus rare, se manifesta de nouveau, compliqué d'un *point de côté*. Ces symptômes cédèrent aux saignées. A cette époque, le malade fut envoyé à l'hôpital Cochin par M. le docteur Devilliers; nous observâmes les symptômes suivants :

La face était pâle; les battements du cœur étaient très forts et très violents, de grandes pulsations se faisaient sentir à la partie supérieure du sternum et à la région de la clavicule gauche, directement au-dessous de ces deux os: la tête en était fortement ébranlée; le pouls était régulier, mais un peu vibrant.

Le 3 février, les battements étaient devenus énormes, et soulevaient fortement la peau: en plongeant le doigt entre les deux sterno-mastoïdiens, à leur partie inférieure, on éprouvait la sensation d'une tumeur volumineuse avec frémissement et bruissement bien sensibles. En approchant l'oreille, on entendait un bruit considérable sous le sternum. Les battements du cœur étaient si violents qu'on les entendait facilement pour peu qu'on s'approchât du malade; ils étaient isochrones à ceux de la tumeur qu'on croyait sentir. La région du cœur ne donnait pas un son très clair à la percussion.

Le sommeil était léger et très court, sans être cependant interrompu par des réveils en sursaut.

Tel fut l'état de ce malade jusqu'au 8 février, époque à laquelle les élèves qui suivaient la visite nous proposèrent d'essayer la méthode de Valsalva. Nous y consentîmes, en les prévenant de la difficulté de la mettre en usage, surtout dans un hôpital.

Nous prescrivîmes deux saignées du bras, à trois jours d'intervalle, et nous réduisîmes le malade à un potage par jour pour toute nourriture. Cependant le dévoiement survint huit jours après, avec accès fébrile le soir.

Le 18, des symptômes d'adynamie se manifestèrent; le malade restait couché en supination; les lèvres et la langue étaient couvertes d'un enduit noirâtre et sèches; les yeux restaient immobiles et grandement ouverts; la respiration était lente, avec élévation considérable du thorax; le pouls régulier, sans fréquence, avait perdu le caractère de vibrance qui nous avait frappés dans les commencements; les battements du cœur, toujours forts, se faisaient sentir dans une grande étendue du thorax; le malade ne pouvait plus parler ni entendre: l'infiltration faisait des progrès.

Le 9, la respiration était lente et bouillonnante, la bouche était abreuvée d'une écume que le malade ne pouvait plus cracher. La tête se renversa en arrière, les yeux devinrent vitreux et immobiles; on ne sentait plus le pouls, et cependant les battements du cœur conservèrent leur force et leur étendue, jusqu'à la mort, qui eut lieu le même jour, à neuf heures du soir.

Autopsie cadavérique. — Le cadavre était légèrement mais généralement infiltré. La percussion donnait un son mat du côté droit, et obscur à gauche.

La plèvre costale et pulmonaire du côté droit était tapissée, dans toute son étendue, d'une fausse membrane albumineuse; le poumon correspondant était hépatisé dans sa partie inférieure; les trois quarts supérieurs offraient des traces d'un engorgement inflammatoire beaucoup moins prononcé; le tissu déchiré laissa écouler une grande quantité d'un liquide séreux et écumeux. Le sommet contenait quelques tubercules ramollis et même des cavités tuberculeuses. — Le poumon gauche offrait une adhérence avec la plèvre costale; mais cette adhérence était celluleuse et paraissait ancienne, tandis que la fausse membrane du côté droit paraissait toute récente : on observait aussi vers le sommet du poumon gauche des tubercules suppurés.

Le péricarde était complètement et intimement adhérent au cœur, à la surface antérieure duquel on ne pouvait séparer les deux portions de cette membrane que par une dissection soignée, tandis que, postérieurement, le doigt, sans le scalpel, détruisait assez facilement l'adhérence. Le cœur, vu dans son ensemble, ne présentait rien d'extraordinaire : l'oreillette droite était très dilatée, mais sans altération sensible de son tissu ; les parois du ventricule droit étaient légèrement amincies sans dilatation de sa cavité. Le côté gauche du cœur n'offrait rien de remarquable. Les valvules sygmoïdes de l'aorte étaient plus amples que dans l'état naturel; leur tissu, sans présenter une lésion bien notable, était plus dense qu'il ne l'est ordinairement, et semblait présenter les rudiments d'une dégénérescence cartilagineuse. L'orifice aortique était évidemment agrandi, mais l'aorte n'offrait aucune dilatation. Les tuniques externe et fibreuse étaient parfaitement saines; mais l'interne offrait çà et là, jusqu'à la courbure de la crosse, de très nombreuses taches jaunâtres qui, au-dessous de cette crosse, formaient une espèce de bande longitudinale le long de la partie postérieure de l'artère. C'était particulièrement à l'origine des carotides que ces taches étaient plus marquées, et qu'elles offraient une épaisseur notable. On pouvait facilement enlever partout la membrane interne : elle ne semblait ni plus fragile ni plus facile à déchirer dans les endroits tachetés que dans ceux qui ne l'étaient pas. Les autres viscères étaient dans l'état naturel.

Revenons un instant sur les lésions anatomiques que nous avons rencontrées chez nos précédents malades. Elles consistent principalement dans l'épaississement des parois artérielles, dans des points ou des plaques jaunâtres, cartilagineuses, osseuses et calcaires, avec ou sans rougeur plus ou moins prononcée. En général, les plaques indiquées sont situées au-dessous de la membrane interne, en sorte que nous ne pouvons nous empêcher d'admettre que l'inflammation détermine une sécrétion morbide à la face adhérente de cette membrane, ou dans le tissu cellulaire qui l'unit à la moyenne, de la même manière qu'une inflammation de l'arachnoïde produit une exsudation analogue entre elle et la pie-mère, ou dans le réseau même de celle-ci. Dans l'aorte, c'est cette exsudation jaunâtre qui, par une suite de métamorphoses, se transforme en lames fibreuses, fibro-cartilagineuses, cartilagineuses et calcaires, comme la partie plastique d'un épanchement pleurétique se convertit successivement en fausse membrane celluleuse, fibreuse, fibro-cartilagineuse, et enfin osseuse. Ces rapprochements sont bien propres à convaincre les personnes qui conserveraient quelque doute sur le caractère inflammatoire que nous reconnaissons aux lésions de l'aorte que nous venons de décrire. Nous n'avons point encore fait mention d'ulcérations de l'aorte, circonstance si favorable à l'opinion que nous avons proposée. Les observations XXXVII° et XXXVIII° , dont nous allons donner un extrait, nous offriront des exemples remarquables de ce genre de lésion, généralement regardé comme un signe indubitable de phlegmasie.

Un homme, nommé Hivet, mourut d'un anévrisme de l'aorte. — Les parois de cette artère étaient épaissies : la membrane celluleuse était rouge et injectée ; la membrane interne était, pour ainsi dire, criblée d'ulcérations, décolée en plusieurs points ; on trouvait au-dessous d'elle une matière pultacée, grumeleuse, athéromateuse , jaunâtre. Cette membrane se séparait facilement des autres , et se déchirait au moindre effort. Plusieurs ulcérations très profondes , affectant la membrane moyenne elle-même , avaient une couleur noirâtre. La membrane interne était généralement rugueuse et inégale , et parsemée de lames cartilagineuses ou calcaires, dont quelques unes, après avoir déchiré la membrane , baignaient à nu au milieu du sang, etc.

Un autre homme, nommé Pinçon, âgé de trente-cinq ans , était mort de la même maladie que le précédent. — Les parois aortiques étaient épaissies ; la membrane interne était d'un rouge très prononcé , et parsemée d'un grand nombre d'ulcérations , ainsi que d'une infinité de lames calcaires ou cartilagineuses , analogues à celles décrites plus haut.

Les ulcérations qui viennent d'être décrites sont comme les rudiments de l'anévrisme de Scarpa , et d'une affection plus immédiatement mortelle , nous voulons dire la perforation des parois de l'aorte, sans formation d'un sac anévrismal. Nous allons rapporter un exemple récent de cette perforation , observé par M. le docteur Ferrus.

XXXe. OBSERVATION. — *Ossifications de l'aorte ; perforation ulcéreuse des parois de cette artère , à son origine , avec épanchement de sang dans la cavité du péricarde , suivi d'une mort presque subite.* — Une femme, nommée Lauret, avait été tourmentée par de longs et profonds chagrins. Depuis cinq mois elle se plaignait de souffrances continuelles, d'oppression et de dévoiement, lorsqu'elle fut admise à la Salpêtrière. Le séjour dans un hospice lui paraissait déshonorant, et cette idée redoublait les douloureux regrets de l'état dans lequel elle se trouvait autrefois : néanmoins elle se levait, se promenait, et mangeait avec assez d'appétit. Tous les soirs elle montait, non sans beaucoup de peine, à son dortoir, situé au quatrième étage. Elle se couchait à quatre heures et demie, dormait peu, se plaignait beaucoup, et était obligée d'aller plusieurs fois à la selle pendant la nuit, ce qui incommodait ses voisines. Celles-ci demandèrent qu'on la transportât à l'infirmerie, mais elle s'y refusa.

Le 20 octobre 1823, elle reçut la visite d'un neveu qu'elle n'avait pas vu depuis sept ans ; elle fut fort affligée de ce que son parent la vît dans un hôpital. Le lendemain, son émotion fut beaucoup plus vive en recevant la visite d'une cousine qui s'était éloignée d'elle depuis vingt-deux ans ; elle tomba même dans un évanouissement d'où elle ne revint que difficilement. On la transporta dans son lit ; M. Belhomme, appelé auprès d'elle, la trouva couchée sur le côté, le visage pâle, couvert de sueur ; elle respirait avec effort, et son cœur battait à peine. (Aspersions de vinaigre, frictions sur les membres.) Elle fut promptement soulagée. M. Belhomme, après avoir prescrit une potion calmante, la fit passer à l'infirmerie : comme on l'y transportait, à quatre heures et demie, voilà qu'elle est prise, dans l'escalier, d'oppression, de suffocation, de râle, suivis d'une mort soudaine.

Après l'avoir placée dans un lit, on fit venir de nouveau l'interne que nous avons déjà nommé : il la trouva sans pouls, le visage décoloré, et les extrémités froides.... en un mot, dans l'état d'une personne qui vient de rendre le dernier soupir.

L'autopsie cadavérique en fut faite par M. Ferrus lui-même, médecin de l'hospice. — Le cerveau et le cervelet n'offrirent aucune altération. — Les poumons étaient sains. Le péricarde avait une ampleur insolite, sans augmentation de l'épaisseur de ses parois ; son plus grand développement était à gauche et en bas, où il touchait à la plèvre costale, en refoulant en haut le poumon gauche, dont la base se trouvait éloignée de sept à huit centimètres du diaphragrame. Une incision faite à sa partie antérieure donne issue à quatre ou cinq décilitres de sérosité un peu trouble. Un caillot, épais de plusieurs millimètres, du poids d'environ dix-huit onces et demie (573 grammes), forme au cœur une enveloppe complète. Cet organe, d'un volume ordinaire, est pâle, décoloré, environné de peu de graisse. L'aorte, à sa sortie du ventricule gauche, dans l'endroit où ses parois sont fortifiées par le feuillet que leur fournit le péricarde, présente un trou rond de trois millimètres environ de diamètre, communiquant dans la cavité du péricarde, et recouvert par le caillot indiqué plus haut ; tout autour, les parois artérielles sont amincies et parsemées de petits points rouges, jusqu'à la crosse aortique ; les parties voisines sont infiltrées. Au-dessus de la perforation, l'aorte est rétrécie, en partie ossifiée ; d'autres ossifications existent à l'origine du tronc brachio-céphalique, de la sous-clavière gauche et de la carotide du même côté. — Le foie, très volumineux, remplit l'hypochondre gauche; son bord tranchant est recouvert par le colon transverse, sa surface parsemée de veines très ténues, mais variqueuses, sa couleur d'un rouge plus foncé qu'à l'ordinaire : à sa surface concave adhère fortement la rate, aussi très volumineuse et présentant les mêmes altérations. — L'estomac, ample, pâle à l'extérieur, offre à sa surface interne une couleur rosée assez forte, qui suit les intervalles des veines et ne disparaît pas par le raclement. Les intestins sont distendus par des gaz : leurs surfaces externes et internes sont pâles ; aucune autre particularité ne s'y fait remarquer. (Observat. publiée par M. Ferrus dans le tome III des *Archiv. génér. de médec.*, chap. de décemb. 1823, p. 568.)

Il n'est pas douteux que l'impression morale vive dont fut agitée cette femme, à la visite de sa cousine, devint la cause déterminante de la rupture de l'aorte ulcérée, et que l'épanchement sanguin dans le péricarde, dont cette perforation fut la source, donna lieu à la syncope qui se manifesta. Cependant, circonstance bien remarquable ! la malade ne succombe point immédiatement à cet accident terrible; elle revient à elle-même, au contraire, et n'expire qu'une heure après, au moment où on la transférait à l'infirmerie, c'est-à-dire lorsque les mouvements et les secousses qui furent l'effet inévitable de ce transport eurent détaché le caillot salutaire qui avait sans doute momentanément bouché le trou de l'artère, et opposé une digue, à la vérité bien fragile, à l'hémorrhagie : nouvelle preuve de la nécessité d'une immobilité parfaite dans les cas d'écoulement sanguin dont une cause semblable a suspendu le cours ; mais, dans celui dont il s'agit ici, le repos le plus absolu n'aurait pu retarder que de quelques heures, peut-être, une mort inévitable.

Cette observation, très intéressante, nous offre une lésion morbide dont les fastes de la médecine ne contiennent que peu d'exemples. Il est rare, en effet, de voir des ulcérations perforatives de l'aorte s'ouvrir dans le péricarde ; cependant on trouve quelques faits de ce genre dans les observateurs, et notamment dans les ouvrages de Walter, Morgagni(1), Scarpa (2), etc.

De même qu'un ulcère de la membrane interne de l'aorte peut se propager aux membranes moyenne et externe, les détruire dans toute leur épaisseur, et se transformer ainsi en une véritable perforation ; de même un ulcère qui a commencé par la membrane interne du cœur peut ronger successivement les couches musculaires et la membrane séreuse de cet organe, pour se faire jour dans la cavité du péricarde, et déterminer une perforation suivie d'un épanchement sanguin promptement mortel.

Notre troisième observation est un exemple d'ul-

(1) *De sedib. et causis morbor.*, epist. 26.
(2) *Traité de l'anévrisme.*

cérations, pour ainsi dire, à l'état naissant de la membrane interne du cœur. Nous n'avons pas eu l'occasion d'en observer de plus profondes. Plusieurs anciens observateurs, tels que Benivenius, du Laurens, Lazare Rivière, paraissent avoir observé des ulcères de la face interne du cœur dans des cas d'inflammation partielle de cet organe. Corvisart n'en cite aucun exemple qui lui soit propre; M. Laennec en a recueilli un seul: l'ulcère était situé à la face interne du ventricule gauche, et avait un pouce de longueur sur un demi de large, et une profondeur de plus de quatre lignes au centre; il détermina une rupture du ventricule, laquelle parut s'être opérée deux jours avant la mort.

La rupture du cœur, accident terrible, heureusement très rare, est presque constamment la suite de l'ulcération perforative des parois du cœur. Morand en a réuni quelques exemples dans les *Mémoires de l'académie des sciences*, pour l'an 1732; la lettre LXIVe du traité *De sedibus et causis morborum* en contient un; l'ouvrage de Corvisart en offre un autre qui a été observé par M. Ferrus.

Le ramollissement de la substance musculaire du cœur est une circonstance favorable à la déchirure de ses parois. Quant aux ruptures du cœur, sans altération préalable de sa substance, elles doivent être peu communes; Haller, Morgagni et quelques autres en citent cependant des observations: des violences extérieures, des efforts considérables, des emportements de colère, peuvent en être les causes déterminantes. Nous avons vu une rupture de l'oreillette droite, chez un homme qui s'était jeté par une croisée, pendant les angoisses d'une dyspnée des plus horribles. M. Grateloup, médecin à Bordeaux, en a récemment envoyé un exemple au bureau des *Archives générales de médecine*. Ce médecin fut appelé, le 15 novembre 1821, auprès d'un curé qui venait de perdre connaissance. Le malade n'existait déjà plus quand M. Grateloup arriva : son cadavre était celui d'un homme pléthorique et fortement constitué. Tout l'extérieur du corps était froid; il y avait dans le péricarde un épanchement considérable de sérosité rouge, mêlée de gros caillots de sang. Le cœur était volumineux, mais prodigieusement gras; l'oreillette droite offrait une déchirure d'environ un pouce de longueur.

Le sujet de cette observation, ayant soupé comme à son ordinaire, avait éprouvé, au moment de se coucher, un refroidissement considérable des mains et des pieds. A peine fut-il dans son lit, qu'il fut pris de nausées et de vomissements : il appelle son domestique, perd la parole, tombe sans connaissance dans les bras de celui-ci accouru à sa voix, pâlit, devient froid et expire. L'observation semble avoir constaté que l'amas d'une grande quantité de graisse autour du cœur est une circonstance favorable à sa rupture. Il est présumable que, dans le cas présent, le brusque reflux du sang dans l'oreillette, pendant les efforts de vomissement, aura été la cause déterminante de sa déchirure.

M. Rullier a présenté à l'académie royale de médecine, dans sa séance du 6 avril 1824, un cœur qui
offrait à la surface interne de ses cavités plusieurs
tumeurs irrégulières qui paraissaient être des concrétions fibrineuses dont la formation avait eu lieu
long-temps avant la mort; les parois de ce cœur offraient en outre deux perforations. Dans la séance
suivante de la même académie, M. Andral fils lut une
observation de rupture du cœur et de perforation de
l'estomac. La mort avait eu lieu subitement, à la suite
d'émotions morales vives. La paroi postérieure du
ventricule gauche présentait cinq perforations oblon-
gues, dirigées suivant son axe longitudinal : des dé-
bris de fibres charnues, irrégulièrement déchirées,
flottaient au pourtour des perforations. Le tissu du
cœur n'avait subi aucun ramollissement.

Corvisart a le premier recueilli des cas d'une
autre espèce de rupture du cœur, qu'il désigne sous
le nom de *rupture partielle* : c'est celle des colonnes
charnues et des tendons valvulaires. Dans les trois
observations consignées dans son ouvrage, la rupture paraît avoir été due à des efforts violents.
M. Laennec a rapporté, dans son *Traité sur l'auscultation médiate*, un fait semblable qu'il a observé :
l'accident consistait en une déchirure des tendons
valvulaires qui semblait avoir eu lieu par suite de
l'ulcération de ces cordes ligamenteuses. Les symptómes qui ont signalé ce genre de rupture ont
été, chez les malades observés par Corvisart, un
étouffement subit et très intense, et par suite tous

les phénomènes généraux des maladies du cœur.

Nous ajouterons aux observations de Corvisart et de M. Laennec la suivante qui nous est propre, et dans laquelle la rupture d'un pilier charnu du ventricule droit s'est probablement opérée par l'effet de violentes quintes de toux. Cet accident d'ailleurs ne fut annoncé par aucun symptôme particulier qui pût nous le faire, je ne dirai pas reconnaître, mais même soupçonner.

XXXI⁀ OBSERVATION. — *Rupture d'une colonne musculaire du ventricule droit, chez une phthisique.* —Une jeune fille de vingt-deux ans, nommée Sophie, était parvenue au troisième degré de la phthisie pulmonaire lorsqu'elle entra à l'hôpital Cochin, le 30 juillet 1822. Elle avait des quintes de toux très violentes et une fièvre très vive, avec un pouls tellement précipité que l'on pouvait à peine en compter les battemens... Elle mourut dix-huit jours après son entrée. —*Autopsie cadavérique,* vingt-sept heures après la mort. Les deux poumons étaient entièrement désorganisés, et convertis en substance tuberculeuse... Le péricarde contenait de la sérosité. Le cœur était assez ferme, un peu moins gros que le poing du sujet, et assez pourvu de graisse ; le ventricule droit contenait un petit caillot blanchâtre rempli d'une matière liquide comme purulente et blanche : cette sorte de végétation globuleuse adhérait aux tendons d'une colonne charnue qui était *rompue* et flottante au milieu de la cavité ventriculaire.

Il nous semble que les perforations et les ruptures

du cœur et de l'aorte présentent, sous le rapport du mécanisme de leur production, la plus grande analogie avec les ruptures et perforations dites spontanées de l'estomac, de l'œsophage, des intestins, de la vessie, et de l'utérus ; et nous pourrions développer ce rapprochement, si une telle discussion, déplacée ici, ne nous entraînait trop loin de notre objet principal.

Nous pourrions aussi ajouter un grand nombre d'autres observations à celles que nous venons de rapporter relativement à la phlegmasie chronique de la membrane interne de l'aorte; mais nous croyons devoir nous borner aux précédentes, d'autant mieux que nous en verrons de nouvelles en traitant des dilatations et des anévrismes de la même artère, et dans plusieurs autres parties de cet ouvrage : car les maladies de cette artère sont tellement communes qu'elles se rencontrent dans presque toutes celles qui affectent le cœur.

Lorsque les indurations cartilagineuses, calcaires, ou osseuses, affectent les valvules de l'aorte, du cœur ou de l'artère pulmonaire, il en résulte un rétrécissement des orifices correspondants dont les effets sont tellement graves, et dont les signes sont si bien tranchés, que nous avons cru devoir lui consacrer un chapitre particulier, ainsi qu'à la dilatation et à l'anévrisme de l'aorte : c'est pourquoi nous ferons abstraction de ces importantes suites de la phlegmasie de la membrane interne du cœur et des gros vaisseaux, dans l'histoire générale que nous allons tracer de cette maladie.

ARTICLE II.

HISTOIRE GÉNÉRALE DE L'INFLAMMATION DE L'AORTE ET DE LA MEMBRANE
INTERNE DU CŒUR.

1° Signes, symptômes et caractères de cette maladie.

Les signes de cette inflammation sont anatomiques ou physiologiques, c'est-à-dire qu'ils se tirent de l'altération anatomique des parties enflammées et de l'altération ou des modifications que celles-ci ont éprouvées dans leurs fonctions propres. Les signes anatomiques ne peuvent être reconnus qu'après la mort, tandis que les signes physiologiques, comme il est inutile de le dire, ne peuvent exister que pendant la vie.

§ Ier. *Signes anatomiques.*

Les signes ou caractères anatomiques de la maladie qui nous occupe consistent dans la rougeur des parties, l'épanchement purulent et plastique, l'épaississement, l'ulcération des tissus, leur gangrène; dans les incrustations cartilagineuses, calcaires, ossiformes, qui se forment, soit à la surface, soit dans l'épaisseur même des membranes enflammées; enfin dans la perte de cohésion et dans l'espèce de fragilité que l'on remarque dans les mêmes parties.

A. La rougeur de la membrane interne de l'aorte et du cœur offre un grand nombre de nuances. Elle est tantôt d'un rouge écarlate, tantôt d'un rouge ponceau, d'autres fois d'un rouge violet, d'autres fois encore d'un rouge tellement foncé qu'il est, pour ainsi dire, noir; quelquefois enfin elle se réduit, par une sorte de dégradation, à une teinte jaunâtre. En général, la rougeur est beaucoup plus foncée dans les cavités droites que dans les cavités gauches, et ce n'est guère que dans l'aorte qu'on observe la teinte écarlate. La rougeur est aussi ordinairement plus marquée sur les valvules que partout ailleurs, elle paraît affecter exclusivement la membrane interne; car si l'on détache celle-ci, on trouve la membrane fibrineuse de la même couleur que dans l'état naturel. Nous n'avons jamais pu rencontrer de traces d'injection vasculaire à laquelle cette rougeur aurait été due; cependant M. Hodgson assure que, dans les cas d'inflammation aiguë qu'il a examinés, la membrane moyenne offrait toujours un degré de vascularité contre nature. On ne peut mieux comparer cette rougeur uniforme qu'à une sorte de *teinture*. Elle est générale ou circonscrite : nous l'avons vue tracer dans l'aorte de longues bandes séparées entre elles par des intervalles où la membrane était tout-à-fait blanche; elle peut occuper à la fois l'aorte et ses divisions, le cœur, l'artère pulmonaire et ses ramifications, les veines cave et pulmonaire, ou bien ne siéger que sur une ou quelques unes de ces parties. Nous avons soumis à la macération dans l'eau quelques uns des vaisseaux ainsi colorés, et la rougeur a complètement disparu. Cette rougeur ne paraît pas accompagnée de l'épaississement de la membrane. Nous l'avons considérée comme le résultat d'une inflammation, quelle que fût sa nuance. M. Laennec pense que la teinte écarlate peut indiquer une inflammation ; mais il compare la coloration violette à celle que l'on observe sur les joues, sur les membranes muqueuses des individus atteints d'obstacle à la circulation, et même, jusqu'à un certain point, à la *lividité cadavérique*. Si quelque nuance de rougeur peut en effet être regardée comme non inflammatoire, c'est sans contredit celle dont il s'agit. De nouveaux faits sont nécessaires pour qu'on puisse prononcer d'une manière positive sur son véritable caractère. Constamment, comme nous l'avons déjà dit, la rougeur est plus foncée dans les cavités droites et l'artère pulmonaire que dans les cavités gauches et l'aorte. Cette différence de ton nous paraît pouvoir s'expliquer, du moins en partie, par celle qui existe dans la couleur et la nature du sang qui coule dans les unes et les autres de ces cavités : on sait en effet que le sang qui parcourt les premières, le sang *droit*, si l'on peut ainsi dire, est plus brun, plus foncé que le sang *gauche*. Enfin cette teinte violette, brune et même noirâtre n'est point une raison décisive pour faire rejeter l'idée d'une inflammation, car plusieurs phlegmasies de la peau et des membranes muqueuses, et entre autres celles qui manifestent une tendance gangréneuse, sont accompagnées d'une rougeur livide, violacée, brune ou noirâtre.

B. L'inflammation de la membrane interne du cœur et de l'aorte, comme toute inflammation en général, donne quelquefois lieu à l'épanchement d'une matière organisable, concrescible ou coagulable·

Quelques unes de nos observations, et notamment les deux premières, en sont des exemples remarquables. Si l'on ne trouve pas plus souvent de semblables effusions plastiques à la surface de la membrane enflammée, c'est que la matière sécrétée est entraînée et comme en dissolution dans l'onde sanguine avec laquelle elle se trouve en contact. Que si les parois artérielles n'étaient pas ainsi écartées les unes des autres par une colonne de sang, mais immédiatement appliquées l'une contre l'autre, l'exsudation concrescible dont il s'agit serait suivie de leur adhésion réciproque. C'est en effet, comme tout le monde le sait aujourd'hui, ce qui arrive quand on applique une ligature autour d'une artère. Ainsi donc si l'inflammation adhésive n'a presque jamais lieu dans l'aorte, il faut en chercher la raison dans les circonstances où se trouvent placées les parois artérielles. Au reste, il n'est pas rare de rencontrer des artères moins volumineuses oblitérées par l'effet d'une phlogose adhésive de leur membrane interne; c'est même cette disposition à l'adhérence qui prévient les hémorrhagies dans les grandes désorganisations de plusieurs organes parcourus par de gros vaisseaux, et spécialement dans la dégénérescence tuberculeuse des poumons. Nous avons fréquemment rencontré, autour des parois des excavations tuberculeuses et dans les espèces de brides ou de colonnes qui les traversent, des branches artérielles oblitérées par le mécanisme que nous venons d'indiquer. Nous verrons plus loin que la lymphe organisable, sécrétée par la membrane interne de l'aorte et du cœur, paraît être le moyen par lequel se produisent les granulations et végétations valvulaires. Ce n'est pas d'ailleurs la face interne seulement de cette membrane qui paraît propre à sécréter les matériaux et, pour ainsi dire, les rudiments d'un tissu accidentel ou de nouvelle formation; sa face externe paraît être le siége d'une semblable exhalation; et c'est ainsi que l'on peut expliquer la formation des plaques cartilagineuses ou osseuses que l'on rencontre si souvent au-dessous de cette membrane, à moins que l'on n'aime mieux admettre que ces productions accidentelles prennent naissance au milieu de la matière sécrétée par la tunique fibrineuse et le tissu cellulaire qui l'unit à l'interne frappés d'inflammation.

C. Quoi qu'il en soit, les points jaunâtres, les lames cartilagineuses, les incrustations calcaires et plâtreuses de l'aorte, nous semblent n'être autre chose qu'une suite de métamorphoses par lesquelles passe successivement la matière sécrétée par l'effet de l'inflammation. L'étendue, la forme et l'épaisseur de ces productions accidentelles sont infiniment variées: quelquefois elles ne forment que de petits points jaunes ou blanchâtres qui rendent inégale et rugueuse la surface interne de l'artère ; d'autres fois l'on trouve cette même surface plaquée en quelque sorte de lames fibreuses, fibro-cartilagineuses beaucoup plus étendues, et qui se convertissent ensuite en incrustations osseuses ou calcaires. Celles-ci ont souvent la plus parfaite ressemblance avec des coquilles d'œuf, et n'en diffèrent dans certains cas que par leur épaisseur plus ou moins considérable. Ces plaques calcaires sont le plus souvent situées au-dessous de la membrane interne, mais elles siégent quelquefois dans le tissu même de cette membrane ou dans celui de la membrane moyenne, et il n'est pas rare de rencontrer une portion plus ou moins considérable d'une artère dont les parois tout entières sont transformées en phosphate calcaire, et forment un tube inflexible et inorganique. On verra, dans quelques unes des observations suivantes, des altérations de ce genre. Il arrive aussi que les écailles calcaires soulèvent la membrane interne, la déchirent en quelque sorte et se montrent à nu dans l'intérieur même de l'artère. Peut-être des portions de ces incrustations finissent-elles par se détacher, par former ces espèces de *pierres* que les anciens auteurs disent avoir rencontrées dans le cœur et dans l'aorte. Nous avons généralement remarqué qu'une injection considérable de la membrane celluleuse des artères, et de l'aorte en particulier, accompagnait les incrustations dont il s'agit. Cette dégénérescence n'occupe quelquefois qu'une portion de l'aorte, souvent elle règne dans toute son étendue, et les faits que nous avons rapportés, ainsi que d'autres que nous citerons plus loin, démontrent qu'il n'est pas rare de la rencontrer dans presque toute l'étendue du système artériel ; elle est surtout très commune dans les artères de la base du crâne et dans leurs ramifications, et favorise très certainement la formation de plusieurs hémorrhagies cérébrales. On l'observe plus fréquemment dans les artères des membres pelviens que dans celles des membres thoraciques.

Nous avons connaissance d'un cas où des ossifications de l'aorte formaient des masses tellement épaisses dans tout le contour d'une portion de cette artère qu'elle en était presque entièrement oblitérée. Une dégénérescence analogue rétrécit très souvent l'embouchure des artères qui naissent immédiatement de l'aorte.

Le nom d'*ossifications*, que l'on donne aux incrustations calcaires que nous venons de décrire, est assez impropre. Le mécanisme de leur formation n'est guère semblable à celui de l'ossification normale ou de l'ostéogénie. On ne leur distingue point une structure fibreuse, et elles se produisent par une sorte de *cristallisation* du phosphate calcaire contenu dans la matière sécrétée au milieu de laquelle elles se développent. Quelques auteurs ont comparé la membrane qui sécrète cette matière au périoste, et cette comparaison n'est peut-être pas aussi inexacte qu'on pourrait le penser ; d'autres ont regardé ces concrétions calcaires, non comme des affections morbides, mais comme une conséquence du progrès de l'âge, et ils appuient leur opinion sur ce que leur existence est très commune chez les vieillards : mais, outre que cette altération se rencontre très souvent dans les artères de sujets encore jeunes, et même dans celles des enfants (ce qui est néanmoins assez rare), il resterait toujours à indiquer par quel mécanisme ces plaques calcaires se produisent sous l'influence des progrès de l'âge. L'analogie, le raisonnement, et l'expérience directe sur les animaux vivants, concourent à prouver qu'elles sont une des terminaisons de l'inflammation. Cette vérité a été développée avec beaucoup de sagacité dans un mémoire que M. le docteur Rayer a publié dans le premier volume des *Archives générales de médecine*.

D'après l'analyse chimique qui en a été faite par M. Brande, cent parties de ces concrétions renferment 65,5 de phosphate de chaux, et 34,5 de matière animale.

Ces concrétions se développent quelquefois avec une grande rapidité et d'une manière en quelque sorte aiguë; mais dans les cas les plus ordinaires elles affectént une marche lente, et sont véritablement le produit d'une phlegmasie chronique.

Au lieu des taches blanchâtres ou jaunes plus ou moins saillantes à l'intérieur du tube aortique, et des incrustations dont nous venons de parler, on rencontre quelquefois des masses pustuleuses et comme tuberculeuses: et c'est souvent par ce genre d'altération que commencent les ulcérations dont nous parlerons plus bas.

D. Les productions accidentelles dont nous venons d'étudier les principaux caractères anatomiques sont presque constamment accompagnées d'un épaississement et d'un endurcissement général de toutes les membranes artérielles. Si l'on incise les parois épaissies, *hypertrophiées*, elles crient sous l'instrument et lui opposent une résistance considérable ; en même temps le tissu artériel se trouve dépourvu de son élasticité, est devenu *friable*, *fragile* et comme *cassant:* nouvelle preuve anatomique de l'existence d'une inflammation. L'épaississement des parois se fait rarement aux dépens du calibre de l'aorte, mais est presque toujours réuni à une dilatation plus ou moins considérable. C'est sans doute en raison de la perte d'élasticité que l'aorte a éprouvée que le plus souvent, dans les cas dont nous nous entretenons, on la trouve remplie d'une plus ou moins grande quantité de sang. Nous venons de voir cependant que le dépôt du sel calcaire pouvait quelquefois former des masses assez considérables pour combler en quelque sorte le canal artériel et l'effacer plus ou moins complètement.

E. Il n'est pas rare de rencontrer les parois de l'aorte ulcérées. Ces ulcérations varient beaucoup en étendue et en profondeur. Elles sont quelquefois très petites, superficielles, et n'intéressent que la membrane interne ; d'autres fois elles ont une largeur plus considérable, des bords épais et inégaux, et une profondeur telle que la membrane elle-même est entièrement détruite dans le point qu'elles occupent : alors leur fond est formé par la membrane celluleuse seule, comme celui de certaines ulcérations intestinales ; et de même que ces dernières se convertissent parfois en perforations complètes, de même les premières peuvent éprouver une semblable terminaison ; l'observation XXXe en est un exemple. La perforation s'achève ordinairement à l'occasion d'un mouvement violent de la circulation, par la rupture, et non par l'ulcération de la membrane celluleuse ou séreuse. Et remarquez que la perforation de l'aorte avec épanchement de sang très abondant et subit arrive précisément à l'endroit où ce vaisseau se trouve embrassé par un feuillet réfléchi du péricarde, ou dans quelque autre point où le tissu cellulaire environnant, très serré, ne peut pas se prêter à la formation d'un sac anévrismal : de là les épanchements sanguins dans le péricarde, les bronches, etc. Les ulcérations de l'aorte ont quelquefois un aspect sale, sanieux ou même noirâtre. Nous avons trouvé quelquefois un peu de sang infiltré à leur circonférence; d'autres fois nous avons rencontré la membrane interne épaissie, décollée dans une assez grande étendue, et, sous ses lambeaux presque flottants, des amas d'une matière molle, pultacée, analogue à celle qui forme les *mélicéris* et les *athéromes* : c'est pourquoi Scarpa a donné à cette matière le nom d'altération athéromateuse. Nous verrons bientôt l'influence des ulcères de l'aorte sur la formation de l'anévrisme faux des auteurs. Nous avons déjà dit que nous n'avions jamais observé d'ulcérations profondes et larges dans l'intérieur des cavités du cœur. Nous avons seulement rencontré des ulcères superficiels et très étroits sur la membrane valvulaire et auriculaire. Nous avons rapporté quelques observations de rupture des parois du cœur, recueillies par d'autres auteurs. Nous ne parlons point de la gangrène de l'aorte, parceque nous ne l'avons jamais observée (1).

(1) Nous parlerons ailleurs de celle du cœur.

Les diverses altérations que nous venons de décrire peuvent exister isolées, ou combinées de diverses manières les unes avec les autres. On a peine à concevoir au premier abord comment des lésions si variées peuvent être l'effet d'une seule et même maladie. Cependant, en y réfléchissant plus attentivement, on verra qu'il en est ainsi. Pour cela, il faut considérer l'inflammation sous un point de vue plus étendu qu'on ne le fait ordinairement; il faut suivre ce grand phénomène dans toutes ses périodes, dans toutes ses terminaisons; étudier ses modifications suivant les tissus affectés et selon sa marche aiguë ou chronique. Les premiers signes d'une phlegmasie sont, sous le rapport anatomique, la rougeur, une certaine tuméfaction et une injection vasculaire. Ces signes sont même les seuls qu'on observe si la maladie se termine par résolution. La suppuration survient-elle? alors des phénomènes très différens se manifestent, selon que la matière purulente peut être rejetée au dehors ou qu'elle ne trouve aucune issue. Dans le premier cas, au bout d'un certain temps, l'irritation inflammatoire s'apaise, la suppuration diminue, cesse entièrement, et s'il existe une ulcération, ses bords se rapprochent et une cicatrice ne tarde pas à s'organiser à sa surface. Dans le second cas, au contraire, le pus qui a été sécrété rentre en partie dans le système sanguin, et en partie s'organise en éprouvant une série de changemens qu'il est de la plus haute importance de connaître; changemens qui ne sont point une phlegmasie

à proprement parler, mais des terminaisons, des accidents, des caractères par conséquent de l'inflammation. C'est par cette série de modifications que le pus
pleurétique, par exemple, devient successivement une
sorte de fausse membrane ou de masse *amorphe*, dans
laquelle des rudiments de vaisseaux ne tardent pas à
paraître; un tissu cellulaire organisé; une membrane fibreuse, dense, fibro-cartilagineuse, cartilagineuse, ou même osseuse. Pourquoi ce qui arrive à la
suppuration pleurétique ne se rencontrerait-il pas
dans la suppuration artérielle? Et si les productions
dont nous venons de parcourir rapidement les pha-
ses diverses sont regardées généralement comme des
marques d'une ancienne pleurésie, pourquoi ne
consentirait-on pas à considérer comme des traces
d'inflammation de l'aorte les tissus cartilagineux, fibreux, ossiformes, que nous avons décrits plus haut?
Les considérer sous cet aspect, n'est-ce pas se con-
former à l'observation la plus saine et aux lois de la
plus puissante analogie? Mais, nous aimons à le répéter, ces tissus accidentels ou de nouvelle formation ne constituent point l'essence d'une phlegmasie;
ils n'en sont que des circonstances, que des terminaisons, et, pour ainsi dire, que des accidents; ils ressemblent, sous ce rapport, aux indurations, aux
cicatrices que l'on observe dans certains organes qui
ont été affectés de phlogose, dans le cerveau, par
exemple. Ces cicatrices, ces indurations de la substance cérébrale ne sont point une inflammation ac-
tuelle, mais elles indiquent que le point qu'elles oc-

cupent a été autrefois enflammé. Il ne faut jamais oublier ensuite que la matière de la suppuration, première condition de toute formation de tissu accidentel ; que cette matière, disons-nous, varie d'aspect et de nature, suivant les organes enflammés ; que, partant, il n'est point extraordinaire que les résultats d'une inflammation varient suivant le tissu qu'elle affecte et même suivant quelques autres circonstances. Ainsi, par exemple, le tissu cellulaire et les organes parenchymateux sécrètent du pus proprement dit ; ainsi les membranes séreuses sécrètent une matière coagulable prompte à se transformer en lames celluleuses ou séreuses ; ainsi le périoste fournit une autre matière qui se concrète, se durcit et s'ossifie ; ainsi le tissu artériel, composé essentiellement d'une membrane fibreuse, exhale un liquide qui se durcit, se condense et se convertit en lames cartilagineuses ou en squammes calcaires.

§ II. *Signes physiologiques.*

Il n'est pas aussi facile d'exposer les signes physiologiques de l'aortite que ses signes anatomiques. Parmi les causes qui entravent le diagnostic, il faut ranger la situation même de l'organe malade, situation qui le dérobe, jusqu'à un certain point, à l'exploration des sens, et les complications plus ou moins nombreuses dont l'aortite est accompagnée. Si nous analysons avec sévérité les observations que nous avons données, et si nous considérons plus spécialement les plus simples, telles que les 27^c, 28^c et 29^c, nous voyons que des pulsations beaucoup plus fortes que dans l'état naturel sont le seul symptôme bien manifeste qui ait annoncé la maladie; une douleur et une sensation de chaleur dans la région de l'aorte, l'anxiété et les défaillances, sont des symptômes moins constants, mais qu'il est cependant important de signaler. Nous avons présenté deux observations où les battements de l'aorte étaient d'une violence telle que l'on avait soupçonné un anévrisme de cette artère : l'autopsie cadavérique démontra qu'il n'existait point d'anévrisme, mais seulement une phlegmasie de l'aorte. La position de l'aorte thoracique est telle qu'on ne peut apprécier l'intensité de son *pouls* que vers l'échancrure du sternum; au contraire, en appliquant la main, ou mieux le stéthoscope, sur l'abdomen, on sent les battements de l'aorte ventrale, et c'est par ce genre d'exploration que l'on peut parvenir à la connaissance de la maladie qui nous occupe. Nous examinerons, à l'article de *l'anévrisme vrai* de l'aorte, comment *l'auscultation* peut parvenir à nous faire distinguer la simple irritation de l'aorte de sa dilatation anévrismale.

La pulsation violente de l'aorte, que nous regardons comme le signe principal de l'aortite, est souvent accompagnée d'une pulsation semblable dans toutes les grosses branches de l'arbre artériel. La raison de ce phénomène est très simple : c'est que la phlegmasie de l'aorte coïncide assez fréquemment avec celle des autres artères. Nous avons déjà dit, et nous répétons ici, qu'il arrive que l'aorte seule présente une augmentation d'énergie dans ses battements; et ce que nous observons dans l'aorte peut s'observer, et s'observe effectivement dans tout autre tronc artériel d'un certain volume, car la phlogose des artères peut être générale ou locale.

S'il est bien vrai que l'aortite soit caractérisée par des pulsations plus vives et plus véhémentes que dans l'état sain, loin que ce signe doive nous surprendre, nous verrons au contraire que la physiologie et l'observation auraient suffi pour nous le faire prévoir Les expériences sur les animaux vivants ont prouvé que les artères jouissaient d'une contractilité vitale, d'une irritabilité propre que divers agents excitent d'une manière très sensible : or l'inflammation d'une artère n'est autre chose que l'exagération de ces propriétés, et de cette exaltation doivent résulter nécessairement des pulsations plus vigoureuses que dans l'état naturel. D'un autre côté, l'observation des phénomènes d'une phlegmasie locale, d'un panaris, par exemple, nous apprend que dans ce cas des artères qui auparavant ne faisaient sentir aucun battement en offrent de très prononcés, ce que l'on ne peut expliquer que par l'irritation dont elles sont affectées : or ce qui se passe dans ces artères en petit doit se manifester en grand dans les artères d'un plus gros calibre.

Il est d'ailleurs évident que les symptômes dont nous parlons ne peuvent se développer qu'autant que le tissu artériel n'a point encore subi de désorganisation profonde, et que la phlegmasie suit une marche plus ou moins aiguë; mais lorsque l'inflammation a duré long-temps, qu'elle a converti en substance cartilagineuse ou osseuse les parois artérielles, elle rentre dans la catégorie des phlegmasies latentes, dont le diagnostic est hérissé des plus grandes difficultés. Alors ce n'est plus une activité extraordinaire de l'artère malade qui se remarque : les parois ainsi altérées deviennent plus ou moins inhabiles à remplir leurs fonctions, la circulation aortique languit; et c'est là, suivant beaucoup d'auteurs, l'une des causes les plus fréquentes de la dilatation et de l'hypertrophie du cœur.

Nous n'avons jusqu'ici considéré l'aortite que dans son état de simplicité; quand elle se complique avec les phlegmasies des principaux viscères, avec les fièvres dites *essentielles*, *aiguës* ou *chroniques*, ses symptômes combinés, confondus avec ceux des maladies sur-ajoutées, deviennent très difficiles à saisir ; néanmoins on peut dire qu'il existe presque toujours une irritation plus ou moins considérable de l'aorte, toutes les fois qu'il s'allume une fièvre extrêmement violente. Mais alors ce n'est pas seulement l'aorte, c'est le système vasculaire tout entier, et le cœur lui-même, qui participent à l'irritation ; aussi est-ce dans des cas de ce genre que nous avons constaté une rougeur très prononcée sur la membrane du cœur, de l'aorte, de l'artère pulmonaire et des grosses veines.

Quant à l'inflammation isolée de la membrane du cœur, elle est excessivement rare : l'analogie indique qu'elle doit être caractérisée par l'augmentation de la force et de la fréquence des battements du cœur et du pouls, quand elle n'est pas assez violente pour diminuer, suspendre ou arrêter entièrement l'action de cet organe. L'observation confirme ce que l'analogie fait prévoir. Dans les fièvres proprement dites, qui nous semblent être constamment accompagnées d'une irritation du cœur, la fréquence et la force du pouls sont les deux principaux phénomènes qui frappent nos sens; que si la fièvre prend un caractère grave et détermine une irritation assez profonde du cœur pour que la substance musculeuse de cet organe soit elle-même envahie, le pouls perd de sa force et de sa régularité en augmentant de fréquence, et une mort inattendue termine souvent cette complication toujours redoutable. Mais nous reviendrons sur ce sujet en traitant de l'inflammation de la substance même du cœur.

Des battements violents de l'aorte n'annoncent pas toujours une phlegmasie de ses membranes, ni une dilatation anévrismale; des circonstances purement physiques peuvent produire de tels battements. S'il se trouve, par exemple, autour de l'aorte quelque corps qui puisse transmettre ses pulsations avec plus de force que les parties qui l'environnent habituellement, on observera les mêmes phénomènes que si les battements de ce vaisseau étaient devenus plus énergiques par l'effet d'une phlegmasie. Cette vérité, que l'auscultation a mise hors de toute espèce de contestation, avait déjà été signalée par M. Th. Young, dès l'année 1815 (1); mais il en avait tiré,

(1) *Medical transactions of the coll. of phys.*, of London, vol. V. 1815 n° 15.

du moins à notre avis, des conclusions dont quelques unes ne sont pas bien exactes. Cet auteur
prétend que les pulsations anomales, que l'on peut
facilement prendre pour un anévrisme ou pour un
effet de l'indépendance d'action d'une artère s'expliquent par l'existence de l'épanchement d'un liquide
dans une cavité, lequel épanchement propage et communique plus facilement les mouvements pulsatoires.
C'est pour cette raison que, dans l'ascite, en compri-
mant légèrement l'ombilic, on sent les battements
de l'aorte. C'est pour la même raison que, dans des
cas d'hydrothorax, les battements du cœur se font
sentir dans une grande étendue de la poitrine. Ces
assertions remarquables de M. Young sont de toute
justesse : nous ne les connaissions nullement encore,
lorsqu'une pratique long-temps continuée de l'auscultation nous conduisit à faire les mêmes remarques. Il est certain que l'accumulation d'un liquide
dans la plèvre ou le péritoine produit l'effet indiqué
par M. Young, c'est-à-dire qu'il propage avec plus
de force les battements de l'aorte et du cœur, et surtout le bruit qui accompagne ces battements. Plusieurs phénomènes fournis par l'auscultation s'expliquent admirablement au moyen de cette remarque ;
tels sont la résonnance de la voix et des battements du
cœur dans les points de la poitrine où existe une
accumulation de sérosité, tels sont les battements
que l'on entend en auscultant l'abdomen des femmes
enceintes, etc.

D'autres fois ce n'est pas un liquide, c'est une tumeur abdominale plus ou moins volumineuse qui transmet les pulsations de l'aorte avec une intensité telle qu'elles imitent celles d'une dilatation anévris-male : de là l'ingénieuse expression d'*anévrisme si-mulé*, sous laquelle M. Laennec a désigné cette maladie ou plutôt ce phénomène. Il est peu de médecins qui n'aient eu l'occasion d'observer ces pulsations anomales de l'aorte, que les uns ont appelées *pulsations spontanées*, d'autres, avec Morgagni, *spasmes de l'aorte*. M. Laennec admet, pour les expliquer, que la tumeur que l'on sent au-devant de l'aorte ventrale est formée par des gaz emprisonnés en quelque sorte dans l'une des cellules du colon transverse (1). Il se pourrait aussi qu'une accumulation de matières fécales endurcies produisît le même effet. Combe rapporte le cas d'un malade qui éprouvait dans la région de l'ombilic une pulsation violente et très importune, et qui, après des douleurs de ventre très aiguës, rendait des matières en crottins : il mourut, et à l'ouverture de son corps on trouva un rétrécissement extraordinaire du colon et de l'iléon, dans une portion assez étendue, et l'aorte parfaitement saine.

Les pulsations dont nous venons de dire quelques mots sont beaucoup plus rares que celles qui dépendent d'une irritation plus ou moins considérable de l'aorte. Celles-ci ont été confondues avec les autres par un grand nombre d'auteurs ; il est cependant bien important de savoir les en distinguer, puisque leur

(1) *Auscult. med.*, tom. II, pag. 444.

nature étant tout-à-fait différente, il doit en être de même de leur traitement.

Lorsque les ulcérations dont l'aorte peut être affectée, au lieu de donner naissance à la formation d'un sac anévrismal, se terminent par une véritable perforation, il en résulte une hémorrhagie mortelle, dont l'observation 30e nous a fourni un exemple : il en est de même des perforations du cœur.

2° Les *causes* soit prédisposantes, soit déterminantes de l'inflammation de la membrane interne de l'aorte et de tout le système vasculaire en général sont assez nombreuses. D'après nos observations et celles des autres auteurs, il est incontestable que les violences extérieures, telles que les chutes, les contusions, etc. ; les exercices violents, et toutes les causes capables d'exciter vivement le cours du sang, doivent être rangés au nombre des agents propres à déterminer une phlegmasie de l'aorte. On doit en dire autant des ingesta trop stimulants ou qui sont doués de propriétés plus ou moins délétères : c'est pourquoi l'on trouve souvent cette maladie chez les individus qui abusent des liqueurs spiritueuses (1), qui se livrent à un régime trop excitant; chez ceux qui sont affectés de fièvres graves ou de tout autre maladie dans laquelle le sang altéré doit posséder des propriétés plus ou moins irritantes. Les observations que nous avons rapportées prouvent l'exactitude de ces assertions.

(1) M. Toussaint Leroy nous a communiqué l'observation d'un homme qui mourut après avoir bu une bouteille d'eau-de-vie , et chez lequel on trouva une rougeur inflammatoire de tout le système sanguin.

Peut-être aussi les différents virus, la diathèse goutteuse, ont-ils une influence funeste sur le développement de la maladie qui nous occupe.

Il est une cause particulière qui paraît jouer un grand rôle dans la production de l'aortite, comme dans celle de l'artérite en général : nous voulons parler de l'hypertrophie du ventricule gauche. Si cette cause est bien réelle, comme le pense Morgagni, on ne peut s'en rendre raison qu'en admettant que les artères sont irritées par la violence avec laquelle la colonne sanguine lancée par le cœur réagit contre leurs parois. Morgagni rapporte une observation de Boerhaave qui semble favorable à cette opinion : cette observation est tirée de l'anatomie pathologique *comparée;* elle consiste en ce que, suivant Boerhaave, on n'observe point d'ossifications à l'origine de l'aorte chez les cerfs qui se nourrissent tranquillement dans les parcs des grands, tandis qu'on les rencontre sur les cerfs qui se sont long-temps et très souvent exercés à la course. Quoi qu'il en soit, Morgagni se sert de cette remarque curieuse pour appuyer les raisons qui lui font croire que la force avec laquelle le cœur pousse le sang dans l'aorte peut suffire pour y produire les diverses altérations que nous avons précédemment décrites.

3° Le *pronostic* de l'aortite pure et simple n'est fâcheux qu'en raison des accidents consécutifs qui peuvent survenir, tels que la perforation des parois de l'aorte et son anévrisme. Quand elle est compliquée de phlegmasies violentes des principaux viscères, des fièvres essentielles des auteurs, c'est sur les symptômes de ces dernières maladies que le pronostic doit être fondé : c'est pourquoi nous croyons devoir nous borner à ces rapides observations sur ce point de l'histoire de l'aortite, et nous allons passer à son traitement.

4° Le *traitement* de l'aortite repose sur les mêmes principes que celui des autres phlegmasies en général. Les saignées abondantes générales et locales, la diète et les boissons délayantes, rafraîchissantes et adoucissantes sont les principaux moyens que l'on doive mettre en usage; s'il est même une inflammation où l'utilité des saignées soit incontestable, et, pour ainsi dire, palpable, c'est sans contredit celle qui fait l'objet de nos recherches. Le repos absolu est également d'une indispensable nécessité, puisque les mouvements, l'exercice, et surtout les efforts, sont des causes évidentes d'irritation pour l'aorte.

L'emploi des moyens qui calment l'activité du système sanguin ne doit pas être négligé. Parmi tous ces moyens, le plus recommandable sans doute est la digitale pourprée, sous quelque forme qu'elle soit employée; on doit avoir soin seulement d'en augmenter graduellement la dose.

Enfin si l'aortite paraissait due à quelque cause spécifique, il est évident qu'il faudrait recourir aux substances dont l'expérience a constaté l'efficacité en pareil cas; nous ferons seulement observer que, dans la supposition où elle reconnaîtrait pour cause un principe vénérien, l'administration du mercure exigerait une grande prudence, s'il est vrai, comme l'assurent quelques médecins, que ce médicament est capable par lui-même de donner lieu à la phlegmasie du système vasculaire.

Est-il besoin d'ajouter que les complications avec lesquelles l'aortite peut être réunie sont une source féconde d'indications nouvelles que le praticien doit ne jamais perdre de vue. L'aortite étant rarement idiopathique, mais plus souvent sympathique, c'est à la maladie principale qu'il faut approprier le traitement.

Nous terminerons ce chapitre par deux observations de guérison d'une phlegmasie de l'aorte.

XXXIIe OBSERVATION. *Aortite guérie.*—Marguerite Pachot, âgée de vingt-huit ans, vigneronne, mariée, d'une taille peu élevée, d'un tempérament lymphatico-sanguin, avait cessé d'être réglée depuis huit mois qu'elle se disait malade, lorsqu'elle entra à l'hôpital Cochin, le 29 juillet 1822. Sa maladie commença par une fluxion de poitrine, pour laquelle on administra quatre ou cinq vomitifs. Elle a toujours langui depuis, et présente à son entrée l'état suivant : douleur au milieu et dans le côté droit de la poitrine ; oppression, toux avec expectoration peu abondante ; décubitus impossible sur le côté gauche ; élancements douloureux dans la région épigastrique et dans l'abdomen ; léger œdème des malléoles le soir ; teint jaunâtre ; langue blanche, un peu sèche ; soif, nausées, constipation ; pouls vif, vibrant, dur et fréquent ; paroxysme fébrile la nuit avec sueurs, surtout à l'épigastre ; assoupissement, réveils en sursaut, sentiment de faiblesse. On entend une sorte de râle *cataire* dans une grande étendue de la poitrine : les battements du ventricule droit sont beaucoup plus clairs et plus sonores que ceux du ventricule gauche, qui sont sourds et concentrés. Si l'on applique le cylindre sur la région ombilicale, on entend des battements de l'aorte, qui sont simples, assez sonores, d'une impulsion médiocre et donnant la sensation du calibre ordinaire de l'artère. Il suffit d'appliquer la main sur l'abdomen pour sentir ces pulsations : la malade ne s'en est aperçue que depuis six semaines : elles augmentent d'intensité comme par accès ; alors la malade est menacée de défaillance, et les battements, dit-elle, lui portent au cœur : quand elle reste levée, elle éprouve des vertiges, de la céphalalgie et comme des coups de marteau à la tête. (Pect., looch, lavement lax., quart.)

Le 1er août, on applique vingt sangsues sur le côté. Les jours suivants, les battements ne sont plus sensibles à la main ; néanmoins la malade dit éprouver de temps en temps de la céphalalgie, et une douleur poignante avec une sorte de battement convulsif du cœur : son visage est pâle, ses lèvres décolorées. Vingt sangsues sont appliquées au siége, le 16 août. Les 17 et 18, elle se trouve très soulagée et se dispose à sortir de l'hôpital ; par intervalles, elle éprouve des frissonnements et des sueurs froides. Le 21, elle ne sentait plus les battements du ventre ; ils avaient en effet complètement disparu ; elle ne se plaignait plus de défaillances, et souffrait seulement un peu à la tête ; elle demanda et obtint sa sortie.

Un ancien militaire, dans la force de l'âge, d'un caractère irascible et violent, entra à l'Hôtel-Dieu, pendant l'été de 1823, pour des battements très violents dans le ventre. En appliquant le cylindre sur le milieu de cette région, il était soulevé et pour ainsi dire rejeté par des battements simples, d'une violence énorme, qui s'entendaient dans toute la longueur de l'aorte abdominale, dont le calibre ne semblait point augmenté : on n'entendait aucun bruit de soufflet non plus que dans le cas précédent ; le pouls était dur et vibrant. M. Récamier, dans les salles duquel le malade était couché, fit appliquer quarante sangsues sur le trajet de l'aorte. Au bout de quelques jours les battements avaient cessé, et le malade sortit parfaitement guéri.

CHAPITRE II.

DE LA DILATATION ET DE L'ANÉVRISME DE L'AORTE.

—

CONSIDÉRATIONS PRÉLIMINAIRES.

Les premières notions que nous possédions sur l'anévrisme de l'aorte ne remontent guère qu'à l'époque où florissait le grand anatomiste Vésale. Dans le cours du seizième siècle, la doctrine des dilatations de l'aorte ne fit que des progrès lents, ainsi que le rapporte l'illustre Morgagni. Au siècle suivant, Riolan avança que l'anévrisme avait rarement lieu dans l'aorte, vu l'épaisseur de ses tuniques; et Elsner regarda comme une chose merveilleuse le cas d'un anévrisme de la grande artère, observé par Guillaume Riva; mais vers la fin du dix-septième siècle, et pendant le cours du dix-huitième, l'anatomie pathologique ayant été cultivée avec un zèle toujours croissant, tant d'observations furent ajoutées à celles dont la science s'était déjà enrichie, que les dilatations de l'aorte ne parurent plus, nous ne dirons pas merveilleuses, mais même rares. Toutefois, malgré les travaux des Lancisi, des Valsalva, des Morgagni et de plusieurs autres médecins recommandables, il restait beaucoup encore à faire pour l'histoire de l'anévrisme de l'aorte; son diagnostic était enveloppé d'une obscurité profonde, et l'on n'avait pas assez signalé ses rapports avec la phlegmasie chronique des parois de l'aorte. Les Scarpa, les Corvisart, les Laennec, les Kreisig, les Hodgson, ont sans doute répandu de précieuses lumières sur cet intéressant sujet : peut-être cependant nos propres recherches n'auront-elles pas été tout-à-fait stériles. Nous allons surtout tâcher d'exposer de justes idées sur le mécanisme des dilatations et de l'anévrisme de l'aorte, et de dissiper, aussi complètement qu'il nous sera possible, les ténèbres qui couvrent encore le diagnostic de cette maladie. Nous allons commencer par rapporter des faits; nous nous occuperons ensuite de l'histoire générale de l'anévrisme de l'aorte.

ARTICLE PREMIER.

OBSERVATIONS RELATIVES A LA DILATATION ET A L'ANÉVRISME, SOIT VRAI, SOIT FAUX, DE L'AORTE.

XXXIIIe OBSERVATION. *Dilatation de l'aorte; plaques osseuses sur la membrane interne. (Aortite chronique.)* — Catherine Ponceau, domestique, âgée de trente-huit ans, admise pour la première fois à l'hôpital Cochin dans l'année 1812, éprouvait, depuis huit jours, une douleur violente au côté gauche de la poitrine, douleur qui augmentait pendant l'inspiration, et était accompagnée d'une toux fréquente, avec expectoration difficile de crachats muqueux, mêlés de stries sanguinolentes.

Une saignée du bras, des boissons et des juleps béchiques calmèrent promptement ces symptômes. Cette femme éprouvait depuis dix-huit mois des pulsations très prononcées sur les parties latérales et inférieures du cou : elle les attribuait à un effort qu'elle fit pour soulever un fardeau. Ces battements, d'abord assez faibles, étaient devenus successivement plus forts, et s'accompagnèrent enfin de douleurs pulsatives à la tête, et d'une respiration difficile, précipitée, et même haletante, surtout quand elle montait un escalier. Ces pulsations partaient des espaces qui se trouvent derrière les clavicules, et parcouraient en quelque sorte le trajet des carotides : elles étaient sensibles à la vue, fréquentes, plus étendues du côté droit, isochrones au pouls et aux battements du cœur, et régulières

comme eux ; elles déterminaient une secousse générale, et le sommeil de la malade était fréquemment
troublé par des réveils en sursaut qui pouvaient être
raisonnablement attribués à cette cause. La plus légère impression morale augmentait sensiblement les
pulsations ; elles devenaient, *à vue d'œil*, plus violentes aussitôt que l'on s'approchait du lit de la malade ; et, comme si elle eût eu un pressentiment funeste
du sort qui l'attendait, elle versait des larmes lorsqu'on lui adressait quelques questions ou que l'on cherchait à calmer ses inquiétudes. D'ailleurs, à l'exemple
des mélancoliques, elle éprouvait assez souvent des
alternatives de tristesse et de gaieté. Elle se plaignait
d'étourdissements habituels ; elle avait la face rouge
et quelquefois animée ; elle gardait assez facilement
la position horizontale, mais ne pouvait rester couchée
sur le côté gauche ; elle éprouvait quelquefois des
palpitations, mais les battements du cœur étaient
ordinairement profonds, peu sensibles, fréquents et
réguliers ; le pouls était en général fréquent, faible et
peu sensible ; la respiration, assez facile dans l'état de
repos, était pénible au moindre exercice.

Cette malade quitta l'hôpital le 12 mai de la même
année, après avoir éprouvé un soulagement momentané, par l'usage des potions antispasmodiques, des
saignées du bras, et l'application des sangsues au siége.

Obligée de reprendre ses pénibles fonctions, elle
ne tarda pas d'éprouver de nouveau les mêmes symptômes, pour lesquels elle rentra, au bout de six mois,
à notre hôpital. Après être restés stationnaires jusqu'au

mois de janvier, ces symptômes parurent alors augmenter d'intensité : les battements du cœur devinrent
très forts, le pouls *tendu* et *vibrant*; les pulsations
déjà décrites étaient toujours isochrones aux battements du cœur ; les artères carotides, très apparentes,
semblaient éprouver une dilatation très considérable
dans un pouce de leur étendue, et immédiatement
au-dessus de la clavicule : en appliquant les doigts
à cet endroit, on sentait une espèce de frémissement
et de bruissement particulier.

Le 19, le pouls redouble de force et de fréquence,
tout le corps se couvre de sueur, la face est rouge et
animée.

Pendant toute la journée du 20, la malade fut d'une
grande gaieté; cependant le soir elle éprouve une anxiété inexprimable, et meurt subitement la nuit suivante.

Autopsie cadavérique. — La plèvre droite présentait des adhérences; les poumons étaient sains;
le péricarde ne contenait que très peu de sérosité.

La surface antérieure du cœur était recouverte de
couches graisseuses; le volume de cet organe était d'un
tiers plus considérable que dans l'état normal; l'épaisseur des parois du ventricule gauche était doublée,
et sa cavité était augmentée dans la même proportion;
le ventricule droit ne présentait rien de particulier.—
L'orifice aortique était agrandi; le bord libre des valvules aortiques était épaissi et arrondi; le tubercule
qui en occupe la partie moyenne était effacé.

L'aorte, depuis son origine jusqu'à la naissance de
la sous-clavière gauche, avait un calibre au moins

quatre fois plus grand que dans l'état naturel; depuis cette même sous-clavière jusqu'à son passage à travers le diaphragme, elle était également dilatée : l'intérieur de cette artère était presque entièrement recouvert par des plaques osseuses, plus ou moins étendues, dont quelques unes se montraient à nu, tandis que la plupart étaient revêtues de la membrane interne. Immédiatement avant la naissance de l'artère innominée, l'aorte était percée d'une ouverture qui pouvait admettre le bout du doigt indicateur, et qui communiquait dans une petite poche celluleuse assez épaisse, du volume d'un œuf de pigeon (1).

Après son passage à travers le diaphragme, l'aorte reprenait son volume accoutumé, et sa membrane intérieure n'offrait plus ces points d'ossification dont nous venons de parler.

L'artère innominée présentait, à son origine, une dilatation remarquable dans un pouce environ de longueur, sans que ses membranes eussent éprouvé aucune rupture : les artères carotides ne nous offrirent, sous aucun rapport, rien d'extraordinaire.

Le corps thyroïde était volumineux et dur.

La membrane muqueuse de l'estomac était d'un rouge brunâtre.

Le foie avait son lobe droit comme ramassé, *ratatiné* à l'intérieur, et réduit à un volume beaucoup moindre que dans l'état naturel.

(1) Cette disposition anatomique serait-elle la trace d'un ancien anévrisme guéri spontanément? (Voyez à ce sujet l'article du *traitement et de la guérison spontanée de l'anévrisme de l'aorte.*)

Le cerveau et ses membranes n'offraient rien de remarquable; les ventricules ne contenaient que quelques gouttes de sérosité.

XXXIVe OBSERVATION. *Anévrisme de l'aorte; phlegmasie chronique de sa membrane interne.*— Bertrand (Joseph), âgé de soixante-huit ans, courtier de chevaux, admis à l'hôpital Cochin le 2 février 1815, présentait des symptômes assez équivoques d'une maladie organique du cœur. Il avait depuis long-temps la respiration courte et accélérée; il perdait promptement haleine en marchant ou en montant un escalier; il ne pouvait se coucher la tête basse sans éprouver des suffocations; il avait une toux fréquente, accompagnée d'une expectoration abondante et puriforme. Les battements du cœur n'offraient rien de très remarquable; ils parurent seulement un peu violents pendant les deux ou trois premiers jours après l'entrée du malade à l'hôpital, mais ils s'affaiblirent bientôt au point de devenir à peine sensibles : le pouls était faible, mais assez régulier; les jambes étaient légèrement œdémateuses.

La dyspnée augmenta de plus en plus, et le malade succomba douze jours après son entrée.

Autopsie cadavérique. — L'aorte, depuis son origine jusqu'à sa courbure, offrait une dilatation énorme, qui affectait évidemment toutes ses membranes : cette dilatation était uniforme dans tout le contour du vaisseau, et l'on n'observait aucune poche particulière; sa membrane interne était partout jaunâtre, épaisse et friable, mais elle ne présentait aucune rupture. —

L'aorte descendante était aussi dilatée, mais à un degré moins considérable : cette dilatation allait en diminuant, et finissait au tronc cœliaque. Dans tout ce trajet, les trois membranes étaient également dilatées ; l'interne présentait des plaques jaunâtres et un aspect comme tuberculeux. On observait de plus, en quelques points, et surtout vers le tronc cœliaque, des érosions et des taches semblables à des ecchymoses.

Le péricarde adhérait en plusieurs points avec le cœur, dont les cavités, les parois et les orifices étaient dans l'état normal.

Les poumons adhéraient à la plèvre costale ; leur parenchyme était endurci à la partie supérieure.

XXXVe OBSERVATION. *Dilatation de l'aorte pectorale avec phlegmasie latente de sa membrane interne.*—Le nommé Julien, âgé de cinquante-six ans, admis à l'hôpital Cochin le 9 mars 1815, avait joui pendant sa jeunesse d'une assez bonne santé ; environ deux ans avant son entrée, il était tombé d'une voiture sur le pavé, et depuis cette époque sa respiration était devenue de plus en plus difficile, en sorte qu'il était obligé de s'arrêter quand il marchait un peu vite ou qu'il montait un escalier. Depuis six mois, il était tourmenté d'une toux continuelle, et depuis huit jours ses membres étaient infiltrés ; il ne pouvait plus goûter de sommeil, restait assis dans son lit, et courait les risques d'étouffer aussitôt qu'il cherchait à prendre une position horizontale. Les battements du cœur étaient remarquables par leur force, et faisaient sentir très distinctement une espèce de choc, à travers les parois du thorax. La poitrine, large et bien constituée, rendait un son mat à gauche : le pouls, régulier, fort et vibrant au bras droit, était très faible à gauche.

L'appétit était conservé, la soif était très grande, le ventre libre, l'urine rouge et abondante.

On pratiqua une saignée, qui fut suivie d'un soulagement momentané.

Mais le 27 mai, l'enflure, plus considérable, s'était propagée aux membres thoraciques; la toux était plus fréquente, et la dyspnée plus intense; les battements du cœur semblaient avoir perdu de leur force, mais se faisaient sentir dans une plus grande étendue.

Le 31, le malade ne peut rester couché dans aucune position; il reste incliné sur le bord de son lit, se plaint qu'il a quelque chose dans la gorge qui l'étouffe; la respiration est en effet très accélérée, et la suffocation imminente. Les pulsations de l'artère radiale continuent à être beaucoup plus fortes à droite qu'à gauche, où elles sont presque insensibles.

Cependant, pendant les trois mois suivants, l'état du malade reste à peu près le même, sauf quelques alternatives d'augmentation et de diminution dans la dyspnée et l'œdématie.

Enfin le 5 juillet, tous les symptômes augmentèrent, et le malade succomba le 7.

Autopsie cadavérique. — Le péricarde était intimement uni avec le cœur : l'adhérence était néanmoins un peu plus lâche sur la face antérieure que partout ailleurs, où l'on pouvait encore séparer les fausses membranes qui l'avaient produite. Le cœur avait un volume considérable : l'épaisseur des parois du ventricule gauche était plus que doublée; sa cavité était aussi agrandie. Les valvules et les orifices étaient sains.

Le cœur droit ne présentait rien d'extraordinaire.

L'aorte était dilatée depuis son origine jusqu'à l'endroit où elle donne naissance au tronc cœliaque; dilatation à laquelle participaient également les trois membranes. Ouverte dans toute sa longueur, elle présentait un grand nombre de rides, la plupart longitudinales, et beaucoup de points jaunâtres, de quelques lignes d'étendue, sur lesquels la membrane interne était très facile à déchirer, tandis qu'elle paraissait saine dans les espaces intermédiaires. La tunique moyenne était plus épaisse que dans l'état naturel. Les valvules aortiques, libres d'ailleurs, offraient quelques points assez durs; l'ouverture qu'elles circonscrivaient était grande. L'artère sous-clavière gauche, à son origine, était rétrécie et d'un calibre inférieur à celui de la sous-clavière droite.

La plèvre costale gauche adhérait à la plèvre pulmonaire correspondante : l'une et l'autre étaient considérablement épaissies; on pouvait facilement enlever sur chacune d'elles plusieurs couches membraneuses dont quelques unes étaient gélatiniformes. Le poumon gauche présentait des traces d'inflammation dans une grande partie de son étendue : le poumon droit était sain.

La chute violente que ce malade éprouva fut probablement une des principales causes de la lésion de l'aorte. C'est en effet à partir de cette époque que le moindre exercice produit la dyspnée et la gêne de la circulation. Plusieurs des symptômes qui se manifestèrent plus tard, tels que la violence des battements du cœur, le pouls vibrant, annonçaient un état hypertrophique du ventricule gauche. Cette énergie du système à sang rouge se calma par les saignées; et l'on n'a point oublié que si les battements du cœur perdirent de leur force, ils se firent sentir dans une plus grande étendue de la poitrine, comme si ces battements avaient gagné en étendue ce qu'ils avaient perdu en force.

L'inflammation de la plèvre et du péricarde, qui compliquait l'affection du cœur et de l'aorte, dont elle augmentait de beaucoup la gravité, a suivi cette marche lente, sourde et insidieuse, à la faveur de laquelle elle se dérobe si souvent aux recherches du médecin. Cependant l'anxiété des derniers jours, la *jactitation*, la nécessité d'incliner la tête sur la poitrine, auraient peut-être pu faire soupçonner l'existence de la péricardite, car ces signes se présentent d'une manière assez constante dans cette phlegmasie.

XXXVIe OBSERVATION. *Dilatation avec altération de l'aorte pectorale descendante: tumeur anévrismale de la même artère.* — Leblanc (Antoine), âgé de cinquante-six ans, déchargeur, d'une petite stature, pâle, faible et maigre, entra à l'hôpital Cochin le 25 octobre 1821. Nous ne pûmes l'examiner qu'au mois de janvier 1822, il se disait alors malade depuis quatre mois seulement. Il avait une toux fréquente, suivie de crachats muqueux, nageant au milieu d'un liquide écumeux ; il ne crachait point alors de sang, mais il en avait craché précédemment ; sa respiration était si difficile, qu'il craignait souvent d'étouffer ; sa voix était basse, la poitrine rendait un son mat à droite, où la respiration était presque nulle ; des sueurs nocturnes existaient ; le pouls était petit et fréquent. (Pect., jul. gomm.)

Les jours suivants, il se manifesta quelques points pleurétiques ; l'oppression devint si cruelle que le malade désirait la mort. Le marasme devint extrême, la face se décomposa, la voix s'éteignit, et la mort arriva le 10 février.

Autopsie cadavérique, trente-six heures après la mort. — *Poitrine.* Les cartilages costaux sont complètement ossifiés ; le côté gauche est plus sonore que dans l'état naturel : à son ouverture, il s'est dégagé une certaine quantité de gaz. La plèvre viscérale adhère à la plèvre costale par une fausse membrane, couenneuse à sa face interne, organisée et très vasculaire à sa face externe ; on la détache facilement, et au-dessous d'elle se dessinent d'admirables réseaux sanguins. Le poumon correspondant, gorgé de sang, rouge, est comme farci de grosses masses tuberculeuses, mobiles, roulantes.... Le côté droit rend un son mat ; il est rempli d'un liquide séreux, rouge, dont la quantité est de deux pintes au moins ; le poumon, refoulé en haut et en dedans, est, pour ainsi dire, atrophié; il ne contient aucune excavation tuberculeuse, mais il est plein de granulations opaques ou commençant à se ramollir; il adhère aux parois pectorales, excepté à sa partie antérieure, qui est libre et plongée dans le liquide indiqué. Cette même portion est recouverte d'une fausse membrane d'un beau rouge, d'une nature fibrineuse, parsemée, soit de vaisseaux déjà bien développés, soit de simples globules sanguins. Les bronches et leurs ramifications sont rouges. Le cœur, à peu près du volume du poing du sujet, est flasque et mou : le ventricule gauche, un peu dilaté, contient des caillots de sang ; le droit, très mince, est également un peu dilaté. L'oreillette gauche, assez forte, est rétrécie ; la droite, au contraire, est dilatée, à parois minces, transparentes, dont les colonnes, séparées les unes des autres, laissent des intervalles où l'on n'aperçoit que la membrane séreuse parcourue de quelques fibres musculaires rares et si déliées qu'elles méritent, en quelque sorte, le nom de capillaires. Les orifices et leurs valvules sont dans l'état sain : celle d'Eustache est très prononcée.

La crosse de l'aorte dilatée offre un calibre double de celui qui lui est naturel ; elle présente à son extérieur des bosselures assez exactement semblables à celles du cœcum : les trois principales, dont la cavité pourrait contenir une petite noix, regardent en avant et à droite. La cavité de la crosse aortique contient, à son origine, un coagulum lamelleux de deux pouces de long, sur un de largeur, et un demi d'épaisseur. Les parois artérielles sont très amincies à l'endroit des bosselures indiquées. La membrane interne est parsemée ou soulevée par des plaques grisâtres, de grandeur différente, irrégulièrement disposées, rares et solitaires, ou confluentes et agglomérées, de nature fibro-cartilagineuse, calcaire ou comme stéatomateuse, séparées par de légers enfoncements d'où résulte un aspect comme chagriné : cette altération prolongée dans les troncs qui naissent de la convexité de la crosse cesse vers le milieu des carotides. L'aorte pectorale est généralement dilatée ; mais, immédiatement derrière le cœur, elle forme une dilatation anévrismale qui a au moins le volume de cet organe. La tumeur est plus prononcée en arrière et à gauche, irrégulièrement ovoïde ; elle n'a contracté aucune adhérence intime avec les parties environnantes, mais elle est unie par des liens celluleux à l'œsophage, à des ganglions bronchiques très gros, et à l'origine des bronches : les vertèbres voisines n'ont éprouvé aucune altération. Le kyste anévrismal est rempli d'un coagulum lamelleux, formant un cylindre creux, inégalement épais à ses parois antérieure et postérieure : il n'existe en effet en avant que quelques couches fibrineuses, tandis qu'elles sont très nombreuses en arrière. C'est avec les couches les plus récentes que le sang se trouve en contact : celles-ci, macérées et pour ainsi dire lavées, présentent une couleur d'un blanc grisâtre, coupée par des plaques d'un rouge vif formées de globules sanguins transformés en vaisseaux, ou du moins imitant parfaitement ceux-ci par leur disposition à la file les uns des autres, et pour ainsi dire rameuse. La surface, en contact immédiat avec le sang, est membraniforme, polie et sillonnée de rides qui lui donnent un aspect semblable à celui de la face interne du vagin. Les parois de cette sorte de canal fibrineux ont un bon pouce d'épaisseur en arrière : les lames les plus récentes n'adhèrent aux autres que par quelques points, et sont, pour ainsi dire, flottantes : elles se condensent d'autant plus qu'elles sont plus voisines des parois aortiques. En même temps les cylindres extérieurs sont plus longs que les autres, et leur longueur diminuant ainsi graduellement jusqu'aux plus intérieurs, il en résulte que le tube formé par ces cylindres emboîtés a une figure fusiforme : très épais à son centre, il est mince et comme tranchant à ses extrémités ; ses diverses couches adhèrent les unes aux autres par un tissu floconneux et comme lanugineux : leurs surfaces correspondantes sont inégales, légèrement rugueuses et comme tomenteuses. Le sac anévrismal, dégagé de la masse fibrineuse qui vient d'être décrite, ne présentait point de rebord saillant, indice de l'endroit où s'est effectuée la rupture des parois artérielles : les parois de ce kyste, généralement très minces, transparentes en quelques points, profondément désorganisées, offrent à l'intérieur un aspect réticulé assez analogue à celui des cavités ventriculaires, une sorte de réseau fibrineux dont les nombreuses colonnes sont séparées par de petits enfoncements, et qui paraît appartenir essentiellement à la membrane moyenne éraillée, et, pour ainsi dire, criblée d'érosions. La dissection la plus minutieuse nous a démontré que les trois membranes artérielles dilatées entraient dans la composition du kyste. L'aorte abdominale, comme une portion de la pectorale, dilatée également dans toute sa circonférence, les artères iliaques et pelviennes offrent des plaques de la même espèce que celles déjà décrites plus haut; quelques unes, épaisses d'une ligne, calcaires, avaient soulevé et même déchiré la membrane interne.

Dans les observations précédentes, la dilatation existait sans être accompagnée de la présence d'un coagulum lamelleux; dans celle-ci, au contraire, la dilatation coïncide avec la formation d'un coagulum très abondant, présentant, dans quelques unes de ses couches, des traces manifestes d'organisation.

Dans toutes ces observations d'ailleurs on remarque une lésion constante, savoir, l'altération de la membrane interne ou même de toutes les parois de l'aorte. D'après ce que nous avons dit dans le chapitre précédent, la nature de cette altération ne saurait être douteuse; elle est certainement inflammatoire.

Les faits que nous venons de rapporter sont des exemples de dilatation de tout le cylindre de l'aorte: nous allons en présenter maintenant où la dilatation sera latérale, et prouver que ce genre d'anévrisme, nié par un chirurgien célèbre, ne peut plus être révoqué en doute.

XXXVIIe OBSERVATION. *Battements forts et sonores sous le sternum et les cartilages des premières côtes droites ; symptômes ordinaires des maladies du cœur. — Anévrisme vrai de l'aorte sous-sternale ; ossification et ulcérations de la même artère ; hypertrophie avec dilatation du ventricule gauche.* — Jean Hivet, âgé de soixante - cinq ans, terrassier, pas très fortement constitué, d'une taille et d'un embonpoint médiocres, ayant les cheveux cendrés, entra à l'hôpital Cochin le 28 novembre 1822. Il éprouvait, depuis trois ans, des palpitations et des étouffements qu'il attribuait aux rhumes nombreux dont il avait été affecté ; un nouveau catarrhe bronchique, qu'il avait contracté au mois de septembre dernier, l'avait forcé de s'aliter, et depuis cette époque il ne pouvait plus vaquer à ses pénibles travaux. Voici les phénomènes qu'il nous offrit à son entrée : teint d'un pâle jaunâtre ; pesanteur de tête ; vertiges, étourdissements ; engourdissement des membres inférieurs, tel que le malade les croit *morts* ; toux avec crachats épais , muqueux et collants ; sentiment de faiblesse dans la région épigastrique , avec tendance à se trouver mal ; étouffement au moindre exercice ; pouls irrégulier, inégal, intermittent, sans harmonie avec les battements du cœur ; langue assez humide , jaunâtre à son milieu, rouge sur ses bords ; inappétence, et quelquefois nausées.

Auscultation. Le murmure respiratoire s'entend dans toute la circonférence de la poitrine ; il est même assez bruyant ; les battements du cœur s'entendent également dans toute l'étendue du thorax : ceux des ventricules explorés à la région précordiale

sont très inégaux, intermittents, clairs et sonores,
mais d'une impulsion médiocre : au milieu de pulsations faibles, se manifestent des contractions brusques, soudaines, analogues au soubresaut d'un ressort. Sous le sternum et les cartilages des premières
côtes sternales droites, on entend des battements simples, accompagnés d'un bruit très clair, comme éclatant et mêlé d'un sifflement particulier. Les contractions des oreillettes s'entendent bien vers les clavicules;
on ne les distingue au contraire que très confusément
dans la région du cœur.

Diagnostic. Anévrisme de l'aorte sous-sternale;
hypertrophie avec dilatation des ventricules du
cœur.

Prescription : Till. orang. jul. digit. pédil. synap.

Les jours suivants, le malade se trouve mieux; le
sommeil est tranquille, le pouls moins irrégulier, et
dans l'état de repos, la respiration ne paraît nullement gênée. — Les 8 et 9 septembre, une oppression considérable se renouvelle; le cœur frappe la main
qui l'explore par une large surface; les battements du
ventricule gauche, moins irréguliers qu'à l'entrée,
sont accompagnés d'un sifflement assez marqué qui
ne paraît être que le retentissement de celui qui existe
sous le sternum et les cartilages des côtes indiquées.
— On continue la teinture de digitale, en augmentant la dose graduellement : le 14 décembre, on en
donnait soixante - cinq gouttes. — Le 19 du même
mois le malade présente des signes d'aliénation mentale; sur son visage, singulièrement décomposé, se

peint un sourire stupide. (Suppression de la digitale.)
—Le 20, l'aliénation mentale est plus évidente encore:
cet homme s'imagine qu'il va être fusillé, et dit tranquillement , et avec l'air de la plus intime conviction,
qu'il voit disposer tous les préparatifs de son supplice; il
demande grâce à tout le monde, etc.—Pendant cette
même journée, il s'imagine aussi être à la pêche dans son
pays.—Le pouls est lent, mais très irrégulier; de temps
en temps plusieurs pulsations se succèdent coup sur
coup. — Le 21 au matin, cette sorte de délire tranquille continue; les pommettes sont injectées, les
yeux brillants, ce qui engage à pratiquer une saignée du pied.— Le soir, le malade paraît plus calme,
son visage est moins coloré, cependant il est plus que
jamais persuadé de sa mort prochaine. — Le 22,
visage ridé, tout-à-fait décomposé, air d'un éton-
nement stupide, sourire imbécile, assoupissement.
— Le 23, à la visite du matin, le malade semblait
avoir repris l'usage de sa raison : mais il avait de la
fièvre, son visage était injecté, sa langue sèche et
un peu croûteuse, sa peau chaude (till. orang.,
soupe). — Les moments lucides ne durèrent pas
long-temps ; en effet, quand on lui apporta sa soupe,
le malade la refusa, sous prétexte qu'on voulait l'em-
poisonner, et ce ne fut pas sans peine qu'on le détermina à la prendre.—Les 24, 26, et 27, la raison se
rétablit entièrement; le malade, qui se souvient de
ses égarements d'esprit, ne conçoit pas comment il a
pu les commettre.—Les 28 et 29, la raison conserve
toute son intégrité; le malade ne se plaint, comme à

l'ordinaire, que de faiblesse et d'oppression; il dit s'être enrhumé, et *rapporte le siége de son mal sous le sternum,* où *les crachats* sont, dit-il, *attachés.* —Les jours suivants, on revient à l'emploi de la digitale. — Le 11 janvier 1823, oppression considérable, crachats blancs, opaques et collants : nouvelle altération des traits. Le 13, la raison est de nouveau bouleversée, le malade croit voir les canons braqués sur lui. — Enfin il meurt, le 14 à sept heures du matin, après un râle assez prolongé.

Autopsie cadavérique, quarante-huit heures après la mort. 1° Habitude extérieure. — Point d'infiltration, rougeur des parties déclives. — 2° Organes respiratoires et circulatoires. — Le côté gauche de la poitrine contient au moins une pinte de sérosité rouge. Les deux poumons sont généralement crépitants; mais le gauche, comprimé par l'épanchement, est bien moins volumineux que le droit : la membrane muqueuse des bronches est rouge. — Le péricarde est injecté. Le cœur, débarrassé des énormes caillots qu'il contient, est encore d'un bon tiers plus gros que le poing du sujet ; les cavités droites n'offrent de remarquable que la rougeur de leur membrane interne. Les cavités gauches sont dilatées au point que le ventricule aortique, trois fois plus grand que le pulmonaire, pourrait contenir un œuf d'oie; ses parois vers la base ont environ six lignes d'épaisseur : l'oreillette correspondante, également dilatée, est manifestement hypertrophiée. Aucune lésion notable aux orifices. — Dans toute sa portion sous-sternale, l'aorte, dilatée dans tous les sens, forme une tumeur ovoïde, du volume du poing du sujet; le sac anévrismal, composé des trois membranes artérielles, contient un caillot fibrineux, blanc, qui n'est point divisé en couches concentriques distinctes et superposées; les parois artérielles sont épaissies et pour ainsi dire hypertrophiées. La portion du péricarde qui se réfléchit sur l'origine de l'aorte et la membrane celluleuse de cette artère sont rouges et injectées : la membrane interne de celle-ci est en quelque sorte criblée d'ulcérations, décollée en plusieurs points ; on trouve au-dessous d'elle une matière pultacée, grumeleuse, athéromateuse, jaunâtre : ailleurs cette membrane se sépare facilement des autres ; dans le reste de son étendue, l'aorte conserve très sensiblement son calibre ordinaire, mais ses parois, dures et épaissies, *crient* sous l'instrument qui les incise : la surface interne est comme plaquée de lames cartilagineuses ou calcaires, dont quelques unes ont déchiré la membrane interne et sont à nu au milieu du sang : on y rencontre en outre un grand nombre d'ulcérations ; plusieurs très profondes et d'une couleur noirâtre, d'autres plus superficielles et n'intéressant que la membrane interne qui, même dans les intervalles, est inégale et rugueuse. L'altération se prolonge dans les artères naissant immédiatement de l'aorte, et diminue, d'une manière inégale, l'embouchure des troncs qui partent de la convexité de la crosse. — 3° Organes abdominaux. — La portion du péritoine qui revêt les dernières circonvolutions de l'intestin

grêle et la paroi abdominale correspondante, est recouverte d'une fausse membrane couenneuse, jaunâtre
et tout-à-fait semblable à du pus concret : les circonvolutions elles-mêmes, enfoncées dans l'excavation
pelvienne, sont d'un rouge foncé à l'extérieur. La
membrane muqueuse de l'estomac offre une rougeur
ponctuée très vive qui contraste avec la blancheur de
celle du duodénum. L'intestin grêle contient une
matière liquide, rougeâtre, sanguinolente, analogue
à de la lie de vin ; sa membrane muqueuse, comme
imbibée de ce liquide, est d'un rouge foncé ; ses vaisseaux capillaires, admirablement injectés, forment
des arborisations très touffues, presque partout continues ; la membrane muqueuse des anses de l'iléon
est tapissée d'une couche grisâtre qui lui adhère
assez fortement et ressemble tout-à-fait à la fausse
membrane qui existait sur le péritoine correspondant.
Le tissu de l'intestin, comme flétri, se déchire très facilement. La membrane muqueuse du gros intestin est
rosée. — 4° Organes encéphaliques. Les méninges
sont légèrement épaissies et d'une couleur un peu
laiteuse; les ventricules cérébraux contiennent une
assez grande quantité de sérosité blanchâtre.

XXXVIIIe OBSERVATION. *Battements simples très
forts, accompagnés d'un bruit de soufflet dans la
région du sternum et la partie latérale supérieure
droite de la poitrine; symptômes ordinaires des
maladies du cœur. — Anévrisme énorme de l'aorte
sous-sternale sans rupture de ses membranes, hypertrophie très considérable du cœur. — Pierre*

Pinçon, âgé de trente-cinq ans, matelassier, d'un tempérament sanguin-bilieux, cheveux châtains, fortement constitué, entra à l'hôpital Cochin le 20 mai 1823. Il éprouvait, depuis plusieurs années, une difficulté de respirer qui se prononçait surtout pendant les exercices un peu violents, et qui était accompagnée de battements de cœur auxquels il faisait d'ailleurs peu d'attention. Ces symptômes étaient devenus plus considérables depuis trois mois, et s'étaient compliqués de symptômes gastriques pour lesquels on avait appliqué quelques sangsues. — État du malade à son entrée. — Face livide, plombée et bouffie : infiltration des membres, surtout des gauches ; parole entrecoupée, orthopnée, insomnie, réveil en sursaut ; pouls régulier, sans fréquence, développé, dur et vibrant au bras droit, très petit au bras gauche ; toux, crachats visqueux ; langue humide et blanche.

Auscultation. — Râle muqueux dans presque la totalité de la poitrine ; battements simples très forts, sibilants sous la partie moyenne et supérieure du sternum et sous les cartilages des premières côtes droites, jusque vers la clavicule. Le bruit de soufflet, très prononcé, se fait entendre dans la région précordiale elle-même, et y couvre pour ainsi dire le son des ventricules, dont les contractions, isochrones aux battements simples indiqués, soulèvent assez fortement le cylindre.

Diagnostic : Anévrisme de l'aorte ascendante, hypertrophie du cœur ; catarrhe bronchique. (Une saignée de trois palettes, tis. apérit. jul. teint. digit.)

—La saignée diminua un peu l'oppression. — Le 23, trois jours après l'entrée, retour de l'étouffement ; anxiété extrême ; sentiment d'un poids incommode dans la région précordiale et vers l'appendice xiphoïde ; picotement dans les membres ; ventre en assez bon état. — Les jours suivants, un peu d'amélioration ; visage moins livide, respiration plus libre, même état du pouls ; battements des veines jugulaires isochrones à ceux des carotides.— Le malade se lève et mange la demi-portion ; il a beaucoup de peine à monter l'escalier, et est obligé de s'arrêter à chaque marche.— Le 5 juin, au soir, accès de dyspnée des plus violents ; contractions comme convulsives des muscles respirateurs ordinaires ; contractions simultanées, et, pour ainsi dire, synergiques des muscles du cou, de la mâchoire inférieure et des ailes du nez ; suffocation imminente, visage livide, sueurs froides (saignée de trois palettes) ; nuit assez calme ; soulagement les deux jours suivants.

Le 8, nouvel accès (saignée de trois palettes) ; nouveau soulagement. — Le 9, à onze heures et demie du soir, attaque des plus terribles. Le malade, en proie à la crainte d'un étouffement prochain, les mains appuyées sur son lit, le visage décomposé et couvert de sueurs froides, les yeux ternes et égarés, la bouche béante, les narines dilatées, lutte, pour ainsi dire, de toutes ses forces, contre l'obstacle qui s'oppose à sa respiration ; les battements de son cœur sont forts et semblables à des coups de marteau ; toutes les artères battent avec violence, et l'œil distingue les mouvements de celles des membres supérieurs, dans presque tout leur trajet. — On pratique une saignée; mais la veine ne fournit qu'une petite quantité d'un sang épais, noir, qui coule en bavant, et se coagule presque sur-le-champ. On prescrit un bain de pied et des sinapismes. Enfin, au bout de quelques heures, le malade revient à son état habituel. — Le 11, l'oppression se renouvelle (vésicatoire sur la poitrine). — Jusqu'au 20, peu de changement. La main, appliquée sur la région où existent les battements indiqués, sent une sorte de frémissement vibratoire très marqué. — Du 20 au 25, les traits s'altèrent de plus en plus; l'œdème envahit le bras droit; le pouls perd de sa vibrance; le malade est tellement oppressé qu'il ne peut prononcer deux mots de suite; il n'a plus la force de se soutenir, et le corps, obéissant à sa pesanteur, retombe sur le lit, quand on le soulève; il ne mange presque plus ; enfin, l'épuisement des forces et l'oppression augmentent; le malade, couché horizontalement, glisse vers les pieds du lit ; ses yeux sont ternes, humides, inanimés; la respiration est, à chaque instant, sur le point de lui échapper; elle lui échappe en effet, et il meurt le 2 juillet, à une heure et demie, en essayant de boire un demi-verre de vin que ses parents venaient de lui présenter.

Autopsie cadavérique, vingt heures après la mort (1). 1° Habitude extérieure. — Cadavre robuste, énormément infiltré; son mat dans la région du sternum, et à son côté droit. — 2° Organes circulatoires et respiratoires. — Le sternum et les côtes sont sans alté-

____

(1) Voyez la planche 11e.

ration. Chaque cavité de la plèvre contient environ un demi-litre de sérosité sanguinolente. Le cœur, trois fois plus gros que le poing du sujet, et l'aorte sous-sternale, dilatée au point d'égaler le volume d'une tête de fœtus à terme, remplissent à peu près les trois quarts de la cavité thoracique. Situé presque transversalement, le cœur contient une énorme quantité de sang : il est arrondi ou plutôt a la forme d'une gibecière, et son tissu paraît plus ferme à gauche qu'à droite ; son diamètre vertical est d'environ cinq pouces, et le transversal de huit. Ses vaisseaux, très gros, engorgés, se dessinent à sa surface où ils forment un réseau à branches très nombreuses. Vidé des caillots de sang qu'il renferme, il conserve encore un volume extraordinaire. Le ventricule gauche descend plus bas que le droit : sa cavité, énorme, peut contenir le poing : ses parois, vers la base, ont huit à neuf lignes d'épaisseur ; elles s'affaissent après l'incision sous leur propre poids. Les piliers musculeux sont très gros et très multipliés ; le tissu, un peu jaunâtre, rougit et devient vermeil au contact de l'air. L'oreillette gauche, revenue sur elle-même, offre une capacité qui n'est guère que le tiers de celle du ventricule : ses parois ont augmenté d'épaisseur ; sa membrane interne est rouge. Les valvules mitrales sont saines. Le ventricule droit est dilaté, sans augmentation ni diminution sensibles de l'épaisseur de ses parois, mais avec développement considérable de ses colonnes charnues. L'orifice auriculo-ventriculaire droit est très dilaté : ses valvules sont rouges, ainsi que la membrane interne des cavités qu'il sépare; rougeur qui est plus foncée que celle des cavités gauches. La cloison ventriculaire participe à l'hypertrophie du ventricule gauche auquel elle paraît appartenir en propre. L'aorte sous-sternale, dilatée jusqu'aux troncs qui naissent de la crosse, forme une tumeur anévrismale, irrégulièrement ovoïde, la dilatation étant beaucoup moindre à la paroi postérieure qu'aux parois latérales et antérieures. Cette tumeur fait saillie, et tombe en quelque sorte dans le côté droit du thorax, où elle répond aux quatre premières côtes et à leurs cartilages : elle est composée des trois membranes artérielles, uniformément dilatées et très épaissies. La membrane interne est d'un rouge très prononcé, qui se prolonge dans tout le reste de l'aorte et dans plusieurs des troncs qui en partent; elle est parsemée de petites ulcérations et d'une infinité de lames calcaires ou cartilagineuses jaunâtres, situées au-dessous d'elle, plutôt que dans son propre tissu, et dont quelques unes néanmoins sont à nu dans la cavité artérielle anévrismée. Celle-ci est remplie d'énormes caillots de sang, non disposés en couches concentriques, mais confusément entassés, et pour la plupart récents : quelques uns seulement, plus anciens, ont une apparence charnue. La tumeur anévrismale se termine par une gradation insensible et douce vers la sous-clavière gauche; elle est légèrement bosselée à sa surface. A partir de la sous-clavière, l'aorte reprend son calibre naturel, mais elle continue à offrir sur sa membrane interne quelques plaques jaunâtres, rudiments d'ossifications.—Les poumons, comprimés par le cœur et par l'anévrisme aortique, sont refoulés vers les clavicules et sur les côtés ; ils sont légèrement engorgés, mais d'ailleurs crépitants. Leur membrane muqueuse est rouge, et couverte d'un mucus rouillé. — 3° Organes abdominaux. — La rate et le foie sont très volumineux et gorgés de sang. Le tissu de ce dernier est d'un rouge brun ; on y remarque une infinité de points noirâtres qui ne paraissent être autre chose que du sang, qui, d'abord simplement épanché, s'est en quelque sorte combiné avec ce tissu : on pourrait donner à cet état pathologique du foie le nom d'*apoplexie hépatique*. Les vaisseaux gastro-intestinaux sont également gorgés de sang, et, de cette congestion passive, résulte une rougeur foncée de la membrane muqueuse de l'estomac et des intestins.

Jetons maintenant un coup d'œil rétrograde sur les deux observations précédentes, et examinons s'il eût été possible de reconnaître l'anévrisme de l'aorte, sans le secours de l'auscultation. pour résoudre ce problème, récapitulons les principaux symptômes que nous avons observés.

Or, chez le premier malade, ces symptômes étaient des palpitations, des étouffements pendant l'exercice, des étourdissements, des tendances à la lipothymie, un sentiment indéfinissable dans la région du creux de l'estomac, un pouls très irrégulier et sans harmonie avec les battements du cœur. Mais ces divers symptômes sont communs à plusieurs autres maladies, et ne pouvaient rigoureusement faire annoncer autre chose qu'un obstacle à la circulation et à la respiration. Les caractères du pouls, qui sembleraient, au premier abord, un signe très précieux, ne le sont nullement. Car, outre qu'on les observe dans des cas différents, remarquez qu'ils n'existaient pas chez notre second malade. Chez celui-ci, les phénomènes que les auteurs regardent comme ceux de ce qu'ils appellent vaguement *anévrisme* du cœur, se présentaient dans toute leur plénitude. Il est évident qu'aucun de ces phénomènes n'indiquait d'une manière positive la dilatation de l'aorte. En se bornant à l'exploration ordinaire, le médecin aurait donc annoncé un anévrisme du cœur, et aurait expliqué tous les symptômes observés par l'existence de cette maladie, tandis qu'ils étaient, en partie, produits par la compression des poumons, et que la maladie du cœur elle-même était très probablement consécutive à celle de l'aorte. Il aurait ainsi pris, comme cela n'arrive que trop souvent, l'effet pour la cause. Ainsi donc, les symptômes que nous venons d'énumérer n'auraient pas suffi pour nous faire reconnaître l'anévrisme de l'aorte; mais nous voulons qu'ils eussent suffi à ce diagnostic, toujours est-il qu'ils n'auraient jamais pu nous indiquer dans quelle portion de l'aorte l'anévrisme avait son siége. Nous pouvons donc assurer que, chez nos deux malades, c'est à la pratique de l'auscultation qu'il est juste de rapporter l'honneur du diagnostic.

Quoi qu'il en soit, ces deux observations concourent, avec un grand nombre d'autres semblables, à démontrer combien la doctrine de Scarpa, relative à la formation du kyste anévrismal, est peu conforme à la nature. L'existence des anévrismes vrais, sans rupture des membranes artérielles, est prouvée par des faits si nombreux, si authentiques, qu'on a peine à concevoir que l'opinion du célèbre chirurgien de Pavie trouve encore des partisans. Il est également certain que les membranes interne et moyenne des artères peuvent être ulcérées, sans que pour cela il se forme nécessairement et actuellement un sac anévrismal aux dépens du tissu cellulaire environnant. Cette érosion, en effet, existait en plusieurs points de l'aorte, chez nos deux malades, et cependant on n'y rencontrait point de semblables kystes. Il est vrai que, si les malades eussent vécu plus long-temps, un anévrisme aurait pu se former suivant le mécanisme indiqué par Scarpa, c'est-à-dire par l'infiltration du sang sous le tissu cellulaire péri-artériel.

Rapportons maintenant des observations d'anévrisme avec rupture des membranes interne et moyenne de l'aorte.

XXXIXe OBSERVATION. *Anévrisme de l'aorte sous-sternale avec rupture des membranes, et communication du sac dans la trachée-artère, d'où une hémorrhagie mortelle : aortite.*—Girardeau, charretier, âgé de 36 ans, d'une taille moyenne et d'une constitution athlétique, était entré à l'hôpital de la Pitié pour s'y faire traiter d'une gêne extrême de la respiration, qui augmentait par instants à tel point qu'il était menacé de suffocation. Ces sortes d'accès simulaient assez bien l'asthme spasmodique ; ils étaient accompagnés d'un sifflement qui imitait parfaitement le bruit particulier que font entendre les enfants qui sont attaqués du croup. Cette maladie fut regardée comme un *anévrisme du cœur*, bien que nulle douleur n'eût existé dans la région précordiale, et que le malade ne se fût jamais plaint de palpitations.

Le principal traitement consista en plusieurs émissions sanguines, faites au moyen des sangsues ou de la lancette, et qui avaient constamment procuré du soulagement. Le malade s'ennuyant, quitta la maison où il avait passé les mois de février et de mars, reprit ses travaux et fut bientôt forcé de les abandonner, après quoi il fut admis à l'hôpital Cochin le 4 mai 1821. — La veille de son entrée, il lui était survenu, dans un accès de toux, un grand vomissement de sang, dont la durée ne fut que de quelques minutes, mais qui fut tellement abondant qu'il remplit quatre cuvettes. Un médecin, appelé au moment même, lui ouvrit à la fois les veines du bras et du pied, et laissa couler le sang jusqu'à la syncope. L'hémoptysie fut promptement arrêtée. Revenu à lui, le malade se plaignit d'une forte douleur à la poitrine.

A son entrée, la respiration était encore très gênée, mais on ne jugea pas à propos de prescrire une nouvelle saignée, à cause de la petitesse du pouls, et, vu l'énorme quantité de sang qu'il avait perdu la veille ; on se borna à la diète la plus sévère et aux boissons adoucissantes.

Dans la nuit du 4 au 5 le malade éprouva, tout-à-coup, une gêne extrême de la respiration avec des tiraillements, et des douleurs très vives dans la direction des bronches. MM. Lecou et Courtis, élèves de l'hôpital, voulurent le saigner; mais il s'y refusa, en disant qu'il n'avait plus de sang. Le pouls était très faible et la face d'une grande pâleur. Deux ventouses sur la poitrine, et quelque temps après, un large sinapisme calmèrent la douleur.

Le lendemain, le malade toussait un peu, et se plaignait de quelques douleurs à la poitrine. (Émuls. looch). — La journée fut assez calme; mais, pendant la nuit, vers une heure, il fut pris encore d'un crachement de sang très considérable, d'une dyspnée violente, perdit la parole, et mourut peu de temps après, la bouche et les narines remplies de caillots de sang.

Autopsie cadavérique. — Sous la partie supérieure et moyenne du sternum, qui était légèrement érodée, existait une tumeur de couleur brune, et de la grosseur d'un œuf de poule : cette tumeur était formée par la dilatation de la portion de l'aorte comprise entre l'origine de cette artère, et la naissance des troncs qui partent de la convexité de la *crosse;* sa partie antérieure correspondait au sternum, et sa postérieure à la trachée-artère.

En ouvrant la tumeur par sa partie antérieure, nous observâmes des couches fibrineuses superposées, de couleur de chair cuite, et se séparant avec la plus grande facilité. Le coagulum lamelleux avait la même consistance jusqu'au centre; mais à ce point on trouvait une couche presque liquide d'un sang noir, séparée de la partie solide par une espèce de mem-

brane noirâtre et comme injectée. La poche anévrismale ayant été complètement vidée, nous reconnûmes d'abord l'ouverture de communication entre
elle et l'aorte. Vers la partie moyenne de la paroi
postérieure de la tumeur, on voyait une ouverture
irrégulière, à bords inégaux et comme frangés, qui
communiquait avec la trachée-artère, et qui avait à peu
près quatre lignes de longueur sur deux de largeur.
La perforation de la trachée était formée aux dépens de
la membrane placée entre les cerceaux cartilagineux.

Une grande quantité de sang coagulé se voyait
dans la trachée, la bouche et le larynx ; les poumons
n'en contenaient pas : ils étaient sains ainsi que le cœur.

XLe OBSERVATION. *Aortite avec tumeur anévrismale qui s'est ouverte dans l'œsophage.* —
Jean-François Guérin, maréchal, âgé de vingt-six
ans, d'une forte constitution, n'avait jamais éprouvé
de maladie, si ce n'est une fièvre tierce dont il fut
pris dans l'hiver de 1804, et qui dura six mois. Un
jour du mois de mai 1805, pendant qu'il travaillait,
il se sentit tout-à-coup suffoquer : il sortit précipitam-
ment, et vomit une quantité considérable de sang
noirâtre et coagulé ; il rentra bientôt dans sa bouti-
que, reprit ses pénibles travaux, et les continua encore pendant quinze jours, bien que ses forces eussent très notablement diminué, et qu'il éprouvât des
insomnies, des étouffements et des douleurs dans
l'estomac, la poitrine et le dos. Les médecins de son
pays (Montlhéry), n'ayant pu reconnaître la maladie dont il était affecté, lui prodiguèrent divers re-

mèdes qui ne le soulagèrent point. L'un d'eux crut qu'il était atteint d'un engorgement du *grand* et du *petit lobes* du foie, et le traita en conséquence, etc. Le malade, alarmé de son état, qui devenait de jour en jour plus grave, se fit conduire, le 1er août 1805, à l'hôpital Cochin, dans une charrette dont les secousses durent lui être fort nuisibles. Voici quels phénomènes il nous présenta : sa respiration était embarrassée, il sentait une douleur fixe et constante à la partie moyenne du dos et à la face antérieure de la poitrine ; douleur qui augmentait par une pression exercée sur le creux de l'estomac.

La physionomie était très altérée; le pouls fréquent et assez dur; l'anxiété était extrême; l'appétit nul; la peau chaude, halitueuse; le ventre libre.

Le troisième jour après l'entrée, vingt sangsues furent appliquées à l'endroit le plus douloureux de la poitrine. Il s'ensuivit un peu de soulagement : la toux fut calmée ainsi que la dyspnée; le pouls conserva sa force et sa fréquence. Le lendemain, ce malade se plaignit d'avoir beaucoup souffert pendant la nuit : sa respiration était très laborieuse; déjà même le râle commençait à se manifester. — Sur les deux heures de l'après-midi, après être resté quelque temps debout, et s'être promené dans la salle, Guérin se remit au lit, se plaça d'abord sur son séant, toussa, cracha un peu de sang, par trois fois retomba sur son oreiller, pâlit, éprouva une espèce de syncope, du hoquet, le râle, et mourut au bout de dix minutes.

Autopsie cadavérique. — Les poumons étaient

parfaitement sains, volumineux. —Le péricarde contenait environ six onces d'une sérosité trouble, mêlée de petits flocons albumineux, de couleur légèrement verdâtre. Sa face interne était tapissée d'une couche albumineuse peu épaisse : le feuillet qui se réfléchit sur le cœur était couvert d'une fausse membrane plus dense, et offrait, sur la partie antérieure du ventricule droit et de l'origine de l'artère pulmonaire, deux à trois plaques blanches, d'une apparence cartilagineuse.

Le cœur, presque complètement vide de sang, ne présentait rien de remarquable ; l'aorte était saine jusqu'à la partie moyenne de sa crosse, où sa concavité offrait un trou dont les bords étaient inégaux et comme frangés. Cette *crevasse* donnait passage au sang qui allait remplir un sac anévrismal, capable de contenir un gros œuf de poule, reposant sur le corps des 3ᵉ et 4ᵉ vertèbres dorsales nullement altéré, et recouvert antérieurement par la trachée-artère et l'œsophage : sa face interne était revêtue de couches fibrineuses d'autant plus denses qu'elles étaient plus extérieures. Ce sac, déchiré à sa partie latérale antérieure droite, y présentait une ouverture capable de recevoir le doigt indicateur ; l'œsophage adhérent à ce point de l'anévrisme était aussi *perforé*, de manière que la cavité de la poche anévrismale communiquait librement dans celle de ce conduit, communication à la faveur de laquelle il s'était fait un épanchement considérable de sang dans l'estomac : ce liquide s'était séparé en deux portions ; l'une séreuse, l'autre fibrineuse : cette dernière, ou le *caillot*, pesait environ trois livres. L'intestin grêle était aussi rempli, dans presque toute sa longueur, de sang coagulé.

Cette terminaison de l'anévrisme de l'aorte est extrêmement rare. Le bel ouvrage de Morgagni, si fécond en faits de tout genre, n'en contient aucun exemple qui soit propre à ce célèbre observateur ; mais il en offre un emprunté à Matanus ; malheureusement l'observation est tout-à-fait tronquée ; la voici :

« Nondum dimidium mensis aprilis, anni 1755,
» inceperat, quo vir quidam ex anevrismate vita
» functus opportunam peragendarum observatio-
» num occasionem præbuit anatomicis.

» Ventriculus insigni mole præditus inventus est,
» totusque refertus sanguine qui ex anevrismate in
» aorta constituto profluxerat. Anevrismaticus in-
» terea tumor, qui œsophagi parietibus adhærebat,
» paulatim discissus, talem sibi transitum aperuerat
» ut permagna sanguinis quantitas in ventriculum
» ipsum delapsa fuerit. »

A peu près à la même époque, Sauvage consigna dans sa Nosologie l'exemple de la rupture d'un anévrisme de l'aorte dans l'œsophage, avec quelques uns des symptômes qui avaient précédé.

L'observation d'un cas analogue, recueillie dans les salles de M. Bourdier, par M. O'Reardon, et publiée dans le Bulletin de la Société médicale d'émulation, est bien plus intéressante sous le rapport de l'histoire des symptômes, comme sous celui de la description anatomique ; mais l'auteur s'est trompé en croyant être le seul avec M. Dupuytren qui eut observé cette terminaison de l'anévrisme.

Un de nos élèves avait présenté la pièce anatomique constatant cette terminaison à M. Dupuytren, et c'est vraisemblablement le même fait dont ce célèbre chirurgien dit avoir été témoin, et que Corvisart a rapporté dans la deuxième édition de son *Essai sur les maladies organiques du cœur* (page 336).

XLIe OBSERVATION. *Anévrisme de l'aorte abdominale.* — Un homme âgé d'environ trente-sept ans, ancien militaire, d'une forte constitution, fut reçu à l'hôpital Cochin. Voulant un jour, nous rapporta-t-il, s'élancer au-delà d'un ruisseau assez large, le pied lui manqua, en tombant sur l'autre rive, ce qui lui fit faire un effort violent pour empêcher la chute : il survint une douleur vive dans la région dorsale ; le repos ni les frictions ne purent la calmer.

Plusieurs médecins furent consultés : tous regardèrent l'affection comme rhumatismale, et conseillèrent des bains, des frictions stimulantes, des applications de laine sur la partie souffrante. Ces moyens étant inutiles, on envoie le malade à Aix-la-Chapelle pour y recevoir des douches sulfureuses qui parurent augmenter la douleur ; le visage était pâle, maigre, grippé, l'appétit faible, le ventre indolent.

M. Dejaër, actuellement médecin en chef de l'hôpital militaire de Liége, attaché alors, en qualité d'interne, à l'hôpital Cochin, avait désigné, sur ses feuilles d'observation, cette maladie, sous le titre d'un lombago chronique.

Le lendemain de l'entrée, sur l'apparence de quelques symptômes gastriques, on prescrivit un émétique qui fut pris avec répugnance. Le malade vomit abondamment, et, au milieu des efforts, il cracha un peu de sang. Dès ce moment, il tomba dans un découragement extrême, et sembla pressentir les suites funestes du vomitif. Les traits s'altérèrent profondément; le pouls devint faible, peu régulier; il y eut encore un peu de crachement de sang; la respiration s'embarrassa de plus en plus, et la mort arriva le lendemain de l'administration de l'émétique.

Autopsie cadavérique. — L'aorte abdominale était affectée d'anévrisme, peu après sa sortie du diaphragme. Cette artère présentait une ouverture arrondie qui communiquait dans une tumeur énorme, remontant, à travers l'ouverture aortique, pour se dilater considérablement dans le médiastin postérieur. Le sac qui environnait cette tumeur était rempli par ces couches fibrineuses juxta-posées qui se rencontrent dans les anévrismes anciens : la plèvre le tapissait dans la poitrine, où il présentait, à sa partie supérieure, une déchirure qui avait laissé épancher beaucoup de sang dans cette cavité.

XLIIe OBSERVATION. *Anévrisme de l'aorte pectorale et de l'aorte abdominale, avec érosion des parois artérielles. — Hydropéricarde, etc.* — Lelong, serrurier, âgé de quarante ans, d'une constitution athlétique, éprouvait, depuis deux ans, une douleur assez vive dans la région du rein droit. Au commencement de l'hiver de l'an XIII, ses forces avaient diminué, et il lui survint, à cette époque, une disposition bilieuse avec un crachement de mucosités mêlées de sang, ce qui le décida à entrer à l'Hôtel-Dieu. Deux saignées arrêtèrent, en peu de jours, l'hémoptysie; mais la faiblesse augmenta; le visage s'œdématia, et Lelong sortit de cet hôpital dans un état de souffrance et de débilité qui le contraignit bientôt après d'entrer dans le nôtre. C'était au commencement de 1805. Il se plaignait toujours d'une douleur assez forte et continue à la région rénale; le pouls était plein, dur et fréquent.

On saigna le malade, et l'on prescrivit des boissons mucilagineuses nitrées.

Mais ces moyens n'apportèrent aucun changement; la douleur devint au contraire plus aiguë, vers la fin du mois, et elle s'étendait quelquefois dans le trajet du nerf sciatique droit.

Le 9 mars, il survint au côté droit, vers les 8e et 9e côtes, une douleur très vive qui parut diminuer celle des lombes; l'une et l'autre augmentaient à la pression.

Le 10, la douleur lombaire devint tout-à-coup intolérable et arracha des cris aigus au malade, qui disait éprouver dans les muscles de cette région des tressaillements qu'il nous fut impossible de reconnaître par le toucher. Une potion calmante procura du soulagement et un peu de sommeil.

Le 12, après une dispute assez vive avec sa femme, cet homme s'écrie tout-à-coup que sa douleur devient atroce. On a de nouveau recours aux calmants ; cependant, au bout d'une heure, il pâlit, ou plutôt il jaunit, et il demande à aller à la garde-robe ; mais il ne peut satisfaire le besoin qu'il croit ressentir ; son pouls devient excessivement fréquent et vif, moins fort et moins développé ; sa peau devient le siége d'une chaleur sèche et piquante ; ensuite il est pris de hoquet, de convulsions, fait des efforts violents et inutiles pour vomir ; enfin, son visage se couvre d'une sueur froide, et il perd connaissance. Replacé alors dans son lit, il revient à lui-même et se plaint, d'une voix faible et mourante, qu'il a perdu le sentiment dans toute la moitié inférieure du corps (1). On lui pince en effet fortement les cuisses et les jambes sans qu'il s'en aperçoive ; son pouls s'affaiblit de plus en plus, la parole expire sur ses lèvres ; il semble tomber dans le sommeil : il s'endort en effet, au bout de quelques minutes, mais d'un sommeil dont il ne devait plus se réveiller.

Autopsie cadavérique. — La cavité gauche de la poitrine contenait quelques onces de sérosité limpide et de couleur citrine. Les poumons étaient sains, si ce n'est qu'on trouva, dans chacun d'eux, à la partie supérieure, un tubercule au deuxième degré, de la grosseur d'une aveline, et que la surface de cette partie offrait quelque apparence de cicatrice.

Le péricarde contenait environ seize onces d'une sérosité limpide et verdâtre, et du reste était sain.

(1) Cette paraplégie nous paraît être due à l'interruption du cours du sang dans l'aorte abdominale.

Les cavités du cœur étaient presque entièrement vides de sang. Les parois du ventricule gauche étaient sensiblement épaissies, et sa cavité d'un tiers plus grande que dans l'état naturel. L'artère pulmonaire, la crosse de l'aorte et les branches qui en partent, étaient saines.

L'aorte descendante présentait, à son côté gauche, deux pouces au-dessus du diaphragme, une poche anévrismale du volume d'un œuf de poule. L'artère communiquait avec cette poche par une ouverture ovale dont le grand diamètre, dirigé suivant la longueur de ce vaisseau, avait près d'un pouce d'étendue. Les tuniques interne et moyenne étaient déchirées, renversées en dehors, en partie détruites, et la tunique extérieure avait concouru avec le tissu cellulaire environnant à former le sac anévrismal, dont les parois étaient denses, consistantes, d'une ligne environ d'épaisseur et lisses à leur face interne.

A l'ouverture du ventre, il s'écoula à peu près une livre de sérosité sanguinolente. Tout le tissu graisseux que le péritoine recouvre postérieurement, les épiploons gastro-hépatique et gastro-splénique, et une partie du mésentère, paraissaient infiltrés d'une grande quantité de sang noir et coagulé.

A la région du rein droit, on découvrit une tumeur oblongue, égalant par son volume la tête d'un enfant de dix ans, revêtue d'une couche très-épaisse de sang coagulé : cette couche étant enlevée, le rein parut dans son état naturel, et soulevé par une masse d'apparence charnue qui n'était autre chose qu'un second anévrisme quatre à cinq fois plus volumineux que le premier. Cet anévrisme était enveloppé par le pilier droit du diaphragme et la partie supérieure des muscles psoas du même côté, qui en avaient été fort distendus, et lui formaient en dehors et en devant une sorte de tunique musculaire. Sa cavité était remplie de concrétions fibrineuses d'autant plus consistantes qu'elles étaient plus extérieures. Son côté externe présentait une large crevasse par laquelle le sang s'était épanché dans le tissu cellulaire voisin ; son côté postérieur répondait au muscle carré des lombes : l'interne offrait deux autres ouvertures ; l'une, plus grande et postérieure, adhérait intimement par ses bords au côté droit du corps de la première et seconde vertèbres lombaires , usé assez profondément, sans aucune lésion du fibro-cartilage intermédiaire. La seconde ouverture, de forme ovale, dirigée selon la longueur de l'aorte, à la partie interne et postérieure de laquelle elle était placée, formait la communication de la tumeur avec cette artère ; le plus grand diamètre de l'ouverture avait environ un pouce et demi d'étendue. En examinant ses bords, on voyait des portions de la tunique fibreuse, qui étaient renversées en dehors et adhérentes à la poche anévrismale, avec laquelle elles semblaient se confondre en quelques endroits ; au-dessous l'aorte était d'un quart plus petite que dans l'état naturel.

Les différentes lésions pathologiques que nous venons de voir n'avaient donné, pendant la vie, aucun signe positif de leur existence. Après l'autopsie cadavérique, il nous devint facile d'expliquer la douleur que le malade avait éprouvée dans la région du rein et sur différents points de la poitrine ; mais ces douleurs, sur le vivant, pouvaient être attribuées à des causes bien différentes de celles qui les produisaient réellement.

Ce qu'il y a d'étonnant encore, c'est que le malade, examiné plusieurs fois avec toute l'attention possible, observé à l'hôpital durant un certain nombre de jours, n'ait aussi présenté presque aucun signe de la maladie organique du cœur dont l'ouverture nous a révélé l'existence. Car la dureté du pouls, symptôme assez constant dans l'hypertrophie du ventricule gauche, isolée de tout autre symptôme, ne suffisait pas pour établir le diagnostic.

On trouve dans Morgagni une observation qui offre beaucoup d'analogie avec la précédente (1).

ARTICLE II.

HISTOIRE GÉNÉRALE DE LA DILATATION ET DE L'ANÉVRISME DE L'AORTE.

§ I. *Formation et anatomie des divers genres d'anévrisme.*

1° De la dilatation de l'aorte suivant toute sa circonférence.

Nous avons fait voir, dans le chapitre premier, que l'un des effets de l'inflammation de l'aorte était la perte de l'élasticité et de la résistance naturelles à ses parois, propriétés beaucoup plus prononcées dans la membrane moyenne que dans les autres : cet effet est précisément la condition qui favorise le plus la dilatation du tube artériel. Tout le monde sait que la co-

(1) Lettre 40ᵉ, pag. 389 (trad. de MM. Desormeaux et Destouet).

lonne de sang qui coule dans l'aorte est animée d'un double mouvement, dont l'un s'exerce parallèlement à l'axe du vaisseau, tandis que l'autre s'exerçant perpendiculairement ou obliquement à cet axe, tend à éloigner l'une de l'autre les parois opposées de l'artère. C'est en vertu de la résistance et de l'élasticité de son tissu que l'aorte conserve son calibre naturel au milieu des efforts qui tendent à l'agrandir. Mais du moment où l'inflammation a privé ce tissu de ses moyens de réaction, la dilatation s'opère aisément, et son étendue augmente insensiblement en raison directe de l'énergie des puissances dilatantes et de la faiblesse de la résistance des parois. L'on voit donc que la phlegmasie du tissu artériel, qui accompagne la dilatation, en est un des principaux éléments. La dilatation dont nous traitons ici occupe tout le contour de l'aorte. Nous l'avons vue régner sur presque toute la longueur de cette artère; néanmoins son siége le plus ordinaire est dans la portion ascendante et dans la courbure de l'aorte. Les parois, en même temps qu'elles sont dilatées, sont épaissies, et l'on observe toutes les altérations que nous avons décrites dans le chapitre précédent. La dilatation est quelquefois énorme, au point que l'aorte a doublé, triplé et même quadruplé de volume, et qu'elle a une ressemblance assez frappante avec l'arc du colon : cette ressemblance est d'autant plus exacte que l'extérieur de l'artère présente souvent des bosselures analogues à celles de l'intestin indiqué. Des enfoncements intérieurs correspondent à ces saillies, et à l'endroit de ces *sinus* les parois sont amincies et demi-transparentes. On conçoit même que ces cavités, ces dilatations partielles sont le premier degré d'un anévrisme par rupture qui finit par se *greffer* en quelque sorte sur l'artère dilatée. On a cru pouvoir distinguer la dilatation générale de l'aorte de sa dilatation proprement anévrismale, en ce que la première n'est point accompagnée de coagulum lamelleux. Cette distinction n'est pas sans fondement : cependant elle n'est pas à l'abri de toute objection, puisque, chez l'individu de l'observation XXXVIe, nous avons trouvé un coagulum qui formait un véritable cylindre fibrineux, sans la présence duquel le sang se serait épanché à travers les ulcérations dont les parois de l'aorte étaient *criblées*. Dans ce cas la dilatation était fusiforme, et siégeait sur l'aorte pectorale descendante.

2° De la dilatation latérale et partielle de l'aorte, ou de l'anévrisme vrai des auteurs.

Quelquefois l'aorte, au lieu d'être dilatée dans tout son contour, ne l'est que dans une portion plus ou moins étendue. Cette dilatation partielle constitue l'anévrisme *vrai* des auteurs ; elle se rencontre ordinairement sur l'aorte sous-sternale et la crosse de cette artère. La partie antérieure et les parties latérales du vaisseau sont le siége de la dilatation, tandis que la paroi postérieure y participe à peine ou n'y participe aucunement. La dilatation est quelquefois si volumineuse qu'elle égale la grosseur d'une tête de fœtus à terme. La tumeur penche ordinairement vers le côté droit du thorax. Nous avons pu disséquer facilement les trois membranes artérielles dans plusieurs cas de ce genre ; elles nous ont constamment présenté des traces de phlegmasie, telles que les plaques osseuses, la rougeur, la suppuration athéromateuse, les ulcérations, etc. Nous avons trouvé dans la cavité du sac anévrismal des masses de coagulum, irrégulièrement entassées et rarement disposées par couches. Pour concevoir la formation de cet anévrisme, il suffit d'admettre une résistance moindre dans les parties qui se dilatent, ou une disposition plus favorable à l'action des causes dilatantes.

3° De l'anévrisme par ulcération des parois, ou de l'anévrisme faux des auteurs.

L'anévrisme par destruction ulcéreuse des membranes interne et moyenne est le seul dont l'illustre Scarpa admette l'existence. Nous avons prouvé que l'anévrisme vrai n'était point une pure chimère, comme le prétend le célèbre chirurgien de Pavie, mais une maladie constatée par l'observation la plus directe. Nous ajouterons que ce n'est même que par une sorte d'abus de langage que l'on peut accorder le nom d'anévrisme à l'affection que nous décrivons maintenant, puisque cette dernière ne consiste point dans une dilatation, mais dans une destruction des parois, et, par suite, dans une tumeur sanguine à laquelle les parties environnantes prêtent, pour ainsi dire, une enveloppe étrangère. L'ulcération, dans ce cas, est la maladie principale, tandis que la formation d'un sac, dit anévrismal, n'est qu'un accident, de même que dans *l'anévrisme faux primitif* la blessure de l'artère est la véritable maladie, et que l'épanchement sanguin n'en est qu'une circonstance, qu'un symptôme. Il serait à désirer que l'on ne confondît pas sous une même dénomination des affections tout-à-fait différentes, et que l'expression d'anévrisme, rendue à sa signification étymologique, fût exclusivement consacrée à désigner la dilatation des artères.

Le mécanisme de la formation de ce qu'on appelle anévrisme par érosion des parois de l'aorte est facile à comprendre. Lorsque les membranes interne et moyenne ont été détruites par une ulcération plus ou moins étendue, le sang, animé d'un mouvement latéral, soulève peu à peu la membrane celluleuse, s'infiltre dans les environs, la distend, s'accumule, et finit par former une tumeur plus ou moins volumineuse. Les expériences faites par Nicholls devant la société royale de Londres, et répétées par un grand nombre d'auteurs, ont prouvé que, quand les membranes interne et moyenne d'une artère sont divisées, et qu'on injecte de l'eau ou de l'air dans le vaisseau, la membrane externe se gonfle de manière à former un petit sac anévrismal. Ainsi donc, dans le cas de destruction des membranes interne et moyenne, la membrane celluleuse soutient seule l'effort latéral du sang, et, lorsque sa résistance est vaincue, elle s'étend, et se déploie de manière à constituer une poche dans laquelle le sang s'accumule. Cependant la distension faisant des progrès continuels, la mem-

brane celluleuse s'ouvre elle-même, et la gaîne du
vaisseau arrête à son tour l'effusion du sang ; enfin
lorsque la gaîne a aussi cédé, les parties environnantes, quelle que soit leur texture, concourent à
la formation du sac. L'inflammation intérieure, source
première de tous les phénomènes, se communique
successivement à toutes les parties environnantes,
les rend plus fragiles, mais les épaissit et les agglu-
tine par le moyen de la matière lymphatique dont elle
détermine la sécrétion. Tel est le mode de formation du
sac, dans le cas d'ulcération des membranes artérielles.

Il arrive quelquefois que le sac s'effectue d'une manière un peu différente. Les plaques calcaires, dont
nous avons si souvent parlé, déchirent et coupent
en quelque sorte, dans certains cas, les couches intérieures de l'aorte : il en résulte une gerçure, une
fente étroite dans laquelle le sang s'infiltre pour soulever ensuite la membrane celluleuse et déterminer
enfin un véritable kyste. Dans un cas de ce genre,
M. Laennec a vu la membrane celluleuse séparée des
autres, et, pour ainsi dire, *disséquée*, dans une très
grande étendue; depuis le commencement de l'aorte
descendante jusqu'à l'origine des iliaques primitives,
sa membrane externe était décollée de la fibrineuse,
de manière qu'au premier coup d'œil on aurait pu
croire que le canal de l'aorte était divisé par une
cloison médiane. Cette observation très curieuse d'a-
névrisme disséquant de l'aorte est la seule que
nous connaissions (1). Nous avons seulement trouvé

(1) *Auscult. méd.*, tom. II, p. 411.

des infiltrations circonscrites autour des ulcérations de l'aorte, ou bien autour des gerçures produites comme nous l'avons exposé ci-dessus. A l'ouverture du corps de Georges II, roi d'Angleterre, Nicholls observa un accident semblable. L'aorte présentait une fissure transversale, longue d'un pouce et demi, par laquelle un peu de sang avait tout récemment passé sous la membrane externe, et formait une ecchymose élevée (1). M. Hodgson a fait aussi la même observation. C'est en général dans le sens transversal que s'opère la destruction des membranes de l'aorte ; elle peut être cependant longitudinale ou circulaire.

Les cas où les anévrismes ont été produits par le mécanisme que nous venons de décrire sont très nombreux. On peut consulter, à cet égard, les recherches de Lancisi, Guattani, Morgagni, Desault, Warner, Scarpa, Home, Hodgson, etc.

4° De l'anévrisme mixte.

Les pathologistes entendent par cette dénomination une affection qui consiste dans une dilatation des parois artérielles, suivie de leur rupture, et de l'épanchement d'une certaine quantité de sang au-dessous de la membrane celluleuse, qu'il distend en forme de sac. C'est, comme son nom l'indique, une combinaison de l'anévrisme *vrai* et de l'anévrisme *faux* des auteurs. Un grand nombre de tumeurs anévrismales se forment de la manière suivante. Les parois commencent par éprouver une dilatation à la-

______

(1) *Philosophical transactions*, etc., vol. LII, p. 269.

quelle prennent part toutes les membranes ; mais , au bout d'un certain temps , les membranes interne et moyenne s'ouvrent , et l'externe , plus extensible , concourt seule à la composition du sac (1). Nous n'avons jamais eu l'occasion d'observer cette variété de l'anévrisme signalée par Haller et MM. Dubois et Dupuytren , dans laquelle la membrane interne de l'artère, dilatée , fait hernie à travers les membranes interne et externe , et constitue le kyste anévrismal (2).

Que le kyste, succédant à une destruction des parois artérielles , ait été précédé ou non de leur dilatation , il communique dans la cavité de l'aorte par une ouverture plus étroite que son fond, circonscrite par un bord saillant, et correspondante à une sorte d'étranglement extérieur. Cette disposition a été parfaitement décrite par Scarpa, et représentée avec une rare exactitude dans les planches qu'il a jointes à son excellent ouvrage sur l'anévrisme.

Corvisart a émis sur le mode de développement de l'anévrisme une opinion qu'il n'est pas inutile de faire connaître, et qui est fondée sur deux observations qu'il a recueillies à ce sujet. Dans la première , il trouva une tumeur de la grosseur d'une noix à la partie antérieure de l'aorte : elle était formée par un kyste fibreux dont les parois avaient environ deux lignes d'épaisseur, « et qui renfermait une sub-
» stance moins consistante que du suif, et d'une cou-
» leur rouge foncé, assez semblable aux caillots de

(1) C'est l'anévrisme *mixte externe* des auteurs.
(2) C'est l'anévrisme *mixte interne*.

» sang anciennement formés qui adhèrent à l'inté-
» rieur des parois des poches anévrismales.... Les
» couches externes de l'aorte, à l'endroit correspon-
» dant à la cavité du kyste, étaient détruites, et l'é-
» paisseur des parois était, dans ce lieu seulement,
» infiniment moins considérable que dans tout autre
» point. » Corvisart ne put apercevoir de communication entre ce kyste et la cavité de l'aorte; il
vit seulement une tache grisâtre, livide, répondant à
la base même du kyste. Une tumeur tout-à-fait semblable, mais un peu moins volumineuse, adhérait à
l'aorte, au-dessus du tronc cœliaque. Dans la seconde
observation, simplement indiquée par le même auteur, on voyait sur l'aorte ventrale *deux* ou *trois* tumeurs tout-à-fait semblables aux précédentes; les
artères iliaques primitives en présentaient aussi chacune *une* ou *deux*. D'après ces faits, Corvisart
pense que, si le malade eût vécu plus long-temps,
les tumeurs auraient tout-à-fait usé les parois de
l'artère; et qu'alors « le sang aurait pu passer plus
» librement dans la cavité de ce kyste subitement
» transformé en tumeur sanguine. » Cette opinion,
ou plutôt cette hypothèse, nous paraît peu probable.
Les faits rapportés par Corvisart semblent plus
propres à prouver une des terminaisons les plus heureuses des tumeurs anévrismales, et dans laquelle,
après l'absorption de la majeure partie du coagulum, la tumeur se transforme en une sorte de nœud
fibreux. M. Hodgson, qui cite dans son ouvrage
les faits indiqués de Corvisart, les regarde comme

des preuves de ce mode de guérison *spontanée* de l'anévrisme, et nous adoptons entièrement son sentiment, qu'il fortifie par des observations qui lui sont propres.

Nous avons exposé plus haut comment la membrane externe, plus extensible que les autres, se prêtait à la formation d'un kyste anévrismal. D'après cette idée, il suffirait, pour empêcher cette formation, de dépouiller l'aorte de sa membrane celluleuse. La nature a fait, pour ainsi dire, elle-même cette expérience. En effet l'aorte, à son origine, fortifiée par un repli du péricarde, est dépourvue de tunique celluleuse. Eh bien, la destruction des membranes, dans ce point, est suivie d'une perforation et d'un épanchement sanguin dans le péricarde, et la formation d'un sac anévrismal n'a point lieu.

A mesure qu'une tumeur anévrismale augmente de volume, elle s'enveloppe de toutes les parties voisines, se les approprie, et s'en compose une sorte de kyste. Les membranes, les muscles, les os même concourent à la formation du sac : les viscères remplissent des fonctions analogues quand la maladie a son siége dans le thorax ou dans l'abdomen, et les membranes qui entrent dans leur structure ayant été distendues outre mesure, le sac s'ouvre enfin dans leur cavité. D'autres fois ce n'est pas par une distension démesurée, mais par la propagation de l'inflammation que l'anévrisme se rompt. Quoi qu'il en soit, c'est par leur rupture dans les poumons, les bronches, l'œsophage, l'estomac, les intestins, la vessie, etc., que les anévrismes deviennent fréquemment funestes. Il résulte de toutes ces considérations que le volume de la tumeur anévrismale dépend de la nature des parties qui l'entourent, de leur plus ou moins grande extensibilité, de la quantité du tissu cellulaire qu'elles contiennent, etc. (1); c'est pour cette raison que l'anévrisme des artères de l'encéphale est extrêmement rare, et qu'une lésion capable de déterminer ailleurs cette maladie est ici suivie d'une apoplexie plus ou moins grave.

Un des phénomènes anatomiques les plus remarquables qui accompagnent en général la formation de l'anévrisme, c'est l'accumulation d'une portion de la fibrine du sang dans l'intérieur du sac. Cette sorte de dépôt ou de *cristallisation* s'opère par des couches successives, juxtaposées ou concentriques, semblables, sous ce point de vue, à celles qui entrent dans la composition des calculs urinaires, mais avec cette différence, que, dans ceux-ci, ce sont les couches intérieures qui sont formées les premières, tandis que le contraire a lieu dans les coagulum anévrismaux. Les lames qui concourent à la formation du coagulum ont une ressemblance assez exacte avec de la chair qui a été décolorée par l'ébullition. Dans notre 36e observation, on observait dans la masse sanguine concrétée des traces évidentes d'organisation. Les couches les plus récemment déposées, macérées, pour ainsi dire, dans le sang, avaient une couleur d'un blanc grisâtre, parsemé de plaques d'un rouge

----

(1) Dans l'observation 42e, le volume de la tumeur égalait celui de la tête d'un enfant de dix ans.

vif, formées de vaisseaux sanguins disposés en réseaux; la surface en contact immédiat avec le sang
avait un aspect poli, membraniforme, et ridé comme
la membrane interne du vagin; les lames les plus
récentes n'adhérant aux autres que par quelques
points, étaient presque flottantes; mais les couches
augmentaient de densité à mesure qu'on les examinait
plus près des parois aortiques, et elles adhéraient
entre elles par un tissu cellulaire floconneux et comme
lanugineux; les plus extérieures s'étaient organisées de
manière à former une espèce de réseau fibrineux, dont
l'aspect rappelait celui de l'intérieur des cavités ventriculaires (1).

Il est évident que le coagulum lamelleux ne se
forme que par la précipitation successive d'une portion de la fibrine du sang. On le rencontre plus
souvent dans les anévrismes par *rupture* que dans
les anévrismes par *dilatation*; cependant il peut arriver, et nous en avons fourni des exemples, que
l'on ne trouve pas de coagulum dans les premiers,
et que les seconds en présentent; mais, en général,
les anévrismes vrais contiennent simplement des caillots de sang confusément entassés, et sans arrangement
déterminé.

On ne peut expliquer la formation du coagulum
anévrismatique que par la stagnation du sang dans
le sac du même nom. Il est démontré par l'observation que la coagulation de ce liquide a lieu toutes les

(1) Consultez les recherches intéressantes de sir Everard Home, sur
l'organisation du caillot du sang, dans les Transactions philosophiques.

fois que son cours est interrompu ; de là les concrétions qui se rencontrent dans les cavités du cœur, dans les veines, les artères, par suite d'un obstacle à la circulation.

Il paraît aussi que certaines concrétions sanguines, adhérentes aux parois des vaisseaux, se produisent sous l'influence d'un état pathologique, probablement inflammatoire, de leur membrane interne ; mais il ne faut pas croire, avec certains auteurs, que toute concrétion sanguine suppose l'existence d'une phlegmasie préalable.

L'épaisseur et le volume des coagulum anévrismaux présentent de grandes variétés : nous en avons trouvé qui avaient plus d'un pouce d'épaisseur, et le volume des deux poings. Lorsque le coagulum existe tout autour de l'artère, son épaisseur est plus considérable du côté où la tumeur anévrismale est le plus saillante. Le nombre des lames est proportionnel à cette épaisseur. M. Laennec a trouvé quelques unes de ces lames si compactes, qu'elles avaient la consistance de la corne ramollie par une forte chaleur.

Enfin les couches qui entrent dans la composition d'un coagulum n'ont pas toutes la même longueur. Dans notre 36ᵉ observation, ces couches formaient des cylindres emboîtés, dont les plus intérieurs étaient les plus courts, de telle sorte que les extrémités du coagulum étaient minces et comme tranchantes, et que celui-ci, considéré d'une manière générale, avait une disposition fusiforme.

§ II. *De l'influence des anévrismes de l'aorte sur les parties avec lesquelles ils se trouvent en contact.*

Les effets mécaniques, physiologiques ou pathologiques que produisent les tumeurs anévrismales sur les parties qui les entourent, varient suivant un grand nombre de circonstances, parmi lesquelles il faut ranger leur volume, leur nature, leur position.

L'un de ces effets les plus remarquables est l'usure, la corrosion des os qui concourent en quelque sorte à la composition du sac : ces os sont le sternum, les clavicules, les vertèbres, et quelquefois l'os des îles. Une circonstance assez singulière consiste en ce que les tissus fibro-cartilagineux restent souvent intacts au milieu des destructions des os les plus profondes. Quelques anciens pathologistes prétendaient, ce qui est tout-à-fait faux, que le sang avait sur l'os une action chimique, en vertu de laquelle il en opérait la dissolution ; d'autres ont attribué cet effet à l'impulsion du sang et aux battements de la tumeur ; ils considèrent par conséquent la destruction de l'os comme une sorte d'usure produite par une action purement mécanique : telle est l'opinion de Corvisart et de M. Laennec. Hunter et Scarpa regardent cette sorte de carie comme provenant de l'absorption de la matière terreuse, par suite de la pression du sac.

Nous sommes loin de vouloir nier l'influence mécanique des tumeurs anévrismales sur les os, mais nous pensons que la destruction de ces parties n'est pas une action purement mécanique, qu'elle dépend aussi, du moins dans certains cas, d'une phlegmasie du tissu osseux. Nous avons vu que l'aorte anévrismée présentait des traces plus ou moins marquées d'inflammation; que la tumeur déterminait la même maladie dans les parties environnantes, et qu'elle en marchait, pour ainsi dire, précédée. Or, pourquoi le tissu osseux ne s'enflammerait-il pas comme les autres parties? Voudrait-on objecter l'intégrité dans laquelle se trouvent ordinairement les cartilages intervertébraux ou autres? Nous répondrons que ce phénomène fortifie notre opinion, au lieu de la combattre. Les fibro-cartilages, en effet, protégés par leur souplesse et leur élasticité, par leur texture presque inorganique, s'enflamment beaucoup plus difficilement que les os. Ainsi, dans les caries du genou, il n'est pas rare de rencontrer les fibro-cartilages semi-lunaires tout-à-fait sains, etc. (Voyez le Mémoire de M. Cruveilhier, inséré dans les Arch. génér. de méd.)

Si la carie des os était un effet purement mécanique, comment expliquer pourquoi des tumeurs très volumineuses, accompagnées de battements énormes, ne déterminent aucune altération des os, tandis que le contraire a lieu par des anévrismes du plus petit volume? Ce phénomène très remarquable se conçoit facilement, au contraire, en admettant que l'inflammation joue un rôle très actif dans l'altération dont il s'agit.

Dans quelques cas, les tumeurs anévrismales ne produisent point l'érosion des os, mais les amincissent, les atrophient, pour ainsi dire, les soulèvent, les déplacent et les désarticulent. C'est ainsi que Corvisart rapporte un cas dans lequel la clavicule n'avait point été *usée*, mais luxée, par la pression de la tumeur, à son extrémité sternale.

M. Hodgson dit que, dans les cas où le périoste concourt à la formation du sac anévrismal, ses vaisseaux continuent à sécréter une matière terreuse qui quelquefois a été assez abondante pour envelopper une partie considérable de la tumeur.

Les tumeurs anévrismales ne se bornent pas à détruire les os avec lesquels elles sont en contact; lorsque l'altération de ceux-ci est complète, elles distendent les parties sous-jacentes, les téguments, par exemple, les enflamment, et se font jour à travers les ulcérations qu'elles déterminent. C'est par un tel mécanisme que surviennent les hémorrhagies foudroyantes qui terminent si souvent la vie des sujets anévrismatiques. Ce n'est pas toujours par la rupture du sac anévrismal à l'extérieur que la mort arrive ; cette rupture peut se faire dans des parties très différentes, suivant le siége de l'anévrisme. M. Laennec rapporte une observation dans laquelle une tumeur anévrismale s'était rompue dans les cellules mêmes des poumons. Souvent l'anévrisme de l'aorte ascendante ou de la crosse comprime la trachée-artère ou l'une des bronches, les aplatit, les déforme, en détermine l'ulcération et la perforation, et finit, en s'y ouvrant, par produire une hémoptysie subitement mortelle. On peut ajouter aux observations des auteurs, relatives à cet accident, notre 39e. On a vu mais plus rarement, la tumeur anévrismale se faire jour à travers une perforation de l'œsophage. Dans ce cas, dont notre 40e observation fournit un exemple remarquable, les malades périssent dans un vomissement de sang.

D'autres fois l'anévrisme se rompt à l'origine même de l'aorte, et détermine un épanchement mortel dans le péricarde.

On a vu des anévrismes de l'aorte s'ouvrir dans l'artère pulmonaire. MM. Payen et Zeinck ont présenté à la société de la faculté de médecine un exemple de ce genre ; le docteur Wels en a rapporté un dans les transactions d'une société médicale et chirurgicale de Londres.

Le médiastin postérieur, la cavité de la plèvre, surtout de la gauche, sont les endroits où s'ouvrent le plus souvent les anévrismes de l'aorte pectorale.

M. Laennec pense que les anévrismes, après avoir détruit complètement le corps des vertèbres, pourraient s'épancher dans le canal rachidien.

Le même auteur a vu un anévrisme de l'aorte descendante qui avait comprimé et détruit le canal thoracique et produit l'engorgement de tous les vaisseaux lactés.

Nous avons vu plusieurs fois des tumeurs anévrismales exercer une compression considérable sur la veine cave, soit ascendante soit descendante ; il pourrait arriver que la tumeur anévrismale se frayât une ouverture dans cette veine, et produisît ce qu'on pourrait appeler un anévrisme variqueux de la veine cave, analogue à ceux des veines du pli du bras, du jarret, etc. Nous avons connaissance d'un cas où la pression d'un groupe de tumeurs anévrismales de la crosse de l'aorte détermina une compression de la veine cave supérieure telle qu'il en résulta plusieurs attaques d'apoplexie, et un engorgement œdémateux de la face. Corvisart cite un fait analogue.

Quel que soit d'ailleurs le siége des tumeurs anévrismales, il est évident qu'un de leurs effets inévitables consiste dans une compression plus ou moins forte des organes environnants. Dans la poitrine, les poumons, les bronches, l'œsophage, les gros vaisseaux sont les organes sur lesquels s'exerce cette compression. Dans l'abdomen, les organes, plus mobiles, et d'ailleurs moins importants pour la plupart, fuient en quelque sorte devant la tumeur et souffrent peu de son action mécanique.

Lorsque la tumeur se développe vers l'origine de la cœliaque ou au-dessous, elle est bridée en quelque sorte dans sa marche par les piliers du diaphragme, qui concourent à la formation du kyste et lui fournissent une enveloppe musculaire, cas dont nous avons rapporté un exemple.

On conçoit que les anévrismes de l'aorte ventrale peuvent se faire jour dans les divers viscères de l'abdomen, tels que l'intestin, la vessie, etc. Leur compression sur les nerfs et les vaisseaux qui s'y rencontrent peut aussi devenir la source de phénomènes particuliers.

Un effet assez remarquable encore des anévrismes

de l'aorte, c'est l'oblitération d'une artère adjacente par la pression qu'ils exercent sur elle. MM. Astley Cooper et Hodgson ont vu, l'un l'artère carotide commune, l'autre la sous-clavière gauche oblitérées par ce mécanisme.

§ III. *Des signes et du diagnostic de l'anévrisme de l'aorte.*

Vésale est le premier qui ait reconnu sur le vivant l'existence d'un anévrisme de l'aorte; il annonça cette maladie chez un individu qui portait une tumeur pulsatile aux environs des vertèbres du dos. Ce diagnostic, vraiment audacieux pour le temps où vécut Vésale, ne fut regardé comme certain par les autres médecins qui voyaient le malade, qu'après que l'ouverture du cadavre leur eut montré l'aorte dilatée au point d'égaler presque la grosseur d'un œuf d'autruche... *ut ovi struthiocameli magnitudinem fere æquaret.* Fernel avait aussi donné comme signe de l'anévrisme des artères intérieures une pulsation violente (*vehemens pulsatio*); mais, ainsi que le remarque Morgagni, outre que ce n'était de la part de Fernel qu'une simple conjecture, toute pulsation, quoique très violente, ne dépend pas d'un anévrisme. Aussi le célèbre Baillou, comme il l'avoue avec une noble candeur, ne reconnut-il, sur un certain Jean Formagée, l'existence d'un anévrisme de l'aorte qu'après avoir fait l'ouverture de son corps : et néanmoins ce Formagée avait présenté pendant sa vie des battements très violents dans l'hypochondre, puisque

Baillou dit qu'il ne se souvenait pas d'avoir jamais palpé un hypochondre où l'on sentît des pulsations d'une si grande force : *numquam memoria sua tam alte palpitans, pulsansque hypochondrium contigerat.*

Si vous parcourez d'ailleurs les auteurs qui ont écrit sur le diagnostic de l'anévrisme de l'aorte, vous verrez qu'ils n'ont jamais reconnu la maladie que dans les cas où elle formait à l'extérieur du corps un relief plus ou moins saillant ; et vous trouverez même plusieurs cas où la maladie ne fut aucunement soupçonnée pendant la vie, et quelques uns où elle ne fut pas même reconnue après la mort, comme l'ouvrage de Senac en fournit un rare exemple (1).

Enfin, malgré les vives lumières répandues dans ces derniers temps sur les signes des maladies du cœur et des poumons, le diagnostic de l'anévrisme de l'aorte restait encore enveloppé de quelques ténèbres. Les observations que nous avons rapportées, et les recherches qui nous sont propres, pourront peut-être contribuer à dissiper les restes d'une obscurité dont la médecine s'afflige.

On peut distinguer les signes de l'anévrisme de l'aorte, en idiopathiques ou propres, et en sympathiques ou éloignés. Les premiers sont les plus importants pour la certitude du diagnostic.

Suivant Corvisart, dont personne ne contestera la sagacité profonde, le diagnostic des anévrismes de l'aorte offre toujours quelque obscurité quand la

(1) *De la structure du cœur*, tom. II, pag. 389 et suiv.

dilatation ne se prononce point au dehors, tandis qu'il devient évident lorsque la tumeur se présente à l'œil et au toucher du praticien. Or, les symptômes qui font reconnaître un anévrisme de l'aorte proéminent à l'extérieur sont, la tumeur elle-même, et les battements isochrones à ceux du pouls, battements d'expansion et de soulèvement qu'il ne faut pas confondre avec ceux qui accompagnent l'aortite pure et simple ou qui sont produits par *l'anévrisme simulé*. C'est le signe déjà mentionné de Vésale et de Fernel.

Examinons maintenant les signes que Corvisart regarde comme les plus propres à faire soupçonner ou même à faire reconnaître l'existence des anévrismes qui ne sont pas encore sensibles à la vue ni au toucher. Voici ces signes :

1° Un sifflement particulier quand le malade parle ou respire. — D'abord, ce signe n'existe qu'autant que la tumeur est placée de manière à comprimer la trachée-artère ou les bronches ; il est donc purement accidentel : ensuite il peut être produit, comme Corvisart en cite lui-même un exemple, par des lésions autres que l'anévrisme de l'aorte (1).

2° Un bruissement sensible à la main, qui existe au-dessus du lieu où se trouve placé le cœur, cet organe battant dans sa place accoutumée. — Nous pensons

(1) Quelques individus, affectés d'anévrismes de la crosse de l'aorte, éprouvent le sentiment d'un tiraillement du larynx ; leur voix devient rauque ou même s'éteint entièrement. Ces phénomènes ne pourraient-ils pas s'expliquer par le tiraillement que la tumeur fait éprouver au nerf récurrent, qui se contourne, comme on sait, autour de la crosse de l'aorte.

que ce signe mérite une sérieuse considération : il était très prononcé chez le malade de notre 38e observation ; mais il paraît qu'il n'est pas constant, puisque M. Laennec ne l'a jamais rencontré que dans les cas où la tumeur était déjà visible à l'extérieur, et qu'on ne le trouve point indiqué dans les observations des auteurs, non plus que dans plusieurs des nôtres.

3° L'obscurité du son que rend la partie supérieure et moyenne de la poitrine quand on la frappe. — Mais combien d'autres maladies peuvent produire le même phénomène ! et dans combien de dilatations anévrismales de l'aorte, au contraire, la poitrine ne résonne-t-elle pas assez bien dans la région du sternum ?

4° La petitesse, l'irrégularité du pouls ; quelquefois son inégalité aux deux avant-bras. — Mais, outre que ces phénomènes ne sont rien moins que constants, une foule d'affections différentes de l'anévrisme peuvent les produire : telles sont les maladies des orifices du cœur, les ossifications des artères qui naissent de la crosse de l'aorte, etc.

Tous ces symptômes ne sauraient donc être comptés au nombre des signes, en quelque sorte pathognomoniques de l'anévrisme de l'aorte, pour nous servir de l'expression de Corvisart. En leur accordant même toute l'importance qui leur a été attachée, n'est-il pas évident qu'ils ne serviraient qu'à faire reconnaître l'anévrisme de la portion ascendante de l'aorte, et qu'ils ne seraient d'aucune valeur pour le diagnostic des anévrismes de l'aorte pectorale descendante, et surtout de l'aorte abdominale ?

Il résulte de la discussion à laquelle nous venons de nous livrer qu'à l'époque où écrivait Corvisart il n'existait aucun moyen sûr de reconnaître l'anévrisme de l'aorte, si ce n'est dans les cas où la tumeur pouvait être sentie extérieurement, cas qui se réduisent aux anévrismes de l'aorte ventrale, et au très petit nombre de ceux de l'aorte ascendante qui, après avoir soulevé ou détruit le sternum, les cartilages des côtes, les clavicules, forment un relief plus ou moins marqué; encore dans ces circonstances mêmes pouvait-on se tromper, ainsi que M. Laennec en rapporte un exemple (*De l'auscult. méd.*, tom. II, p. 437). Nous pourrions citer plusieurs exemples de semblables méprises. Ce n'est pas que les signes indiqués par Corvisart doivent être négligés; nous pensons au contraire que, réunis à ceux fournis par l'auscultation, ils donneront au diagnostic une certitude plus complète (1).

Nous avons vu que Corvisart regardait le diagnostic comme extrêmement facile lorsque la tumeur était saillante à l'extérieur et sensible à l'œil ou au toucher. Certainement nous ne pouvons pas donner à ces sens un tel degré de finesse qu'ils puissent reconnaître l'anévrisme lors même qu'il est encore caché plus ou moins profondément dans l'intérieur des cavités splanchniques; mais il est un autre sens qui peut remplacer en quelque sorte la vue et le toucher im-

(1) Les douleurs *térébrantes* du dos et des lombes, les douleurs d'une nature quelconque qui accompagnent quelquefois l'anévrisme, sont un signe trop équivoque, trop peu constant d'ailleurs, pour qu'on puisse le considérer comme pathognomonique.

médiat : nous voulons dire, l'oreille, soit seule, soit armée du stéthoscope, et nous avons l'assurance que, par son intermédiaire, le diagnostic des anévrismes de l'aorte ne présente pas plus de difficultés que celui des maladies du cœur ou des poumons.

M. Laennec, dans son ouvrage sur l'auscultation médiate, s'exprime ainsi, en parlant de cet ingénieux mode d'exploration. « Je ne sais trop encore jusqu'à » quel point l'auscultation médiate pourra servir à » établir le diagnostic des anévrismes de l'aorte ; j'en » ai peu rencontré depuis le commencement de mes » recherches. Quelques uns de ces faits donnent l'es- » pérance et même la certitude que, dans plusieurs » cas au moins, le cylindre fera reconnaître la mala- » die avant qu'elle ait produit aucun symptôme local » ou général grave ; d'autres, au contraire, prouvent » qu'un *anévrisme très volumineux* de l'aorte pecto- » rale peut exister sans que l'auscultation le fasse re- » connaître, surtout si l'on n'a d'ailleurs aucun motif » d'en soupçonner l'existence. » Nos observations 37ᵉ et 38ᵉ, dans lesquelles nous avons reconnu l'anévrisme de l'aorte, bien qu'il ne fît encore aucune saillie exté- rieurement, nous ont en quelque sorte forcé de pren- dre le parti de l'auscultation contre son célèbre inven- teur lui-même. D'ailleurs il ne serait peut-être pas impossible de concilier nos opinions. M. Laennec con- vient que le seul signe caractéristique vraiment pa- thognomonique de l'anévrisme de l'aorte consiste en des battements simples que l'auscultation fait recon- naître dans la région correspondante à la tumeur anévrismale. C'est au moyen de ce signe que M. Laennec a *diagnostiqué* deux anévrismes de l'aorte ventrale dont le diagnostic aurait été fort incertain par la seule application de la main. » C'est à la faveur de ce signe que le même médecin a reconnu deux cas de dilatation de l'aorte ascendante ; enfin c'est encore par le moyen de ce même signe que nous avons reconnu de notre côté l'anévrisme de l'aorte sous-sternale dont étaient atteints les sujets des observations 37ᵉ et 38ᵉ. Que peut-on objecter à ces faits ? Comme il est, pour ainsi dire, physiquement impossible que les battements indiqués n'existent pas dans tous les cas du même genre, on peut se croire en droit d'en conclure qu'au moyen d'une exploration assez attentive le diagnostic sera toujours rigoureusement possible.

Il est vrai que M. Laennec rapporte qu'il lui est arrivé trois fois, depuis qu'il fait usage du cylindre, de méconnaître des anévrismes de l'aorte sous-sternale ; mais remarquez que, dans ces trois cas, le cylindre, ainsi que M. Laennec a eu soin de le noter, n'avait pas été appliqué sur le sternum. Ces faits, loin de prouver contre la certitude des signes fournis par l'auscultation, la font en quelque sorte ressortir davantage, en même temps qu'ils démontrent l'incertitude de tous les autres ; car, nous ne doutons point que M. Laennec n'eût reconnu l'anévrisme dans les trois cas en question, s'il eût appliqué le cylindre sur le sternum, tandis que tous les autres moyens d'exploration n'ont pu suffire à cet excellent observateur pour lui faire reconnaître la maladie.

Si l'on s'est bien pénétré de toutes les considérations dans lesquelles nous venons d'entrer, on con-
viendra avec nous que l'auscultation offre un moyen
précieux de reconnaître les anévrismes de l'aorte.
Mais les battements simples que la tumeur fait entendre, et qui en révèlent l'existence, exigent que
nous les étudiions maintenant avec quelques détails.

Lorsque l'anévrisme occupe l'aorte sous-sternale,
les battements se font entendre sous le sternum et sous
les cartilages des côtes, dans une étendue plus ou
moins considérable, selon le volume de la tumeur.
On entendra ces battements d'autant plus facilement
que les parties osseuses avec lesquelles la tumeur est
en contact transmettent, avec une intensité remarquable, les vibrations sonores : cette circonstance,
si favorable à leur transmission, avait sans doute
échappé à l'attention de M. Laennec, lorsqu'il a dit
que les anévrismes de l'aorte pectorale, même très
volumineux, pourraient exister sans que le cylindre les fît reconnaître (1), tandis que le même moyen
permettrait de reconnaître, avec la plus grande facilité, les anévrismes de l'aorte ventrale, moins
heureusement placée que l'aorte sous-sternale, pour
propager, non pas les impulsions, mais le bruit de
la tumeur.

Les anévrismes de l'aorte pectorale descendante,
et surtout ceux qui rongent la colonne vertébrale, ma-
nifesteront leur existence par des battements simples,

(1) *Ouv. cit.*, tom. II, pag. 438.

correspondant aux vertèbres corrodées, signe d'autant plus certain, que, comme le fait très bien remarquer M. Laennec, les contractions doubles du cœur s'entendent très rarement dans le dos.

Enfin, « des battements énormes qui font mal à » l'oreille, et de l'intensité desquels la main ne peut » donner une idée, lors même qu'elle les sent très » distinctement », existant dans la région de l'aorte abdominale, indiqueront l'existence d'un anévrisme de cette artère.

Il est important de savoir distinguer les battements que nous venons de signaler d'avec tout autre battement, sans quoi le diagnostic des anévrismes de l'aorte retomberait dans l'obscurité d'où nous avons essayé de le faire sortir. Dans les cas où l'anévrisme occupe l'aorte sous - sternale, les battements dont il est accompagné pourraient être pris pour ceux des ventricules du cœur; mais les battements produits par la tumeur anévrismale diffèrent de ceux du cœur par l'intensité du bruit qui les accompagne, et qui est en quelque sorte si éclatant qu'il blesse l'oreille. Comme les battements aortiques, par une sorte de retentissement, peuvent se faire entendre dans des points plus ou moins éloignés, et, notamment dans la région précordiale, et qu'ils sont compliqués quelquefois d'une sorte de bruit de soufflet, on pourrait croire à l'existence d'un rétrécissement des orifices artériels du cœur. Cependant on évitera assez facilement cette erreur, en considérant que ces battements sont beaucoup plus forts dans la région correspondante à l'anévrisme, que partout ailleurs. Il existe réellement dans la nature des pulsations aortiques, des caractères si distinctifs, qu'il nous paraît difficile qu'on puisse les méconnaître quand on les a entendus une fois. Mais il faut avouer que ces nuances caractéristiques sont très difficiles à décrire; qu'elles échappent à l'expression, et que l'oreille seule, par une sorte de tact médical qui lui est propre, est capable de bien les saisir, de les *analyser*.

Nous avons dit précédemment que l'on observait quelquefois dans la région abdominale des battements très forts, bien que l'aorte ne fût le siége d'aucune tumeur anévrismale. Que ces battements soient le résultat d'une inflammation ou d'un spasme de l'aorte, ou qu'ils ne soient autre chose que les battements naturels de cette artère, transmis avec une sorte de renforcement par quelque tumeur abdominale, on les distinguera des pulsations vraiment *anévrismales*, en ce que leur bruit est beaucoup moins fort, leur impulsion moins étendue, et que l'on reconnaît, au moyen du cylindre, que l'aorte n'a changé de forme, ni de dimension. Le bruit de soufflet qui peut les accompagner, nous semble un caractère beaucoup plus équivoque que les précédents.

Mais comment expliquer maintenant la violence des battements d'une artère anévrismée? Il semblerait que le vaisseau, en se dilatant, a dû perdre de la vigueur de ses mouvements. On ne peut guère se rendre un compte satisfaisant de ce phénomène, qu'en admettant, ainsi que nous croyons l'avoir prouvé, que l'anévrisme de l'aorte est constamment accompagné d'un état inflammatoire des parois du vaisseau, ce qui doit augmenter l'énergie de ses battements. Il se pourrait encore que le son qui accompagne naturellement les mouvements de l'aorte éprouvât une sorte de retentissement dans la cavité anévrismale, plus ou moins étendu, comme la voix retentit dans les cavernes tuberculeuses, de manière à produire le phénomène de la pectoriloquie : quelle que soit d'ailleurs l'explication des battements des tumeurs anévrismales de l'aorte , leur existence est ce qu'il nous importait le plus de constater, et c'est ce que nous espérons avoir fait.

Il nous reste maintenant à jeter un coup d'œil sur les symptômes sympathiques et accidentels de l'anévrisme de l'aorte, c'est-à-dire sur ceux produits par l'influence de cette maladie sur les autres organes. Nous dirons peu de chose à cet égard; les symptômes de ce genre étant de leur nature fort infidèles, et peu utiles au diagnostic.

Sous le point de vue qui nous occupe ici, on doit dire qu'il est peu de maladies plus insidieuses que l'anévrisme de l'aorte : dans plusieurs cas en effet, le premier indice de son existence est une mort foudroyante, aussi subite que celle qui est donnée par un coup de feu. C'est par la rupture d'une tumeur anévrismale que périssent certains individus que l'on croyait dans l'état de santé le plus florissant , et qui ne s'étaient jamais plaints de la plus légère indisposition.

Parmi les signes que nous examinons ici doivent

être rangés ceux même indiqués par Corvisart, et qui annoncent la compression ou l'altération des organes environnants, signes qui sont le sifflement de la voix, la gêne de la parole, la petitesse, l'irrégularité du pouls, son inégalité sur les deux bras, etc; à ces signes, on peut ajouter des défaillances, des lipothymies, des étourdissements; et lorsque la tumeur devient un obstacle considérable à la circulation veineuse en général, ou à celle du cerveau en particulier, des congestions apoplectiques, une infiltration séreuse plus au moins considérable, de la dyspnée, etc. Quelques malades, ainsi que l'a observé M. Laennec, se plaignent aussi de nausées et de hoquets.

Enfin nous allons terminer, en rappelant quelques phénomènes qui sont moins des symptômes, des signes de l'anévrisme de l'aorte, que des accidents possibles de cette maladie. Ainsi, quand la tumeur vient à s'ouvrir dans les bronches ou la trachée-artère, les malades succombent dans une hémoptysie plus ou moins abondante. Le malade observé par M. Laennec, et chez lequel un anévrisme s'était ouvert dans le tissu pulmonaire, se plaignait d'une espèce de bouillonnement dans le sommet du poumon; ainsi le malade de notre quarantième observation, chez lequel la tumeur se rompit dans l'œsophage, succomba au milieu d'un vomissement de sang; ainsi le malade de la quarante-deuxième observation éprouva, avant de mourir, une paraplégie, suite de l'interruption du cours du sang dans l'aorte abdominale. On observe rait encore des phénomènes particuliers, suivant que la tumeur s'ouvrirait dans la vessie, les intestins, le canal rachidien, la veine-cave, l'artère pulmonaire, etc.

Nous ferons remarquer que la rupture d'une tumeur anévrismale de l'aorte, accident terrible et trop souvent inévitable, est ordinairement produite à la suite d'une accélération de la circulation : voilà pourquoi elle arrive par l'effet d'une affection morale vive, d'un effort quelconque. Un garçon d'amphithéâtre de la Charité, jouissant, en apparence, d'une parfaite santé, mourut dans les bras de sa maîtresse, et pendant l'acte du coït. A l'ouverture de son corps, on trouva un anévrisme de l'aorte avec rupture de ses parois.

Il est à peine besoin de dire que les symptômes de cet accident sont la pâleur de la face, le refroidissement, les défaillances, en un mot, tous ceux qui caractérisent une hémorrhagie formidable (1).

§ IV. Du traitement de l'anévrisme de l'aorte, et du mécanisme de sa guérison.

A. D'après ce que nous avons dit sur la nature de cette maladie, il est évident qu'elle réclame les mêmes moyens thérapeutiques que l'aortite elle-

(1) Les causes des anévrismes de l'aorte étant presque absolument les mêmes que celles de l'inflammation de cette artère, nous ne nous arrêterons point à les exposer ici. Nous renvoyons à ce que nous avons dit précédemment. Nous nous bornerons à faire remarquer que toutes les professions qui exigent de grands efforts, toutes les passions violentes dans lesquelles le mouvement du sang acquiert une extrême vélocité, doivent être placées parmi les causes les plus puissantes des anévrismes de l'aorte.

même. Aussi, chose bien remarquable, voyons-nous que le traitement le plus fameux qui ait été proposé contre cette maladie dont on ne connaissait point alors la véritable nature, est précisément la méthode antiphlogistique dans toute sa force. On comprend que nous voulons parler de la méthode de Valsalva et d'Albertini. Le traitement de Valsalva et d'Albertini consiste à affaiblir les malades par la diète et les saignées répétées, au point qu'ils puissent à peine tirer leur bras hors du lit. Outre que cette méthode s'adapte si bien au caractère propre de la maladie, elle a ici un autre avantage, savoir, de diminuer l'impulsion du sang contre le sac anévrismal, et de favoriser dans son intérieur, la formation de ce coagulum lamelleux sans la résistance duquel l'artère se romprait beaucoup plus promptement.

Valsalva et Albertini, au rapport de Morgagni, ont obtenu la guérison d'un grand nombre d'anévrismes, tant internes qu'externes, par l'emploi rigoureux du traitement qui porte leur nom. Morgagni lui-même, Lancisi, Guattani, Sabatier, MM. Pelletan, Corvisart, Hodgson, Laennec, etc., recommandent cette méthode et citent des faits en sa faveur. Nous partageons leur opinion à cet égard, mais nous avouons que s'il est bien démontré qu'elle a été suivie des plus heureux succès dans le traitement des anévrismes externes, il n'est pas aussi rigoureusement prouvé qu'elle ait réussi le plus souvent dans celui des anévrismes de l'aorte bien reconnus pour tels, et nous pensons que la plupart des cas rapportés par les auteurs sont des exemples de guérison d'aortite pure et simple ou d'anévrismes simulés.

M. Hodgson engage à ne pas pousser la saignée jusqu'à la lipothymie, parceque, dit-il, alors le sang pourrait s'accumuler dans le sac anévrismal, et former un obstacle à la circulation au moment où le cœur reprendrait ses fonctions. Il dit avoir avoir vu, dans des circonstances semblables, des défaillances durer assez long-temps pour exciter de vives alarmes. Morgagni assure les avoir vues suivies de la mort. Pour prévenir un si redoutable accident, on doit faire des saignées modérées, fréquemment répétées, et donner issue au sang par une ouverture peu étendue de la veine, ou bien ne pas appliquer de ligature à la partie supérieure du membre, comme l'a fait M. Pelletan, ce qui permet au sang de s'écouler lentement et pour ainsi dire en nappe.

Peut-être pourrait-on associer avec avantage les saignées locales aux saignées par la lancette : c'est du moins ce que l'on est porté à conclure d'après les observations que nous avons consignées dans le précédent chapitre, à l'article du traitement (1).

Le repos le plus absolu de l'esprit et du corps doit favoriser l'action du traitement débilitant. La diète doit être extrêmement rigoureuse. Il faudra imiter la conduite de Valsalva, qui avait coutume, dit Morgagni, après avoir tiré la quantité de sang nécessaire, de diminuer chaque jour les aliments et les boissons, jusqu'à ce qu'il fût venu à ne donner qu'une demi-

(1) Voyez pag. 76 et 77.

livre des premiers le matin et un quarteron le soir, et rien autre chose que de l'eau pour boisson, et encore sans dépasser une certaine quantité de ce liquide. Après avoir suffisamment affaibli son malade de manière à ce qu'il n'eût plus la force de tirer sa main hors de son lit, où il le faisait mettre dès le commencement du traitement, Valsalva augmentait graduellement la dose des aliments jusqu'à ce que les forces nécessaires fussent revenues (1).

Il est quelques autres moyens propres à seconder les effets de ceux que nous venons de faire connaître. Ainsi l'on pourra administrer les préparations de digitale, les acides étendus dans une grande quantité d'eau et l'acétate de plomb, dont M. Dupuytren paraît avoir obtenu d'heureux résultats, et que nous avons nous-mêmes employé avec quelque succès. Ainsi l'on pourra recourir à l'immersion des pieds et des mains dans l'eau chaude, pratique recommandée par Morgagni auquel elle réussit dans le cas du marquis de Palucci dont il a rapporté l'histoire avec tant de soin. Sans doute ce moyen est d'une efficacité bien faible, et tout-à-fait temporaire, mais on peut l'employer avec avantage pendant les paroxysmes de dyspnée qui accompagnent quelquefois la maladie. On peut également faire prendre aux malades quelques cuillerées d'un julep anodin et calmant.

B. Quels que soient les agents que l'on ait mis en usage pour le traitement de l'anévrisme de l'aorte, il est évident qu'aucun d'eux n'a pu, par son action di-

(1) *Voyez* Morgagni, épist. xvii, art. 30.

recte , faire disparaître la tumeur anévrismale , et que la nature seule peut produire un pareil résultat. Il est curieux de rechercher par quel mécanisme s'opère un semblable travail. Mais c'est ici qu'il est difficile de suivre la nature et de prendre pour ainsi dire sur le fait la puissance médicatrice. Nous n'avons jamais eu l'occasion d'examiner l'aorte après une telle guérison ; mais il est probable que l'anévrisme de cette artère se guérit par une série de changements qui ressemblent à ceux qui arrivent aux tumeurs anévrismales externes, dans les mêmes circonstances.

Nous avons vu précédemment que l'une des circonstances qui accompagnent, en général, la première période de l'anévrisme, est la formation d'un caillot lamelleux dans sa cavité. Il paraît que ce dépôt joue un grand rôle dans le procédé par lequel la maladie arrive à une guérison que l'on appelle spontanée. A mesure que les lames fibrineuses s'accumulent dans le sac, sa cavité diminue, et sa résistance à l'effort latéral du sang augmente. Enfin, il arrive un moment où l'amas du coagulum est tel qu'il interdit toute communication entre la cavité qui le contient et l'artère avec laquelle cette cavité communiquait primitivement. A cette époque, le sac, fortifié par la présence des couches fibrineuses qui s'y sont entassées, n'est plus menacé de rupture, et la nature peut se livrer, sans péril, au travail d'absorption dont le résultat est la diminution graduelle du coagulum formé, et la contraction subséquente du sac anévrismal. Ce que nous disons ici du mode suivant lequel s'effectue la guérison spontanée de l'anévrisme de l'aorte, repose non seulement sur des données analogiques tirées de l'observation de ce qui s'opère dans la marche de certains anévrismes externes, mais encore sur l'examen direct de l'état où se trouve l'aorte chez quelques sujets anévrismatiques. Nous avons vu que chez le malade de l'observation trente-sixième, le coagulum était disposé en un cylindre complet, en partie organisé, qui diminuait la cavité de la poche anévrismale, et à travers lequel le sang coulait. Chez un homme mort, après avoir présenté des symptômes d'anévrisme de l'aorte, M. G. Young découvrit qu'un anévrisme avait existé à la partie antérieure de la crosse de l'aorte. « La tumeur, dit-il, provenait d'une ouverture circonscrite à l'aorte, ayant environ neuf lignes de diamètre : il était facile de s'apercevoir de l'absence des membranes du vaisseau dans cette étendue. Le sac, réduit alors au volume d'une petite orange, était rempli du coagulum lamelleux le plus consistant que j'aie jamais rencontré, et qui, évidemment, paraissait s'y être amassé depuis un temps très considérable. Le sac était presque entièrement rempli de cette masse charnue, de sorte qu'il lui eût été impossible de s'ouvrir dans quelque direction que ce soit. Ce coagulum ne s'étendait pas dans la cavité de l'aorte de manière à l'oblitérer, mais il était disposé tout autour, en sorte qu'il restait un petit passage qui eût pu contenir la moitié d'une noix, et qui laissait au sang la liberté de se rendre dans l'artère innominée qui naissait de la partie inférieure et postérieure du sac. »

Une femme était morte avec des symptômes d'anévrisme de l'aorte : à l'ouverture de son corps, on découvrit un anévrisme de l'aorte, du volume d'une petite pomme, dont l'intérieur contenait des couches solides, mais très distinctes de coagulum, d'une apparence plus blanche et plus charnue que dans les cas récents. L'ouverture par laquelle l'aorte avait anciennement communiqué avec le sac était oblitérée par la base du coagulum. Celui-ci ne s'étendait pas toutefois dans la cavité de l'aorte, dont le calibre par conséquent n'avait pas participé au procédé curatif qui était survenu dans l'anévrisme. L'ouvrage de M. Hodgson dont nous avons extrait les deux cas précédents, en contient quelques autres semblables. Si l'on en rapproche les faits, plus concluants encore, observés par Corvisart, et que nous avons cités en parlant de la formation de l'anévrisme, on se convaincra que cette maladie, même lorsqu'elle affecte l'aorte, est susceptible d'une guérison spontanée, suivant le mécanisme que nous avons indiqué.

Le procédé par lequel s'opère la cure spontanée de l'anévrisme de l'aorte diffère cependant de celui que l'on observe dans la guérison des anévrismes des artères du second et du troisième ordre. En effet, tandis que le canal de l'aorte ne s'oblitère jamais complètement par l'accumulation du coagulum, le contraire se remarque ordinairement dans les artères du second et du troisième ordre. Il arrive quelquefois aussi néanmoins que ces artères conservent la liberté de leur canal, et que la cavité de l'anévrisme dont elles sont affectées s'oblitère seule, comme nous venons de le constater pour l'aorte. On peut consulter à ce sujet les observations de Petit, Desault, Baillie, Scarpa, Hodgson, Jones, Farre, etc.

Toutes les considérations précédentes s'appliquent particulièrement à la guérison spontanée de l'anévrisme par rupture des parois de l'aorte. Quant à l'anévrisme proprement dit ou par dilatation, nous ignorons si la nature ou l'art sont jamais parvenus à en procurer la guérison. Il nous paraît difficile, pour ne pas dire impossible, que cette guérison ait jamais eu lieu dans les cas où la tumeur a acquis un volume très considérable, tel qu'elle égale, par exemple, le poing ou même la tête d'un fœtus, comme nous en avons rapporté des observations.

Nous ne finirons point cet article sans indiquer l'analogie qui existe entre la guérison de l'anévrisme de l'aorte, telle que nous l'avons décrite, et la guérison d'une plaie faite, soit à une artère, soit à une veine. En effet, d'après les recherches de plusieurs auteurs modernes, et d'après ce que nous avons observé nous-mêmes, c'est aussi par l'organisation de la partie fibrineuse du sang qui s'est écoulé autour de la blessure que s'opère, du moins dans quelques cas, la guérison de la plaie. Ce rapprochement est un nouveau motif qui nous porte à considérer l'affection ulcéreuse des membranes artérielles comme la maladie principale, essentielle ; et la tumeur dite *anévrismale*, comme un accident purement symptomatique, accident que la nature, par une opération vraiment admirable, fait servir, trop rarement sans doute, à la cure même de la maladie primitive de l'artère. Et nous répèterons que le mot anévrisme, employé dans ce cas, devrait être rejeté, pour n'être consacré qu'à désigner la dilatation des artères (1).

CHAPITRE III.

DU RÉTRÉCISSEMENT ET DE L'OBLITÉRATION DE L'AORTE.

La science possède encore bien peu d'observations relatives au rétrécissement et à l'oblitération plus ou moins complète de l'aorte. Il est vrai que plusieurs auteurs parlent assez souvent du rétrécissement de l'aorte à son origine, surtout lorsqu'ils ne rencontrent pas d'autre lésion qui puisse leur expliquer une dilatation du cœur qu'ils ont trouvée. Mais rien ne nous semble moins prouvé que la fréquence d'une pareille coarctation, considérée comme cause d'anévrisme du

(1) Nous ne parlons point du traitement chirurgical des anévrismes de l'aorte, le plus efficace dans les cas d'anévrismes externes. Nous n'ignorons pas cependant que la ligature de l'aorte a été pratiquée, en Angleterre, par le célèbre Astley Cooper. Personne, plus que nous, n'applaudit aux efforts que font les chirurgiens pour reculer les limites de l'art; mais nous ne saurions conseiller à des praticiens ordinaires l'audacieuse et brillante opération de l'illustre chirurgien de Londres.

cœur. En effet, sur environ deux cents observations de ces maladies que nous avons sous les yeux, nous n'en trouvons pas une seule où il soit bien rigoureusement démontré que l'anévrisme ait été produit par cette cause. Nous ne nions pas que le cas puisse se présenter, mais nous pensons qu'il est beaucoup plus rare qu'on ne le croit communément.

Nous avons déjà dit ailleurs que nous avions connaissance d'un cas où l'aorte abdominale était presque entièrement oblitérée par l'effet d'énormes ossifications de ses parois; nous allons rapporter quelques autres observations du même genre.

XLIIIe OBSERVATION. — Un jeune homme de quatorze ans, sujet à une violente palpitation du cœur et à une oppression considérable, mourut. A l'ouverture de son corps, on trouva le cœur doublé de volume, la courbure de l'aorte d'un calibre de presque quatre pouces; les artères qui naissent de la crosse étaient considérablement dilatées, de manière que la sous-clavière gauche semblait être la continuation de l'aorte. L'aorte descendante, au contraire, était tellement rétrécie, que son calibre n'avait qu'environ quatre cinquièmes de pouce; et six ou sept lignes au-dessous de la sous-clavière gauche, elle était entièrement oblitérée dans l'étendue de quelques lignes, pour reprendre ensuite son diamètre naturel.

Les artères intercostales supérieures, les *artères pectorales*, la mammaire, les intercostales inférieures étaient dilatées; le *canal de Botal* qui pénétrait dans l'aorte immédiatement au-dessous de son rétrécissement, non seulement était perméable, mais assez ample pour qu'on pût y introduire un cathéter (*Journal de Médecine*, par Corvisart, Leroux et Boyer, tom. XXXIII, 1815, *Bull.* n° IV).

XLIVe OBSERVATION. — Un individu, âgé de cinquante-sept ans, d'un tempérament robuste, avait joui d'une bonne santé depuis nombre d'années, si ce n'est pendant l'hiver qu'il était constamment tourmenté d'une toux extrêmement violente. Dans la nuit du 7 avril 1809, il fut affecté de toux, et d'une difficulté de respirer plus grande qu'à l'ordinaire. Il se plaignait de douleur sous le sternum; les extrémités étaient froides, et son anxiété était inexprimable; le pouls faible, mais régulier, était très altéré sous le rapport de sa fréquence. Ces symptômes persistèrent presque sans diminution, malgré l'application des ventouses sur le sternum, les vésicatoires et les liniments volatils, jusqu'à environ onze heures qu'il mourut, après avoir essayé de faire quelques pas pour se remettre au lit. A l'ouverture du cadavre, le péricarde, excessivement distendu, ayant été incisé, il s'en écoula une très grande quantité de sang. L'une des veines coronaires était rompue à la surface antérieure du ventricule droit. On crut d'abord que c'était la source de l'épanchement, mais un examen plus attentif fit découvrir une ouverture qui conduisait au ventricule droit, en sorte que la rupture avait commencé dans cette partie du cœur, et que, s'étant étendue à travers sa substance, elle avait fini par déchirer la veine. L'artère pulmonaire était saine, ainsi

que le côté gauche du cœur; les poumons adhéraient un peu à la face interne des cavités thoraciques,
et chacune de celles-ci contenait une petite quantité
de fluide. Le doigt ayant été introduit dans l'aorte,
vis-à-vis de l'endroit où se termine le canal artériel,
fit découvrir dans son intérieur un rétrécissement qui
admettait à peine le petit doigt. On reconnut qu'il
était dû à un épaississement des fibres circulaires du
vaisseau, ainsi qu'à une légère ossification de ses
membranes.

Ce resserrement de l'aorte empêchait le passage du
sang à travers le cœur et les poumons, et dans cet
état extrême de distension, le ventricule droit, vu sa
moindre force de résistance, avait fini par se rompre
et par amener la mort subite (*Obs. de MM. Wins-
tone et Astley Cooper*, insérée dans la traduction
de l'ouvrage de M. Hodgson, par M. Breschet).

XLVe OBSERVATION. — Henri Frère, âgé de quatorze ans, fut admis à l'infirmerie le 3 août 1813.
Deux semaines auparavant, s'étant exposé au froid,
il fut affecté d'une toux sèche qui, depuis huit jours,
était accompagnée d'une expectoration assez copieuse,
et de douleur dans le côté gauche de la poitrine, gê-
nant la respiration, et augmentant par la toux; le
pouls offrait cent pulsations, et était un peu dur; la
transpiration était abondante....

La maladie fut regardée comme une pneumonie
tellement avancée que la suppuration semblait être
survenue; la saignée, les vésicatoires, les expectorants,
les cathartiques diminuèrent les symptômes; le pouls

se maintint fréquent, dur, plein, mais toujours régulier. Le 8, il eut des nausées et des vomissements. Le 27, il ne se plaignait que de palpitations. Le 6 octobre, il fut renvoyé de l'hôpital comme guéri. Cependant l'enfant rentra à l'hôpital le 13 novembre suivant, présentant des vibrations très remarquables des artères carotide et sous-clavière; il avait toujours des palpitations et de la dyspnée. La douleur dans le côté gauche avait reparu aussitôt après la sortie du malade de l'hôpital, et elle augmenta par degrés. Le pouls devint régulier, et battait quatre-vingt-huit fois par minute. — Un vésicatoire procura du soulagement.

Les symptômes avaient diminué pendant un temps, sous l'emploi des rubéfiants et des cathartiques; mais la douleur de la partie gauche du thorax revint dans la soirée du 29. Un vésicatoire, répété le lendemain, produisit beaucoup de souffrances jusqu'au 2 décembre, qu'un accès soudain de fièvre fit revenir la *partie* presqu'à l'état naturel. — Le 3, la fièvre s'est dissipée; un accès semblable, accompagné de nausées et de vomissements, survient le 12, et cède immédiatement à un émétique. — Le 23, depuis dix jours, il est affecté de douleurs dans le côté droit de la poitrine; le pouls s'est élevé de nouveau (vésicatoires, cathartiques, deux saignées). Le sang, surtout après la première saignée, paraît très couenneux; le pouls baisse, la douleur est enlevée; mais la toux et les palpitations continuent. La circulation se ranime de nouveau le 27, et reste précipitée jusqu'à la mort. Le malade eut des sueurs abondantes, cessa de prendre des aliments, éprouva des vomissements; l'urine devint sablonneuse, le sommeil fut agité, la dyspnée et les palpitations augmentèrent, et il mourut le 2 janvier. Le pouls fut toujours régulier, mais inégal sous le rapport de sa force et de sa dureté. *Autopsie cadavérique.* La cavité abdominale contenait près d'une livre de sérosité, et les intestins étaient distendus par des gaz. — Le péricarde était très dilaté et adhérait à la plèvre costale gauche; il contenait environ une once de fluide, et un cœur deux fois gros comme le cœur ordinaire d'un enfant de cet âge. — Les parois du ventricule gauche avaient environ un pouce d'épaisseur; mais on n'observa aucun autre dérangement dans la structure du cœur ou de ses valvules. La capacité des cavités de cet organe paraissait naturelle; l'aorte était extraordinairement dilatée près de son origine, et formait une espèce de poche. Après avoir fourni les branches destinées à la tête et aux membres supérieurs, elle était singulièrement rétrécie : le rétrécissement s'étendait jusqu'à son union avec le canal artériel, après quoi l'aorte devenait complètement imperméable, sans que ses membranes fussent ni malades, ni épaissies; on découvrit seulement une petite élévation unie à la surface interne, un demipouce au-dessous du rétrécissement. Cette saillie, moins élevée qu'un pois, en avait presque le diamètre. Quant aux autres apparences, on eût dit que l'artère avait été entourée complètement par une ligature très serrée. L'obstruction avait environ une ligne de largeur ; l'artère donnait ensuite trois branches de la grosseur d'une ligne de corbeau, et plus bas trois autres branches plus petites : enfin l'aorte reprenait son volume naturel le long des vertèbres. Ces trois vaisseaux étaient évidemment les branches supérieures des intercostales inférieures ; leurs membranes, très minces, ressemblaient à celles des veines ; une sonde passait de l'artère pulmonaire le long du canal artériel jusqu'à la portion obstruée de l'aorte, mais d'après son épaississement apparent il ne semble pas probable que ce canal servît de communication, et l'aspect florissant de l'enfant pendant sa vie est favorable à cette présomption. Les artères innominée, sous-clavière gauche, intercostales supérieures et mammaires étaient très dilatées ; l'épigastrique avait son volume ordinaire. Ces circonstances et le calibre naturel de l'aorte, immédiatement au-dessous de l'étranglement, prouvent assez que le sang, comme on aurait pu s'y attendre, ne se rendait pas en quantité notable aux membres inférieurs, par les anastomoses des artères mammaires et épigastriques, mais principalement par les communications des intercostales supérieures et des artères mammaires avec les trois grosses branches naissant de l'aorte au-dessous du rétrécissement, sans parler des anastomoses des artères mammaires et thoraciques avec celles des intercostales et des diaphragmatiques. — Le poumon avait presque sa couleur ordinaire ; le lobe gauche était très affaissé. On trouva de chaque côté du thorax une petite quantité de sérosité sanguinolente. (*Obs.*

de M. Graham, publiée dans le 5ᵉ vol. des *Transact. Méd. chirurg.*)

M. John Bell, dans ses *Observations chirurgicales*, rapporte le fait suivant :

XLVIᵉ OBSERVATION. — M. Paris, prosecteur de l'amphithéâtre de l'Hôtel-Dieu, injecta, en 1789, le cadavre d'une femme d'environ cinquante ans, dont l'aorte était complètement oblitérée, un peu au-delà de sa courbure. M. Paris fut frappé de la dilatation extraordinaire des petites artères à la partie antérieure de la poitrine. L'injection, introduite par une ouverture pratiquée à l'aorte, y pénétra si facilement que, loin de soupçonner une oblitération, M. Paris craignit d'avoir employé une trop grande quantité de matière. — L'aorte, immédiatement au-delà de sa courbure, était réduite au volume d'une plume à écrire; ses membranes avaient leur épaisseur ordinaire ; mais sa cavité était extrêmement resserrée. La courbure de l'aorte, au-dessus de ce rétrécissement, n'était que peu dilatée; la partie située au-dessous n'avait pas perdu son diamètre naturel : on ne put rien découvrir, soit dans le tissu propre du vaisseau, soit dans les parties environnantes, qui servît à expliquer cette contraction. Les carotides étaient dans leur état naturel; l'artère innominée et la sous-clavière gauche avaient deux fois leur diamètre ordinaire : leurs plus petites branches s'étaient dilatées en proportion et courbées en zigzag. Les artères mammaires et diaphragmatiques, les artères transverses du cou, les thoraciques et scapulaires et les branches de toutes ces artères étaient considérablement agrandies et tortueuses. Au-dessous de la partie rétrécie de l'aorte, les intercostales inférieures avaient triplé ou quadruplé de volume, et les plus grosses étaient celles qui avoisinaient de plus près la *contraction;* l'artère diaphragmatique inférieure et l'épigastrique, très dilatées aussi, entretenaient des anastomoses considérables avec la diaphragmatique supérieure et la mammaire.

On conçoit qu'il est impossible de tracer une histoire générale du rétrécissement de l'aorte, d'après le petit nombre de faits que la science a recueillis sur ce point de pathologie. Quelle est la cause de cette maladie? est-elle toujours accidentelle? est-elle quelquefois congénitale? existe-t-il des signes auxquels on puisse la reconnaître ou du moins la soupçonner? quelle influence exerce-t-elle sur les organes principaux et sur leurs fonctions? Ces questions et beaucoup d'autres que nous pourrions ajouter ne sauraient être encore résolues d'une manière satisfaisante. Il est cependant quelques uns des effets de la maladie que l'on peut exposer, que le simple raisonnement fait prévoir, et que l'analogie ferait en quelque sorte deviner, si les observations précédentes ne les avaient pas déjà en partie révélés. Ainsi, par exemple, l'obstacle que le rétrécissement ou l'oblitération complète de l'aorte apporte au cours du sang dans cette artère doit déterminer un agrandissement et une sorte d'irritation dans le système vasculaire situé derrière lui.

De là, la dilatation des troncs artériels qui naissent de l'aorte; de là, la dilatation et l'hypertrophie des cavités du cœur, leur rupture même, comme cela paraît avoir eu lieu dans l'observation de M. Astley Cooper; de là, des congestions plus ou moins violentes dans l'encéphale, surtout s'il pouvait arriver que l'oblitération s'opérât avec une très grande rapidité, au lieu de se former peu à peu, en sorte que la nature prépare insensiblement de nouvelles issues au sang que l'aorte refuse de recevoir, comme cela arrive dans tous les cas de même genre, dans la guérison des anévrismes, par exemple.

Nous ne croyons pas qu'il existe aucun moyen de reconnaître la maladie qui nous occupe. Nous ignorons même si le développement extraordinaire des artères qui servent à la circulation anastomotique et collatérale, joint à l'absence des signes ordinaires des autres obstacles à la circulation aortique, pourrait suffire pour faire soupçonner le rétrécissement ou l'oblitération de l'aorte, lésion que nous supposons toujours avoir son siége au-dessous de la crosse. Quoi qu'il en soit, une des conséquences les plus remarquables que l'on peut tirer des faits précédents, c'est que la nature, même dans ces cas, trouve dans ses immenses ressources les moyens d'entretenir la circulation dans les parties situées au-dessous de la coarctation ou de l'obstruction complète de l'aorte, principal canal d'où le sang se répand dans tous les organes. Une autre conséquence dérive immédiatement de cette conclusion, c'est que la ligature de l'aorte, telle que l'a faite M. Astley Cooper, serait une opération véritablement praticable, si elle n'avait contre elle d'autre objection que la crainte que la transmission du sang dans les parties inférieures fût impossible au moyen du système vasculaire anastomotique. Ce que l'observation démontre chez l'homme, les expériences sur les animaux vivants le confirment. En effet, le célèbre chirurgien que nous nommions tout à l'heure a plusieurs fois placé des ligatures sur l'aorte des chiens, et le sang n'en a pas moins été facilement transmis aux membres postérieurs de ces animaux, par les vaisseaux anastomotiques. Le même auteur rapporte, dans son mémoire sur la ligature de l'aorte, traduit par M. Breschet, qu'il existe à l'hôpital de Saint-Thomas une préparation admirable, montrant l'aorte oblitérée (sur un animal), et les anastomoses nombreuses et dilatées qui continuent la circulation.

Nous ne pousserons pas plus loin nos réflexions sur la maladie qui fait le sujet de ce chapitre. Nous craindrions de nous égarer, en cherchant à devancer les faits : il faut s'arrêter quand le flambeau de l'observation cesse de nous éclairer, ou que nous n'avons pas le fil des expériences pour nous guider dans nos recherches. Nous allons nous occuper d'un autre genre de rétrécissement, beaucoup plus commun que le précédent, et dont nous espérons pouvoir présenter une histoire assez complète.

CHAPITRE IV.

DE L'INDURATION ET DES VÉGÉTATIONS DES VALVULES DU CŒUR, ET DU RÉTRÉCISSEMENT DE SES DIVERS ORIFICES.

—

CONSIDÉRATIONS PRÉLIMINAIRES.

Tous les médecins savent aujourd'hui que les orifices du cœur sont entourés de zones fibreuses sur lesquelles viennent se fixer les anses musculaires qui constituent le tissu propre du cœur. Ces cercles fibreux sont, pour ainsi dire, les tendons de cet organe musculeux; ils envoient des prolongements dans les valvules et communiquent ainsi avec les filets tendineux des colonnes charnues ventriculaires. Toutes ces particularités, entrevues par quelques anatomistes anciens, ont été mieux décrites par les modernes, et notamment par M. Gerdy. Le tissu fibreux des orifices et des valvules du cœur est recouvert par la membrane interne de l'organe, laquelle, suivant Bichat, se rapproche beaucoup des membranes séreuses. On peut donc se servir, avec Corvisart, du nom de tissu *fibro-séreux*, pour exprimer la nature du tissu dont se composent les valvules et les zones blanchâtres qui ceignent les orifices auriculo-ventriculaires. Les tissus de cette nature, se distinguant, entre tous les autres, par leur extrême facilité à se convertir en substance cartilagineuse ou même osseuse, il ne faut pas s'étonner si les valvules et les cercles valvulaires du cœur sont souvent le siége d'une dégénérescence fibro-cartilagineuse, cartilagineuse ou ossiforme.

Quoique plusieurs anatomistes anciens et modernes se soient occupés avec avantage de l'étude de ces transformations, il s'en faut beaucoup que cette matière intéressante soit épuisée. On regrette surtout que plusieurs des médecins anatomistes qui ont fait connaître les premiers quelques unes des lésions valvulaires ne les aient pas décrites plus exactement, et qu'ils n'aient pas joint à cette description l'histoire des symptômes qu'ils avaient dû observer pendant la vie. C'est ainsi qu'en consultant les auteurs qui ont fourni à l'illustre Senac les observations, trop souvent tronquées, qu'il cite dans son bel ouvrage, on ne peut se faire une idée précise de ces *concrétions charnues*, de ces *corps glanduleux*, de ces *callosités* dont il est si vaguement parlé. Et, malgré les progrès rapides que l'anatomie pathologique a faits de nos jours, avons-nous une idée assez exacte de la nature, du mode de formation, du caractère et *des signes* des indurations dont nous nous entretenons ici?

Les ossifications plus ou moins complètes des valvules du cœur, comme celles des artères, se rencontrent fréquemment chez les personnes d'un âge avancé; mais s'ensuit-il, comme on l'a prétendu, dans des *ouvrages classiques*, qu'elles ne soient pas l'effet d'une affection pathologique sur laquelle nous nous sommes suffisamment expliqués dans les chapitres précédents? n'ont-elles pas lieu dans la jeunesse, et même dans l'enfance?

Nous allons essayer d'ajouter quelque chose à ce qui a déjà été fait sur ce point de pathologie. Nous allons commencer, suivant notre ordre accoutumé, par présenter des faits, nous les rapprocherons, ensuite nous les analyserons pour en composer une histoire générale. Nous offrirons successivement des exemples d'induration et de végétations des valvules des cavités gauches et des cavités droites du cœur.

ARTICLE PREMIER.

OBSERVATIONS SUR L'INDURATION ET LES VÉGÉTATIONS VALVULAIRES.

—

§ Ier. *Induration des valvules.*

1° Induration des valvules mitrales.

XLVIIe OBSERVATION. *Endurcissement et épaississement de la valvule bicuspide et de sa zone fibreuse: concrétion calcaire à la pointe du cœur.* — Joséphine Wagnier, cuisinière, âgée de quarante-sept ans, mariée à vingt, mère de deux enfants, née en Allemagne, de parents morts de maladie aiguë, éprouvait, depuis un grand nombre d'années, de la gêne dans la respiration lorsqu'elle se livrait à quelque exercice un peu fatigant. Quelque temps après la cessation de ses règles, qui eut lieu à l'âge de quarante-cinq ans, elle ressentit sous le sternum une douleur d'érosion avec chaleur ou froid, suivant les circonstances. Il se déclara en même une petite toux. Environ un an après, les forces avaient sensiblement diminué, les membres inférieurs et les lombes s'œdématièrent, et le ventre lui-même se tuméfia, ce qui détermina la malade à entrer à l'hôpital Cochin, le 4 nivôse an 13. Alors la respiration était laborieuse et plaintive; il existait de la douleur sous la partie inférieure du sternum, de l'abattement, de la toux avec crachats muqueux, de l'amaigrissement, et de l'intermittence du pouls, qui était fréquent, petit et enfoncé, présentant la troisième ou quatrième pulsation plus sensible que les autres. (*Tis. pect. jul. id.; pot. calm.*)

La douleur sous-sternale persiste, la dyspnée augmente par intervalles; quelquefois il se manifeste, le soir, une légère céphalalgie; la toux est accompagnée d'une expectoration assez abondante d'une matière visqueuse et comme mêlée d'une humeur purulente, de couleur cerise et un peu brunâtre, analogue à celle qui résulterait d'une petite quantité de sang étendue dans une substance muqueuse; le pouls continue à être intermittent et à peine sensible.

Le 19, faiblesse plus grande, ventre sensible à une légère pression, toux fatigante avec expectoration moins considérable, insomnie la nuit suivante.

Le 20, face abattue, yeux ternes, voix presque éteinte, expectoration d'un liquide gris-foncé, soif.

Le 21, même état à peu près; langue plus sèche, la malade se plaint d'une extinction totale de forces: elle meurt en effet dans la nuit, vers une heure du matin.

Autopsie cadavérique. — A l'ouverture de la poitrine il s'écoula de sa cavité gauche environ un verre d'une sérosité sanguinolente; il existait des adhérences anciennes entre les feuillets correspondants des plèvres. — La membrane muqueuse des bronches, rougie uniformément, l'était néanmoins plus particulièrement dans les divisions qui contenaient une matière purulente. Le parenchyme pulmonaire était gorgé de sang, mais encore crépitant. Vers l'union du tiers supérieur avec le tiers moyen du poumon gauche, à sa face externe, se présenta une tumeur assez dure, du volume d'un œuf de pigeon, et qui nous sembla être formée par du sang épanché dans le tissu de l'organe. — Le péricarde contenait environ une once de sérosité d'un rouge foncé. Le volume du cœur était plus considérable que dans l'état sain. Cette augmentation de volume dépendait de l'amplitude des oreillettes, distendues par beaucoup de sang plus qu'à demi coagulé, mêlé de quelques concrétions fibreuses, surtout dans l'appendice de l'oreillette gauche, où cette matière était dense et comme identifiée avec les colonnes charnues. Chacune des oreillettes avait environ une capacité double de celle qui lui est naturelle, sans changement d'épaisseur de ses parois.

Les ventricules, peu développés, n'offraient d'ailleurs rien de particulier.

L'orifice auriculo-ventriculaire gauche , d'un assez petit diamètre, avait ses valvules un peu épaissies ; sa zone fibreuse était dure et d'une épaisseur double de celle qui lui est naturelle. Au sommet du ventricule gauche, dans l'épaisseur des fibres charnues, existait une concrétion de phosphate calcaire, de forme à peu près ronde, et du volume d'une petite noisette.

La membrane interne de l'aorte était rougie, surtout dans la crosse ; elle offrait quelques petites éminences que l'on pouvait regarder comme les rudiments d'une dégénérescence cartilagineuse.

L'estomac, sain, contenait une petite quantité de matières liquides. La membrane muqueuse offrait, dans beaucoup de points, une couleur d'un assez beau rouge.

La rate adhérait au péritoine par sa face convexe; son tissu était assez serré.

Le foie était gros, mais sain; sa vésicule renfermait une bile brune, épaisse et comme gluante.

Près de l'ovaire droit, dans l'épaisseur du ligament large, on trouva un kyste du volume d'un œuf de pigeon, rempli d'une sérosité limpide.

La pie-mère était infiltrée d'une sérosité citrine assez abondante, surtout à la partie supérieure du cerveau ; les ventricules latéraux contenaient environ une demi-once de ce même liquide. Les plexus choroïdes, d'un rouge pâle, renfermaient plusieurs petits kystes séreux.

Le cerveau lui-même était sain, et ses vaisseaux paraissaient contenir peu de sang.

XLVIIIe OBSERVATION. *Ossification des valvules mitrales, avec rétrécissement de l'orifice qu'elles bordent.* — Marguerite Jolivale, portière, entra à l'hôpital Cochin le 20 mars 1810, éprouvant, depuis dix mois, une grande difficulté de respirer qui augmentait par le plus léger exercice. Elle présentait en outre les symptômes suivants : impossibilité de se tenir dans une position horizontale ; battements du cœur mous, mais très étendus ; pouls à peine sensible des deux côtés ; son mat dans toute l'étendue de la partie inférieure de la poitrine ; tension et fluctuation sensible de l'abdomen ; selles et urines rares, peu d'appétit ; peau sèche et froide ; infiltration des membres abdominaux (depuis trois mois) ; amaigrissement.

La faiblesse augmente chaque jour ; la malade crache du sang, et meurt trois jours après, le 27 mars.

Autopsie cadavérique. Le cœur est très volumineux et rempli de sang ; les valvules mitrales sont ossifiées, et l'orifice qu'elles circonscrivent très rétréci. L'oreillette correspondante, très amincie, a une capacité double de celle qui lui est naturelle. Les deux cavités de la poitrine contiennent une pinte de sérosité claire ; le péricarde en contient environ douze onces. Les poumons, d'ailleurs sains, sont gorgés d'un peu de sang.

L'abdomen contient deux pintes de sérosité. La membrane muqueuse de l'estomac est rouge. Les autres viscères sont sains.

Malgré la concision avec laquelle cette observation a été rédigée, vous y trouvez encore les signes les plus communs du rétrécissement des orifices du cœur : tels sont l'infiltration, la dyspnée, la petitesse du pouls et le crachement de sang.

Les observations suivantes jetteront un très grand jour sur le diagnostic de la maladie, en nous offrant un signe dont la connaissance ne date que de l'époque depuis laquelle a été inventée, par M. Laennec, la méthode de l'auscultation médiate.

XLIXe OBSERVATION. *Bruit de soufflet pendant la contraction de l'oreillette ; palpitations, dyspnée, infiltration, etc. — Dégénérescence fibro-cartilagineuse de la valvule mitrale, et rétrécissement de l'orifice auriculo-ventriculaire gauche.* — Barbe Lebaut, âgée de soixante-huit ans, blanchisseuse, grande et assez fortement constituée, ayant néanmoins la poitrine étroite et alongée, le sternum bombé à sa partie supérieure et enfoncé à l'inférieure, entra à l'hôpital Cochin le 4 novembre 1822, pour une maladie qu'elle attribuait aux fatigues de sa profession. Elle avait, disait-elle, vomi le sang pendant plus de cinq ans. Depuis trois mois, elle était tourmentée par les divers symptômes qui constituent l'anévrisme du cœur des auteurs. Un examen attentif nous fit reconnaître les phénomènes suivants : toux, sentiment de constriction dans le milieu de la poitrine ; orthopnée, menace de suffocation, visage violacé, lèvres gonflées, battements des veines jugulaires isochrones à ceux des artères carotides ; palpitations, pouls irrégulier, inégal, intermittent, fréquent et très petit, bien que les battements du cœur soient très forts. Les battements des ventricules sont irréguliers et intermittents; ces intermittences, en général, sont précédées de deux contractions vives, rapides, qui se succèdent coup sur coup. Les contractions du ventricule gauche ont une impulsion assez forte et un son un peu clair : celles des oreillettes sont accompagnées d'un bruissement analogue au vent d'un soufflet, ou bien encore au *susurrus des battements placentaires*; la main appliquée sur la région précordiale sent un mouvement vibratoire, profond, mais très marqué; elle est brusquement soulevée par les mouvements ventriculaires; les membres abdominaux sont infiltrés.

Diagnostic.—Rétrécissement de l'orifice auriculoventriculaire gauche; hypertrophie et dilatation du ventricule gauche. Prescription : tis. apérit., oxym. scillit. , jul., teint. digit.

Les jours suivants, la malade se livre aux pressentiments les plus sinistres, l'anxiété est toujours extrême; les battements du cœur se ralentissent sensiblement; mais l'œdème envahit les membres supérieurs; les lèvres offrent une belle teinte violette; la malade ne peut goûter un instant de sommeil. Le 15 novembre, onze jours après son entrée, elle ne paraissait pas plus mal qu'à l'ordinaire, lorsqu'elle mourut subitement après avoir mangé sa bouillie. Le bruit de *lime*, indiqué plus haut, a persisté jusqu'au dernier jour.

Autopsie cadavérique, vingt-quatre heures après

la mort. — *Lèvres* et visage d'un violet livide ; infiltration considérable des membres. — *Organes respiratoires et circulatoires.* Le cœur, énormément distendu par des caillots de sang, est trois fois gros comme le poing du sujet ; vidé de ces caillots, il est flasque, et d'environ un tiers encore plus volumineux que dans l'état normal. Le ventricule gauche est dilaté, et ses parois hypertrophiées ont sept à huit lignes d'épaisseur vers la base. Les colonnes qui se fixent à la valvule mitrale sont très fortes. Le ventricule droit, plus épais que dans l'état naturel, n'est pas sensiblement dilaté ; les deux oreillettes sont dilatées et épaissies en même temps, mais la gauche est d'un tiers plus ample que la droite ; le tissu du cœur est ferme et assez vermeil. La valvule mitrale, tout-à-fait déformée, est dure, épaissie, fibro-cartilagineuse ; et l'orifice auriculo-ventriculaire gauche est tellement rétréci, qu'il reçoit à peine l'extrémité du petit doigt : il forme une ouverture annulaire dont les lèvres arrondies, très résistantes, ont une surface polie. La valvule tricuspide est transformée en une espèce de bande ou bourrelet de deux à quatre lignes de largeur ; une seule des pointes de la valvule est bien distincte, et est convertie en un petit tubercule fibro-cartilagineux. L'orifice auriculo-ventriculaire droit, extrêmement large, ne peut point être complètement fermé par sa valvule. Les valvules aortiques sont épaissies, sans que l'orifice auquel elles sont adaptées soit sensiblement rétréci. Le feuillet du péricarde qui recouvre le cœur offre une plaque blanchâtre, pseudo - membraneuse, et est parsemé de granulations miliaires, semblables à des végétations vénériennes.—La plèvre, rouge et injectée, est hérissée d'un grand nombre de granulations analogues aux précédentes. Ces grains albumineux, plus multipliés sur la plèvre diaphragmatique, y sont agglomérés et réunis en grappes. — Le poumon gauche est bien crépitant; le droit est gorgé d'un liquide séro-sanguin; la membrane muqueuse bronchique est rouge. — *Organes abdominaux*. — La cavité du péritoine contient une certaine quantité de sérosité citrine. Le foie, gorgé de sang, descend jusque dans la fosse iliaque droite; sa vésicule contient quatre-vingt dix calculs d'une forme cubique, de volume inégal et à surface polie. La membrane muqueuse gastro-intestinale offre une rougeur qui, violacée et noirâtre dans l'estomac et la majeure partie de l'intestin grêle, est vive et comme rutilante dans les dernières circonvolutions de celui-ci, ainsi que dans le colon. — *Organes encéphaliques*. — La cavité de l'arachnoïde contient une assez grande quantité de sérosité. A la surface du ventricule latéral droit apparaît un très petit ramollissement avec infiltration sanguine et coloration jaunâtre: le reste de la substance cérébrale est un peu mou. Les sinus, les veines qui rampent à la convexité des hémisphères, et les veines jugulaires internes sont gorgées de sang noir: ces dernières ont au moins la grosseur du pouce.

Cette malade nous présente, pour ainsi dire, réunis tous les signes positifs de l'endurcissement de la valvulve mitrale et du rétrécissement de l'orifice auquel elle est annexée. Ce sont, 1° le bruit de soufflet, de lime ou de râpe; 2° le frémissement vibratoire, ou cataire, suivant l'expression de M. Laennec, qui a justement comparé ce frémissement à celui que font éprouver les chats quand on les flatte de la main; 3° les inégalités, les irrégularités, l'intermittence et la petitesse du pouls. Il est vrai de dire que le susurrus de l'oreillette gauche s'entendait, non seulement dans la région des cavités gauches, mais encore sous le sternum. Ce fait semble contradictoire à la proposition de M. Laennec, suivant laquelle les battements des cavités gauches se font entendre dans la région des cartilages des cinquième, sixième et septième côtes, et ceux des cavités droites sous la partie inférieure du sternum. Mais remarquez que, dans le cas qui nous occupe, la valvule tricuspide elle-même était considérablement altérée, bien que son orifice, loin d'être rétréci, fût dilaté, et que d'ailleurs, en vertu de son volume très prononcé, le cœur pouvait s'être porté vers le côté droit. Au reste ce fait ne doit être encore regardé que comme une exception à la règle générale proposée par M. Laennec, et dont nous avons eu nous-mêmes plusieurs fois l'occasion de constater la vérité. Les observations suivantes viendront en quelque sorte déposer en sa faveur.

L^e OBSERVATION. *Bruit de soufflet, inégalité et irrégularité du pouls, infiltration, étouffement, etc. —Rétrécissement de l'orifice auriculo-ventriculaire gauche, et fibro-cartilaginification de la valvule mitrale, etc.* — Simon (Marie), âgée de quarante-sept ans, lingère, brune, d'une constitution faible et délicate, ayant la poitrine très étroite et la colonne vertébrale déformée, entra à l'hôpital Cochin le 21 février 1822. Elle n'était plus réglée depuis cinq ans; elle avait essuyé des chagrins domestiques très prolongés, et fait un usage immodéré de café. En 1813, elle commença à s'apercevoir que son visage et ses mains prenaient une couleur violette; que ses membres inférieurs enflaient, et qu'enfin elle éprouvait, après le moindre exercice, des palpitations et des étouffements. L'emploi des apéritifs et des diurétiques dissipa, en six semaines, l'infiltration œdémateuse : quelques palpitations se faisaient toujours sentir. Cependant son état fut supportable jusqu'à l'année 1817; mais, à cette époque, la toux, le retour des étouffements, le crachement de sang l'obligèrent d'entrer à l'Hôtel-Dieu. M. Récamier lui fit appliquer des sangsues, un vésicatoire, etc. — Au bout de six semaines, elle sortit, conservant un peu d'enflure. Deux mois après, elle entra à l'hôpital Cochin; et, au bout de trois mois de traitement, elle partit, dit-elle, assez bien portante. Néanmoins quelque temps après les symptômes reparurent, et ne se sont jamais entièrement dissipés depuis; seulement ils augmentaient par intervalles, et comme par accès. Dix jours avant sa dernière entrée à l'hôpital Cochin, ils avaient pris une intensité très alarmante, et s'étaient compliqués d'une douleur pleurétique et d'hémoptysie : ils ne laissaient plus aucun relâche à la malade. Son teint était livide et comme plombé ; son visage exprimait la frayeur et l'anxiété ; les veines sous-cutanées étaient saillantes ; plusieurs taches d'un rouge livide existaient sur divers points de la peau ; les jambes et les mains étaient froides et violacées ; le pouls, précipité, inégal, irrégulier, intermittent, contrastait, par sa petitesse, avec les battements forts, secs, violents et tumultueux du cœur : ceux-ci soulevaient la poitrine gauche jusque vers la clavicule ; une douleur se faisait sentir au côté droit ; les crachats étaient écumeux et légèrement ensanglantés ; la malade, menacée de suffocation au moindre effort, était cependant dans une jactitation continuelle.

Auscultation. — Les battements du cœur forment une sorte de tictac à mouvements inégaux, et si précipités que leur analyse est très difficile ; ceux du ventricule gauche communiquent au cylindre une forte impulsion, et sont médiocrement sonores. On entend dans la région des cavités gauches un souffle assez bruyant. Râle muqueux, à grosses bulles, dans toute la partie antérieure de la poitrine ; sorte de ronflement suspirieux dans le côté droit ; respiration bruyante en arrière, et pectoriloquie très forte dans la région de l'omoplate droite.

Diagnostic. — Rétrécissement de l'un des orifices du cœur gauche, avec hypertrophie ; tubercules et excavations pulmonaires.

Prescription. — Tisane apérit., jul. diurétiq. et calm. — Les jours suivants, nul soulagement ; toux continuelle, à secousses rapides, précipitées, mais peu énergiques ; agitation, étourdissements, défaillances ;

tendance à un assoupissement que l'anxiété interrompt à chaque instant; orthopnée, œil saillant, terne et comme égaré. Bientôt la malade n'a plus la force de se tenir sur son séant; le tronc tombe sur le côté droit; la tête haute et jetée en arrière, la bouche entr'ouverte, elle étouffe plutôt qu'elle ne respire; enfin la parole et la respiration lui manquent; elle prononce pourtant, d'une voix faible, quelques mots entrecoupés, dit qu'elle se sent mourir, et expire en effet le sixième jour après son entrée.

Autopsie cadavérique, vingt-quatre heures après la mort. — 1° *Habitude extérieure.* — Le visage et les mains ont perdu leur teinte d'un bleu livide; les taches violacées qui existaient en divers endroits du corps ont disparu; la colonne vertébrale déformée, s'inclinant à droite, dans sa portion thoracique, puis à gauche, dans sa portion abdominale, représente un S très alongé, dont la première courbure rétrécit considérablement la cavité de la poitrine. — 2° *Organes respiratoires et circulatoires.* — Des adhérences organisées, fibro-cartilagineuses au sommet de la poitrine, celluleuses partout ailleurs, unissent les feuillets pariétal et viscéral de la plèvre; à gauche, la fausse membrane fibro-cartilagineuse est incrustée de larges plaques osseuses; le poumon gauche, du volume d'une rate ordinaire, étouffé, pour ainsi dire, par les organes environnants, au milieu de l'étroite cavité qu'il occupe, est rouge et encore crépitant, bien qu'il contienne un assez grand nombre de tubercules crus; le sommet du poumon droit, entièrement tuberculeux, est creusé de diverses cavernes, dont une très considérable : le reste de ce poumon est crépitant et peu engorgé. Le cœur et les grosses veines sont gorgés de sang liquide ou coagulé ; le premier, double du poing du sujet, est refoulé par les organes abdominaux jusque vers la clavicule, d'où il s'étend dans toute la paroi antérieure gauche du thorax, et dans une partie de la droite. Le ventricule gauche est volumineux, surtout relativement à la petitesse du sujet ; ses parois, vers la base, ont de six à sept lignes d'épaisseur ; sa cavité est sensiblement dans l'état naturel ; les parois de l'oreillette gauche sont épaissies ; les colonnes charnues de son appendice sont si grosses, qu'elles imitent celles des ventricules ; à la face interne de cette oreillette se voit une plaque cartilagineuse de la grandeur de l'ongle ; l'orifice auriculo-ventriculaire gauche est tellement rétréci qu'il ressemble à une fente plutôt qu'à une véritable ouverture ; le contour de la valvule bicuspide épaissie forme une espèce d'anneau dont le tissu résistant, blanc à la coupe, fibro-cartilagineux, crie sous l'instrument qui l'incise. Le ventricule et l'oreillette droits, distendus par une grande quantité de sang, sont d'ailleurs dans l'état normal. L'orifice ventriculo-aortique est rétréci par la présence de trois tubercules pisiformes, fixés sur le milieu du bord libre des valvules sygmoïdes, et qui ne sont autre chose que les tubercules d'Arantius eux-mêmes, développés, endurcis, et fibro-cartilagineux comme la valvule mitrale. — La membrane in-

terne de l'aorte est parsemée de lames cartilagineuses.
—3° *Organes abdominaux.* — Ces viscères, d'un volume assez considérable, sont comme gênés dans la
cavité rétrécie qui les loge; aussi sont-ils profondément refoulés vers la poitrine, de telle sorte qu'ils
ont, pour ainsi dire, usurpé une portion de l'espace
destiné pour le cœur et les poumons.—La membrane
muqueuse de l'estomac offre une rougeur ponctuée
très foncée, qui se prolonge dans le duodénum, le
jéjunum, le commencement de l'iléon, perd de son
intensité dans le reste de ce dernier, puis se fonce
dans le cœcum, et se continue dans tout le gros intestin.
La membrane interne de la vessie, distendue par une
grande quantité d'urine, est également rouge et injectée.—4° *Organes encéphaliques.*—L'arachnoïde contient une certaine quantité de sérosité; les méninges sont
injectées; les plexus choroïdes renferment dans leur
épaisseur une traînée de petites vésicules diaphanes,
hydatidiformes, du volume d'un grain de chènevis.

Il est impossible d'imaginer une dyspnée plus
horrible que celle à laquelle était en proie la malade dont on vient de lire l'observation. Cela se conçoit facilement. Que d'obstacles en effet chez elle,
soit à la circulation, soit à la respiration ! Une poitrine très étroite, et dont une portion avait été envahie par les viscères abdominaux! une affection tuberculeuse des poumons, qui diminuait nécessairement
l'étendue de la surface respiratoire! un rétrécissement
de l'orifice auriculo-ventriculaire gauche, qui concourait au même effet, en s'opposant au libre passage

du sang dans le ventricule, et en déterminant consécutivement un engorgement des vaisseaux pulmonaires, des cavités droites et de tout le système veineux! enfin le volume du cœur lui-même se réunissait aux causes précédentes !

LIe OBSERVATION. *Bruit de soufflet; contractions fortes, concentrées et sourdes du ventricule gauche....; rétrécissement de l'orifice auriculoventriculaire gauche, hypertrophie du ventricule et de l'oreillette gauches, etc.* — Éléonore Lemindre, âgée de trente-quatre ans, couturière, d'un tempérament lymphatico-sanguin, ayant éprouvé de grands chagrins, ressentit, dans le cours de 1820, des symptômes de ce qu'on appelle maladie du cœur. En 1821, à la suite de quintes de toux, elle cracha du sang ; les menstrues avaient cessé de couler depuis deux mois ; une oppression et des palpitations considérables se manifestaient au plus léger exercice, lorsque la malade entra à l'hôpital Cochin, le 7 février 1822. Son visage était bouffi, sans être violet ni livide; la peau était froide, les membres abdominaux infiltrés ; la malade éprouvait de la douleur dans la poitrine, surtout dans la région précordiale, elle respirait, assise plutôt que couchée dans son lit ; elle toussait fréquemment et expectorait une matière séro-muqueuse, mêlée de stries sanguines.

Auscultation. — Appliqué sur la région du ventricule gauche, le cylindre fait entendre un susurrus très remarquable, analogue au bruit d'un soufflet : il est soulevé par les contractions de ce ventricule, qui sont sourdes, concentrées et fortes, tandis que le pouls est très petit, mais dur. Le bruit de soufflet précède les battements ventriculaires. Dans la région correspondante aux cavités droites, on ne remarque rien de particulier. — Respiration naturelle partout, excepté au sommet du poumon droit, où l'on entend un râle sec et sonore, entrecoupé de bruits suspirieux prolongés.

Diagnostic. — Rétrécissement de l'orifice auriculo-ventriculaire gauche, avec hypertrophie du ventricule correspondant ; catarrhe du sommet du poumon droit. — (Julep digital; apéritive oxymel scillitique.) — Cinq jours après l'entrée, survint une douleur pleurétique qui fut enlevée par l'application de vingt sangsues. Le repos, secondé par les moyens indiqués plus haut, avait calmé les palpitations, et dissipé presque complètement l'œdème, quand, le 23 février, après avoir mangé des aliments que lui avaient apportés ses parents, la malade fut saisie d'un violent frisson et vomit plusieurs fois. Le 24, érysipèle à la face, langue rouge, soif, peau chaude, pouls fréquent. (Diète, eau de gomme édulcorée.) — Les 25 et 26, l'érysipèle s'étend vers le cou et le cuir chevelu ; les yeux sont complètement fermés par les paupières tuméfiées. — Le 27, les progrès de l'érysipèle continuent : douleur vive à la gorge, respiration gênée, haute et précipitée. (La malade refuse avec opiniâtreté les sangsues.) Le 28, le gonflement inflammatoire très considérable de la région antérieure du cou étrangle, pour ainsi dire, la malade : parole et déglutition très difficiles; alternatives d'agitation et d'assoupissement. La malade, n'ayant plus la force de tousser ni de cracher, porte continuellement ses doigts dans le fond de sa bouche, comme pour arracher l'obstacle qui s'oppose au passage de l'air.—Le lendemain, 1ᵉʳ mars, la strangulation plus forte, la tuméfaction énorme du cou, la suffocation imminente, avec aphonie presque complète, décident la malade à consentir à l'application des sangsues ; mais il n'était plus temps : cependant on en appliqua trente ; deux heures après, la malade mourut dans un état d'asphyxie.

Autopsie cadavérique, vingt-quatre heures après la mort. —Embonpoint encore très considérable, infiltration des membres abdominaux. — Les poumons sont généralement bien crépitants et peu engorgés. La membrane muqueuse des bronches et du larynx est rouge et enflammée ; l'épiglotte et ses ligaments sont considérablement épaissis ; la glotte se présente sous la forme d'un trou très étroit, ce qui provient à la fois, et du gonflement inflammatoire, et des mucosités amassées entre les lèvres de cette ouverture. Le tissu cellulaire du larynx, celui de la face, surtout aux paupières, est gonflé, injecté, infiltré de pus. — Le péricarde contient environ un demi-verre de sérosité citrine ; le cœur, très volumineux, est rempli de caillots de sang ; les parois du ventricule gauche sont épaisses d'un bon pouce, et sa capacité est sensiblement diminuée ; l'oreillette gauche est dilatée et hypertrophiée ; l'orifice auriculo-ventriculaire gauche est réduit à une espèce de fente ovalaire, dont le plus grand diamètre n'a pas plus de trois lignes. La valvule mitrale, déformée, roulée, pour ainsi dire, sur elle-même, représente une sorte d'anneau ou de bourrelet elliptique dont le tissu résistant, dense, fibro-cartilagineux, crie sous le scalpel qui le divise. Le ventricule droit est à peu près dans son état naturel; l'oreillette correspondante est médiocrement dilatée; les valvules de l'orifice ventriculo-pulmonaire sont rouges, hérissées de petites végétations et parsemées de points cartilagineux; la valvule tricuspide est également rouge, épaissie, repliée sur elle-même et déformée, mais sans rétrécissement de l'orifice auquel elle s'adapte. — Le péritoine contient environ une pinte de sérosité citrine et diaphane. La membrane muqueuse de l'estomac offre, surtout dans la région pylorique, une rougeur qui se prolonge dans le duodénum, le jéjunum et l'iléon, où elle se termine par une sorte de dégradation. Le gros intestin est contracté et sain; il en est de même de la vessie. La cavité de l'utérus contient un peu de sang.

Nous ne multiplierons pas davantage les observations d'induration des valvules mitrales, et de rétrécissement de l'orifice correspondant: celles que l'on vient de lire suffisent pour faire connaître les principaux caractères anatomiques de la maladie, et démontrent assez que, si le diagnostic de ces lésions organiques présentait autrefois des difficultés insurmontables dans bien des cas, il est devenu d'une grande simplicité aujourd'hui que, plus heureux, nous possédons un mode d'exploration qui nous four-

nit des signes aussi certains que faciles à recueillir.
Nous reviendrons d'ailleurs plus tard sur ce diagnostic, et nous réunirons avec soin, et comme en un
faisceau, toutes les données sur lesquelles il peut
être établi. Nous allons maintenant rapporter quelques observations d'induration des valvules aortiques.

2° Induration des valvules sygmoïdes de l'aorte.

LIIe OBSERVATION. *Cartilaginification des valvules de l'aorte; anévrisme avec altération de la
membrane interne.* — Boulenoy, âgé de soixante-
six ans, précepteur, assez bien constitué, entra à
l'hôpital le 2 septembre 1810, se plaignant depuis
quinze ans de battements à la partie antérieure et
supérieure du sternum, et d'une dyspnée qui augmentait par la marche et l'exercice. Depuis trois mois
une tumeur avait commencé à se manifester à l'endroit de ces battements : au moment de l'entrée, elle
avait la grosseur d'un œuf de pigeon, et elle offrait
des pulsations évidentes. Le malade, très maigre, avait
les jambes œdématiées, et ne pouvait respirer que
dans l'attitude verticale du tronc. Il mourut deux
jours après son arrivée.

Autopsie cadavérique. — La crosse de l'aorte,
très dilatée, formait une tumeur considérable qui
comprimait la trachée-artère : la partie antérieure de
cette tumeur présentait une large ouverture, résultant
de la rupture des trois membranes artérielles : sa cavité était remplie de fibrine. La membrane interne
de l'artère était rugueuse et parsemée de points os-

seux : l'aorte pectorale descendante offrait les mêmes lésions. La première et la deuxième côtes gauches, et une grande partie du sternum étaient corrodées.

Les valvules aortiques étaient cartilagineuses.

Un ulcère à bords inégaux occupait toute l'épaisseur de la partie postérieure et latérale gauche de la trachée-artère, dont l'un des cerceaux était altéré. La membrane interne était rouge et couverte de mucosité.

Le poumon droit était gorgé de sang, et sa partie inférieure était remplie de tubercules miliaires suppurés.

L'induration des valvules, dans cette observation, n'est encore parvenue qu'à la consistance cartilagineuse : nous la trouverons plus considérable dans la suivante, et de nature ossiforme.

LIII⁰ OBSERVATION. — *Ossification des valvules aortiques*. — Marie-Charlotte..., âgée de cinquante-trois ans, journalière, fortement constituée, n'était plus réglée depuis l'âge de trente-huit ans. Il y avait sept ans qu'elle éprouvait une grande difficulté de respirer, augmentant par la marche ou tout autre exercice. Deux mois avant son entrée à l'hôpital Cochin, qui eut lieu le 28 juin 1809, elle sentit, vers la région du cœur, des battements violents, tumultueux et embarrassés : elle éprouva des réveils en sursaut; le pouls devint insensible des deux côtés ; un sentiment de gêne existait vers les attaches du diaphragme; la poitrine rendait un son mat; les membres inférieurs étaient infiltrés, le ventre fluctuant, et la position horizontale était impossible. Ces symptômes augmentent chaque jour; les membres supérieurs s'infiltrent eux-mêmes ; toute l'habitude du corps devient froide ; des battements se font sentir aux veines jugulaires ; les lèvres sont légèrement injectées, la face bouffie, pâle, fatiguée, la dyspnée telle, surtout le soir et la nuit, que la malade est obligée de sortir du lit et de rester dans un fauteuil ; elle crache du sang pendant trois jours ; enfin l'insomnie est continuelle, l'infiltration énorme, malgré l'emploi des apéritifs ; l'anxiété devient extrême, et la malade succombe, après une courte agonie, le 26 juillet.

Autopsie cadavérique. — Le cœur est beaucoup plus volumineux que dans l'état naturel. Les parois du ventricule gauche sont d'un tiers plus épaisses que dans l'état sain. Les trois valvules aortiques sont ossifiées ; la valvule droite surtout, qui présente une ossification de la grosseur d'un œuf de pigeon, laquelle rétrécit l'orifice ventriculo-aortique, au point que l'on ne peut y introduire le bout du petit doigt.

Les poumons sont sains. La cavité droite de la poitrine contient environ une chopine de sérosité, et la gauche, environ une demi-chopine.

Le péricarde, très distendu, renfermait vingt onces d'un semblable liquide, un peu trouble.

Vous voyez dans cette observation l'exemple d'une concrétion osseuse, si considérable, qu'il en existe peu de semblables. Les symptômes qui ont accompagné la maladie sont absolument les mêmes que dans les cas précédents, la dyspnée, l'infiltration, l'anxiété, le battement des veines jugulaires, etc.

3° Induration de la valvule tricuspide et de celles de l'artère pulmonaire.

LIV.ᵉ OBSERVATION. *Cartilaginification des valvules tricuspide et bicuspide, avec rétrécissement
des orifices auxquels elles sont adaptées.* — Ger-
maine Mesnier, âgée de trente ans, avait joui dans
son enfance d'une assez bonne santé, si ce n'est
qu'elle avait toujours eu la respiration courte. Réglée
à dix-sept ans, elle avait commencé, deux ans auparavant, à éprouver quelques palpitations. Les battements du cœur augmentaient à l'approche de l'époque
menstruelle, diminuaient quand le flux avait lieu, et
conservaient leur violence s'il manquait. Les affections morales et le moindre exercice excitaient les
palpitations : à l'âge de vingt-huit ans, elles devinrent
habituellement plus violentes. Quand leur intensité
semblait extrême, cette malade provoquait des nausées et des vomissements par l'introduction des
doigts dans la bouche, et se sentait alors soulagée.
Avant d'avoir imaginé ce moyen, ses souffrances se
prolongeaient souvent pendant toute la journée, ou
du moins elle n'éprouvait de soulagement que lorsqu'à force de malaises et d'anxiétés il survenait des
vomissements spontanés.

Tel était l'état de cette femme à son entrée à
l'hôpital Cochin le 20 septembre 1814. Depuis
cette époque jusqu'au 25 janvier suivant, on la mit
à l'usage des antispasmodiques, de la digitale pourprée, sous différentes formes; on fit appliquer des

sangsues au siége, et pratiquer quelques saignées du bras, qui ne procurèrent qu'une amélioration momentanée. Les palpitations, sans être plus fortes, devinrent bientôt plus fréquentes; la toux devint habituelle, et l'infiltration des jambes, qui avait disparu, peu de temps après l'entrée, par l'emploi des préparations scillitiques, se renouvela.

Le 10 février, tous les symptómes avaient augmenté d'intensité. La respiration était beaucoup plus embarrassée et même sifflante; des palpitations très violentes se faisaient sentir dans toute l'étendue de la région antérieure gauche du thorax : elles devenaient insupportables quand la tête était un peu basse, en sorte que la malade était obligée de rester constamment assise dans son lit. La face, qui jusque là avait été dans un état à peu près naturel, devint pâle et bouffie. La poitrine résonnait assez bien en arrière et à gauche; elle rendait un son mat à la partie antérieure et droite, un peu obscur à la région du cœur. Les battements du cœur, que l'oreille approchée de la poitrine entendait très distinctement, redoublaient tous les soirs, et, pendant cette sorte de paroxysme régulier, ils étaient si violents, qu'ils soulevaient les vêtements, et pouvaient même se faire entendre à une certaine distance.

Le pouls était ordinairement fréquent, petit, très irrégulier, et sans harmonie avec les battements du cœur.

Bientôt, à chaque pas que la malade essayait de faire, elle éprouvait des étouffements qui lui faisaient craindre la mort.

Le ventre devint volumineux, dur et fluctuant ; les urines étaient épaisses, rouges et peu abondantes.

Des réveils en sursaut troublaient très fréquemment le sommeil.

Le 1er mars, étouffement continuel ; respiration courte, précipitée ; battements du cœur inégaux, variables, généralement assez forts ; pouls petit, faible, puis insensible ; rougeur vineuse et comme enluminée de la face ; infiltration énorme ; suppression des urines.

Enfin cette malheureuse femme est obligée de rester, jour et nuit, dans un fauteuil, tourmentée par des angoisses insupportables, au milieu desquelles elle succombe le 25 mars 1815.

Autopsie cadavérique. Les deux cavités de la plèvre sont pleines d'une sérosité citrine, et le péricarde contient environ seize onces d'un liquide semblable. Le cœur est beaucoup plus volumineux que dans l'état ordinaire ; la portion de la membrane séreuse qui recouvre l'oreillette droite offre çà et là quelques points d'érosion. Cette oreillette, à sa partie inférieure, est trois fois plus grande que dans l'état naturel ; son tissu présente un épaississement considérable, véritable hypertrophie musculaire. Les fibres sont tellement prononcées, qu'elles forment des faisceaux semblables aux colonnes ventriculaires. Les valvules tricuspides sont dures, épaisses, réunies par leurs bords, et forment une espèce de cloison cartilagineuse, percée dans son milieu d'un trou dans lequel on peut à peine introduire le bout du petit doigt.

Le ventricule droit ne présente aucune particularité notable. — Les valvules de l'artère pulmonaire n'offrent également rien de remarquable.

L'orifice auriculo-ventriculaire gauche a subi un rétrécissement considérable; ses valvules forment un bourrelet très saillant, dont les côtés, rapprochés et comme contigus, ne laissent entre eux qu'une ouverture très étroite, ou plutôt une espèce de fente transversale. Ce bourrelet, dont la saillie répondait du côté de l'oreillette, avait, dans quelques points de son étendue, environ quatre lignes d'épaisseur; son tissu, d'une nature fibro-cartilagineuse, offrait divers points d'ossification. La transformation fibro-cartilagineuse n'avait envahi qu'à peu près la moitié de la valvule; et tandis que les mouvements de cette portion étaient presque nuls, la base paraissait aussi flexible que dans l'état sain.

Le ventricule gauche avait sa capacité naturelle; mais ses parois étaient évidemment hypertrophiées; elles avaient, dans la majeure partie de leur étendue, plus d'un pouce d'épaisseur.

Le calibre de l'aorte était rétréci; ses valvules étaient épaisses, dures, cartilagineuses, inflexibles, et formaient par leur réunion réciproque une espèce d'anneau irrégulier dont le diamètre était d'environ trois lignes.

Cette observation présente un exemple remarquable, et heureusement assez rare, de presque tous les genres d'induration, affectant à la fois les valvules tricuspides, mitrales et aortiques, et d'un rétrécissement de presque tous les orifices du cœur.

Mais c'est sur l'induration de la valvule tricuspide que nous voulons insister particulièrement. Depuis vingt ans, nous n'avons recueilli que quatre observations d'un semblable endurcissement. Nous avons cité la précédente, comme la plus intéressante. Nous n'avons jamais observé cette induration qu'à l'état cartilagineux. Nous n'avons point eu l'occasion de voir ces concrétions de phosphate calcaire, ces ossifications que nous avons remarquées si fréquemment dans le cœur gauche. L'artère pulmonaire ne nous a jamais présenté aucune altération de cette espèce. Bichat dit aussi qu'il n'en a jamais vu dans le cœur droit; il a eu tort d'en conclure qu'il ne peut pas en exister. Corvisart a combattu avec raison, et par le fait, cette conclusion trop générale. Vieussens, Senac, Morgagni, Hunauld, Joseph-Exupère Bertin, en citent des exemples que l'on peut ajouter à ceux que nous avons observés nous-mêmes. La plupart des auteurs que nous venons d'indiquer ne rapportent aussi que des faits d'endurcissements cartilagineux.

On trouve une observation de véritable ossification de la valvule tricuspide dans le *Journal de médecine,* de Corvisart, MM. Leroux et Boyer (vol. XIX, pag. 468).

LVe OBSERVATION. — Le général Williams Wiple éprouvait depuis long-temps plusieurs symptômes d'une maladie du cœur, tels que des palpitations au moindre exercice, une grande anxiété, un froid continuel aux extrémités. Les fatigues qu'il éprouva pendant la révolution d'Amérique ayant aggravé son mal, il succomba. L'oreillette droite était dilatée. La valvule tricuspide, ossifiée, fermait l'orifice auriculo-ventriculaire droit, et était percée à son bord libre de deux trous, réunis par une scissure d'un pouce de long, d'une ligne à peu près de large, et, à sa base, d'un troisième trou qui aboutissait au ventricule gauche sur la valvule mitrale. Les cavités gauches du cœur étaient dans l'état naturel.

Si les indurations des valvules tricuspides et le rétrécissement de l'orifice auriculo-ventriculaire droit sont rares, les mêmes altérations le sont encore davantage aux valvules sigmoïdes de l'artère pulmonaire et à son orifice. En voici néanmoins trois exemples, dont le premier nous est propre, tandis que des deux autres, l'un a été recueilli par M. Louis, à l'hôpital de la Charité, et l'autre se trouve dans la dix-septième lettre de Morgagni. Nous ne donnerons qu'un extrait des deux premières observations, dont nous aurons occasion de parler ailleurs.

LXVIe OBSERVATION. Une femme de cinquante-sept ans avait eu dès sa plus tendre enfance de la dyspnée au moindre exercice violent, et une rougeur violacée du visage. Par la suite, elle éprouva des palpitations très fortes et des hémorrhagies nasales fréquentes. Elle mourut à l'hôpital Cochin, d'une inflammation du cerveau, dont les paroxysmes étaient marqués par l'augmentation des battements du cœur, l'éclat des yeux et la couleur rosée des lèvres. Les contractions ventriculaires étaient accompagnées d'un frémissement sensible à la main appliquée sur la région précordiale et d'un bruissement qui fut constaté par l'auscultation immédiate. A l'ouverture du corps, on trouva le trou botal non oblitéré, les cavités droites extraordinairement hypertrophiées, et l'orifice de l'artère pulmonaire fermé par une cloison horizontale percée d'un trou de deux lignes et demie de diamètre, au-delà duquel l'artère ne présentait rien de remarquable.

Dans ce cas, qui serait peut-être le seul de ce genre connu, s'il ne se rapprochait beaucoup de celui de Morgagni que nous allons rapporter ci-dessous, le rétrécissement de l'orifice de l'artère pulmonaire n'est plus le résultat d'un endurcissement des valvules, mais paraît être un véritable vice de conformation originelle. Nous avons cru devoir cependant le placer ici, puisque c'est toujours une maladie de l'orifice pulmonaire, et que d'ailleurs il nous offre l'occasion de confirmer l'existence de deux signes auxquels nous attachons la plus grande importance, savoir, le frémissement vibratoire et le bruissement, que nous avons regardés comme des indices infaillibles d'un rétrécissement des orifices du cœur.

LVIIe OBSERVATION. Un maçon, âgé de vingt-cinq ans, fut reçu à l'hôpital de la Charité le 5 août 1823. Il présentait tous les symptômes d'un grand obstacle à la circulation et à la respiration. On entendait dans toute la partie antérieure de la poitrine un bruit de soufflet d'autant plus fort qu'on s'approchait davantage du sternum. La digitale, les saignées, etc., furent vainement mises en usage : le malade mourut le vingtième jour après son entrée. A l'ouverture du corps, on trouva les cavités droites à peu près dans le même état que chez la malade précédente, c'est-à-dire énormément hypertrophiées. Un pilier du ventricule droit était appliqué contre l'orifice de l'artère pulmonaire, qu'il concourait à rétrécir; cet orifice était en effet considérablement resserré par l'altération des valvules sigmoïdes, qui formaient une espèce de bourrelet fibreux dont l'ouverture avait environ deux lignes et demie de diamètre. Les valvules tricuspides, jaunâtres, épaissies à leur bord adhérent surtout, offraient dans ce dernier point une ossification partielle, d'une ligne d'épaisseur. Les cavités gauches n'offraient rien d'extraordinaire (1).

Le rétrécissement de l'orifice pulmonaire, dans ce cas, présente une grande analogie avec celui qui s'observe beaucoup plus fréquemment à l'orifice aortique; il a été accompagné du bruit du soufflet, signe tout-à-fait constant et caractéristique, comme nous nous plaisons à le répéter. Enfin, dans cette observation, vous voyez une nouvelle preuve de la possibilité de l'ossification des valvules veineuses, puisque la base

____

(1) A la naissance de l'oreillette, vers l'artère pulmonaire, était un trou de deux lignes de diamètre, aboutissant sur les valvules sygmoïdes de l'aorte, et établissant une communication entre cette artère et le ventricule droit.

de la valvule tricuspide était en effet partiellement ossifiée. Voici le fait rapporté par Morgagni.

LVIIIe OBSERVATION. — Une jeune fille, qui n'avait pas quitté le lit depuis son enfance, ayant la peau livide et la respiration très gênée, mourut à l'âge de seize ans. Le ventricule droit était hypertrophié, mais élargi, tandis que dans les deux cas précédents il était réduit aux plus petites dimensions ; l'oreillette droite était deux fois plus volumineuse et plus épaisse que la gauche. Le trou ovale, conservé, pouvait admettre le petit doigt. Les valvules sigmoïdes pulmonaires étaient cartilagineuses, et tellement unies par leur bord libre, qu'elles laissaient à peine au passage du sang un trou de la largeur d'une lentille.

§ II. *Végétations des valvules du cœur.*

LIXe OBSERVATION. *Épaississement et végétations des valvules aortiques.* —Ménage (Louis-Nicolas), âgé de vingt-sept ans, couvreur, fortement constitué, entra à l'hôpital Cochin le 24 avril 1810. Il fut placé dans les salles de chirurgie, et présentait l'état suivant : amertume du goût, anorexie, soif vive, douleur épigastrique, ventre libre, peu de sommeil. Trois jours après son entrée, on lui administra un vomitif qui détermina plusieurs vomissements. Le même jour, le malade éprouva plusieurs faiblesses, des étouffements et des coliques. Quelques jours après, il prit deux médecines qui le fatiguèrent beaucoup : le ventre devint douloureux et se tuméfia,

ainsi que les jambes, les cuisses et les parties géni-
tales. On fit alors passer le malade dans les salles de
médecine. — La respiration était très gênée, la face
bouffie, les battements du cœur étaient vifs et tumultueux, mais l'œdème des bras empêchait de sentir
bien distinctement le pouls. Les apéritifs furent vainement employés; les forces diminuèrent de plus en
plus, et le malade, après une longue agonie, mourut
le 28 mai suivant (1).

Autopsie cadavérique. Le cœur était très adhérent au péricarde; les parois de son ventricule gauche étaient très épaissies et dilatées. Les valvules aortiques, très épaisses, étaient surmontées de petites végétations : l'une d'elles était perforée.

Vous voyez dans cette observation, bien qu'elle
manque de plusieurs détails, les symptômes ordinaires des obstacles à la circulation. Le pouls est très
difficile à sentir, les battements du cœur sont cependant vifs et tumultueux. Le visage est bouffi, le ventre
est fluctuant et tendu, les membres sont infiltrés.
L'explication de ces phénomènes est facile à donner :
le sang, retenu dans les cavités du cœur qu'il engorge,
excite des palpitations, et son accumulation dans le
poumon et le système veineux détermine la dyspnée,
l'ascite et l'œdème des membres.

LXe OBSERVATION. *Végétations sur les valvules
aortiques.*—Genet (Marie-Rose), âgée de seize ans,

(1) Cet homme ne donna sur son état antérieur d'autres renseignements, sinon qu'on lui avait pratiqué *douze* saignées, à l'Hôtel-Dieu,
pour une *enflure.*

fille cotonnière, sortait de l'Hôtel-Dieu lorsqu'elle fut admise à l'hôpital Cochin le 3 janvier 1813. Sa respiration était très gênée ; elle ressentait une vive douleur dans le côté et l'hypochondre gauches ; elle toussait fréquemment ; son pouls était fréquent, petit, régulier ; les battements du cœur étaient vifs et précipités ; les jambes, les cuisses et le bas-ventre étaient œdématiés ; elle ne pouvait dormir un seul instant.

On ne put obtenir aucun renseignement sur son état antérieur : on apprit seulement qu'elle n'était pas encore réglée.

Elle mourut quelques heures après son entrée.

Autopsie cadavérique. Le péricarde était recouvert de fausses membranes très épaisses.

Le ventricule gauche avait une capacité triple de celle qui lui est naturelle, sans changement notable dans l'épaisseur de ses parois.

Les valvules aortiques présentaient sur leur bord libre de petites végétations saillantes du côté du ventricule.

LXIe OBSERVATION. *Végétations sur les valvules aortiques ossifiées.* — Claude Roger, carrier, âgé de cinquante-cinq ans, éprouvait depuis six ans une gêne considérable de la respiration. Divers traitements calmèrent, sans la dissiper entièrement, cette dyspnée. Cependant la face devient pâle et bouffie, les membres inférieurs s'infiltrent, la suffocation paraît imminente au moindre mouvement ; la toux est fréquente et suivie de crachats sanguinolents ; le pouls est petit et fréquent, le sommeil troublé par des réveils en sursaut. C'est dans cet état que le malade fut reçu à l'hôpital Cochin. Bientôt les symptômes s'aggravent : les jugulaires présentent des battements manifestes, la poitrine rend un son mat dans toute son étendue, l'infiltration fait des progrès, et la mort arrive, trente-trois jours après l'entrée, le 15 février 1807.

Autopsie cadavérique. Les viscères abdominaux paraissent sains ; le cœur conserve à peu près son volume naturel, le ventricule gauche seulement est un peu dilaté ; les valvules de l'aorte sont ossifiées, l'une d'elles présente des végétations bien marquées.

LXIIe OBSERVATION. *Végétations sur les valvules aortiques.*—Deschamps, âgé de quarante-quatre ans, journalier, d'un tempérament lymphatique, ayant dès l'enfance la respiration courte, habitant depuis trois ans un pays humide, n'ayant jamais éprouvé d'autre maladie qu'une fièvre quarte, fut admis le 4 novembre 1810 à l'hôpital Cochin pour une douleur avec œdématie du pied gauche. Cette affection s'étant dissipée promptement et d'une manière en quelque sorte spontanée, il sortit peu de jours après ; mais il rentra, le 25 décembre de la même année, affecté d'une fièvre continue, avec toux, expectoration muqueuse, douleur à la partie antérieure de la poitrine, pouls fréquent et mou, céphalalgie et abattement.

On prescrivit une saignée de trois palettes, et un julep pectoral.

Les symptômes persistant, le malade fut interrogé de nouveau sur son état antérieur. Il déclara que sa dyspnée habituelle avait augmenté depuis cinq ans, et qu'il était sujet de temps en temps à des palpitations. Vers le 15 janvier suivant, la respiration était devenue plus courte, entrecoupée d'une espèce de bruissement sous le sternum; des palpitations obscures et tumultueuses coïncidaient avec un pouls fréquent et dur : le malade toussait, expectorait une matière visqueuse, et avait des sueurs presque continuelles à la poitrine et au front. Il se couchait habituellement sur le dos, bien que le décubitus, impossible sur le côté droit, fût possible sur le gauche. Le sommeil était entrecoupé de réveils en sursaut, ou troublé par des rêves dans lesquels le malade croyait voir de l'eau, y tomber, et se sentait, disait-il, le cœur comme noyé. Le son était un peu mat vers la région précordiale : la dyspnée et l'oppression augmentaient dans les temps humides; la jambe gauche était œdématiée et douloureuse.

Le 25 février, le malade vomit des matières noires, tomba dans une faiblesse extrême, et mourut le même mois.

Autopsie cadavérique. Le poumon droit était hépatisé dans son lobe inférieur ; la plèvre, épaissie, molle et rougeâtre ; la cavité correspondante était remplie d'un liquide légèrement sanguinolent. — Le poumon gauche était sain.

Le volume du cœur était double de son état naturel ; l'oreillette et le ventricule gauches offraient une dilatation énorme avec épaississement très considérable de leurs parois.

Le bord libre des valvules aortiques était hérissé de végétations molles et blanchâtres, offrant l'apparence de choux-fleurs. L'origine de l'aorte était recouverte d'excroissances analogues.

Le ventricule droit et l'oreillette correspondante n'offraient rien d'extraordinaire.

LXIIe (*bis*) OBSERVATION. *Végétations sur les valvules aortiques et mitrales ; hypertrophie du ventricule gauche.* — Cordier (Victor-Etienne), âgé de vingt-quatre ans, serrurier, d'une santé habituellement languissante, sujet à des maux de tête fréquents et à des hémorrhagies nasales qui lui procuraient un grand soulagement, en ayant éprouvé une, dans le cours de l'an 1809, si abondante qu'il tomba plusieurs fois en défaillance, fut attaqué, peu de temps après, d'une fièvre intermittente tierce qui dura quatre mois. Forcé ensuite de prendre le métier de porteur d'eau, il ressentit bientôt, et pour la première fois, des palpitations très vives lorsqu'il montait des étages élevés. Ces palpitations devenant de plus en plus violentes, il abandonna son nouveau métier pour prendre, quand il se trouva un peu mieux, celui de charretier. S'étant un jour exposé subitement au froid pendant qu'il était couvert de sueur, il ressentit bientôt au côté droit de la poitrine une douleur vive qui le força d'entrer à l'hôpital Cochin, dans le mois de janvier 1812. La douleur pongitive, la dyspnée, la céphalalgie, la rougeur de la face, les battements du cœur, forts et brusques, le pouls plein et vibrant , engagèrent M. Peyrade, alors attaché à cet hôpital , à pratiquer une saignée du bras. Elle fut suivie d'un soulagement marqué. Le lendemain, à la visite, on appliqua douze sangsues à l'anus. Cette nouvelle saignée eut aussi un résultat fort avantageux.

Au bout de quinze jours , le malade quitta l'hôpital avec toutes les apparences d'une parfaite guérison ; mais il y rentra le 7 avril suivant , présentant ces symptômes : violente céphalalgie , avec sentiment de pulsation , rougeur de la face , battement des artères temporales , éblouissements , fréquentes hémorrhagies nasales ; toux , avec crachats muqueux , un peu épais ; battements du cœur violents , brusques , superficiels ; pouls vibrant et régulier ; étouffement au moindre exercice ; oppression ; son mat dans la région du cœur ; réveils en sursaut.

Une saignée du bras procura un soulagement de courte durée. On ne la répéta point , parceque les hémorrhagies nasales , qui se renouvelaient presque tous les jours, paraissaient suppléer avantageusement tout autre mode d'évacuation, et étaient constamment suivies d'amélioration.

Vers le 15 mai , les forces diminuèrent considérablement ; la face devint pâle , livide et bouffie ; les lèvres perdirent la couleur vermeille qu'elles avaient conservée jusqu'alors ; la tête s'appesantit ; lé sommeil fut interrompu par des rêvasseries , des réveils en sursaut, des secousses, des étouffements. Les jambes commencèrent à s'infiltrer, et l'infiltration devint bientôt générale. Le malade ne put plus passer les nuits qu'assis dans son lit; l'urine devint rare et épaisse. —Les préparations scillitiques, employées sous différentes formes, ne produisirent aucun effet salutaire.

Vers le commencement du mois de juin, la plus légère distension de l'estomac reproduisait les étouffements; le malade, naturellement triste, devint de plus en plus sombre et inquiet, et il invoquait la mort, comme l'unique terme de ses souffrances. Vers le 15 du même mois, de nouvelles hémorrhagies nasales très abondantes survinrent et calmèrent momentanément les étouffements et la violence des battements du cœur, mais augmentèrent beaucoup la faiblesse. Cependant les étouffements deviennent continus, les battements sourds du cœur ne présentent plus qu'une espèce de fourmillement, le pouls devient insensible, l'infiltration augmente, les urines sont plus rares; le malade est réduit à passer les nuits constamment assis sur une chaise, la tête et le côté droit appuyés sur son lit, plongé dans un assoupissement que des étouffements troublaient à chaque minute. Il mourut enfin le 25 juin de la même année.

Autopsie cadavérique. Les deux poumons, dans plusieurs points, adhéraient à la plèvre pariétale; les deux cavités de la poitrine contenaient quelques onces de sérosité; une matière gélatineuse assez abondante couvrait plusieurs points de la surface externe des poumons, qui d'ailleurs étaient sains.

Le péricarde contenait huit onces d'une sérosité limpide. Les parois du ventricule gauche avaient environ quinze lignes d'épaisseur à leur base : cette épaisseur allait en diminuant vers la pointe du cœur, où elle était encore très prononcée. — Des végétations nombreuses, très irrégulières, implantées sur les valvules sigmoïdes, rétrécissaient considérablement l'orifice aortique; des végétations plus petites, de la grosseur à peu près d'un grain de millet, s'élevaient aussi sur les cordages tendineux des valvules mitrales (1). Les autres parties du cœur n'offraient rien de notable.

Cette observation est une nouvelle preuve de l'influence qu'exercent les maladies aiguës du poumon sur celles du cœur. Aussi, quoique la pleuro-pneumonie parût avoir éprouvé une terminaison favorable, l'hypertrophie ventriculaire, qui s'était déjà manifestée par les signes les plus évidents, en présente bientôt de plus positifs et de plus prononcés encore. En même temps apparaissent les symptômes d'une congestion céphalique : les épistaxis se renouvellent avec une violence plus grande, et proportionnée sans doute à l'augmentation de l'hypertrophie du ventricule gauche; les battements brusques et violents du cœur, le

(1) Ce malade, interrogé plusieurs fois s'il avait eu des maladies vénériennes, a constamment répondu par la négative, et n'en présentait du reste aucune trace ; il avait seulement éprouvé, à l'âge de seize ans, des douleurs rhumatismales, pour lesquelles il avait pris plusieurs bains à l'Hôtel-Dieu.

pouls vibrant et fort, tous les signes principaux qu'o
a regardés comme ceux d'une espèce d'anévrisme, s
manifestent, bien qu'il n'existât point d'anévrism
c'est-à-dire de dilatation d'aucune cavité du cœu
Cependant ces signes deviennent peu à peu moin
sensibles, et il survient une autre série de phéno
mènes qu'on a attribués, encore à tort, à l'anévrism
parvenu à un certain degré de son développemen
Ces signes sont ceux d'un obstacle au cours du san
qui, dans le cas en question, existait à l'orific
ventriculo-aortique principalement ; orifice qui, e
raison de son rétrécissement, s'opposait à la libr
sortie du sang, et le faisait refluer vers le systèm
pulmonaire : ajoutez à cela que, vu l'immobilité de
valvules, le sang, projeté dans le tronc aortique, pou
vait ensuite rentrer en partie dans le ventricule, quan
cette artère venait à réagir sur la colonne sanguin

LXIIIe OBSERVATION. *Végétations fongueuses su*
les valvules de l'aorte, avec des points cartilagi
neux. — Le nommé Cordelier, âgé de cinquante
six ans, journalier, n'avait jamais éprouvé de maladi
grave, lorsqu'il fut attaqué, au mois de février 181 1
d'un rhume, avec expectoration visqueuse d'abord
puis plus épaisse, opaque et blanchâtre. C'est à peu
près dans cet état que le malade se décida à entrer à
l'hôpital Cochin le 6 mai suivant. La respiration étai
difficile, les battements du cœur étaient obscurs, mais
réguliers ; le pouls assez développé et un peu dur ; la
poitrine ne rendait pas un son très clair, *surtout à*
gauche ; les pieds étaient œdémateux ; le sommeil

était léger; la peau généralement chaude, sans sueur; la constipation habituelle. (Infus. d'hys. , miel, jul. kerm. gr. ij , oxymel scillitique, acétate de potasse.)

Cependant tous les symptômes augmentent progressivement. Le 17 mai , le malade éprouve des étouffements; l'expectoration est difficile et mêlée de sang; le pouls est fort et prompt. — Une saignée du bras assez abondante ne diminue point les accidents.

Le 19 mai , les étouffements sont plus fréquents; les crachats se suppriment; le malade ne peut se tenir que sur son séant. Il meurt dans la soirée.

Autopsie cadavérique. Le *poumon droit* était hépatisé, et la cavité thoracique correspondante contenait une pinte de sérosité un peu jaunâtre.

Le cœur était très volumineux; la cavité du ventricule gauche avait une capacité plus que double de l'état naturel : ses parois étaient fermes, plus épaisses que dans l'état sain.

Les valvules aortiques, fongueuses et épanouies en choux-fleurs, vers leur bord libre, offraient à leur base des points durs et cartilagineux. Les végétations dont cette triple valvule était garnie étaient molles , d'un blanc grisâtre, et s'enlevaient ou plutôt se déchiraient assez facilement.

Les autres cavités du cœur nous parurent dans l'état naturel.

Les végétations des valvules droites sont peu communes; on en trouve quelques exemples dans certaines observations que nous avons rapportées plus haut. Leurs effets, leurs signes, leur traitement, étant

14.

les mêmes que ceux des végétations des valvules gauches, nous passerons de suite à l'histoire générale des
maladies que nous avons signalées dans cet article.

ARTICLE II.

HISTOIRE GÉNÉRALE DE L'INDURATION ET DES VÉGÉTATIONS DES VALVULES
DU CŒUR, ET DU RÉTRÉCISSEMENT DE SES DIVERS ORIFICES.

—

§ Ier. *Description anatomique de l'induration des valvules du cœur en
général.*

Les caractères que présentent les indurations valvulaires varient suivant qu'elles affectent les valvules dans
toute leur étendue ou dans quelques points seulement ;
suivant la direction qu'elles impriment à ces soupapes
organisées, c'est-à-dire suivant qu'elles les rapprochent
ou les écartent plus ou moins de l'orifice auquel elles
sont adaptées ; enfin, suivant les différents degrés de
l'induration. Lorsque les valvules sont affectées dans
toute leur étendue, elles sont entièrement déformées,
comme roulées sur elles-mêmes, et représentent une
sorte d'anneau ou de bourrelet elliptique, ou bien encore une espèce de boutonnière, à bords plus ou moins
épais, semblables aux lèvres de la glotte, et dont l'ouverture, dans son plus grand diamètre, n'est souvent
que de trois ou quatre lignes. La surface de l'induration est lisse et polie, à moins que cette dégénérescence
ne soit compliquée de l'existence de végétations ou
d'aspérités osseuses. Dans cet état, le tissu des valvules et de leurs cercles fibreux présente, tantôt une
dureté vraiment cartilagineuse, et tantôt la consistance
d'un fibro-cartilage, ou seulement celle d'un tendon ;

il crie sous l'instrument qui le divise, et l'aspect de la surface de la section varie suivant que l'induration est tendineuse, fibro-cartilagineuse ou cartilagineuse. Dans un degré plus avancé, ce genre d'induration se transforme en une sorte d'ossification plus ou moins étendue ; dans quelques cas, une portion considérable de la valvule ne présente aucune altération, tandis que la duplicature de sa base, ou plutôt la zone fibreuse, est déjà en partie cartilagineuse ou même ossiforme, ou du moins incrustée de quelques concrétions calcaires ; d'autres fois, la base est parfaitement saine, tandis que les pointes, les découpures de la valvule, ont éprouvé les transformations indiquées. Les pointes valvulaires se réunissent quelquefois, s'agglutinent, se soudent en quelque sorte, de manière à effacer presque complètement l'orifice. Souvent on ne trouve entre les feuillets des valvules que de simples dépôts ou des couches plus ou moins étendues de phosphate calcaire qui s'y est formé, pour ainsi dire, de toutes pièces : ces plaques sont ordinairement recouvertes par la membrane interne, mais on les voit quelquefois en contact immédiat avec le sang. Il n'est pas rare de rencontrer sur le bord libre des valvules un grand nombre de petits grains cartilagineux ou des concrétions osseuses, arrondies, pisiformes ; les valvules ainsi altérées présentent parfois une rougeur assez marquée ; il est évident que, dans un tel état de déformation et d'endurcissement, elles sont inhabiles à remplir les importantes fonctions que la nature leur a confiées.

1° *Induration de la valvule mitrale et des sigmoïdes aortiques.* — L'induration de ces valvules, que nous désignerons sous le nom de *valvules gauches* ou *artérielles*, est beaucoup plus fréquente que celle des valvules *droites* ou *veineuses*. A quoi tient cette différence remarquable ? Suivant l'auteur de l'*Essai sur les maladies organiques du cœur*, elle provient de ce que les valvules gauches, d'une organisation fibreuse plus prononcée, sont plus aptes à recevoir la matière qui doit les transformer en cartilage, ou les sels calcaires qui leur donnent une dureté osseuse ou *saxiforme*. Cette explication, ou plutôt cette hypothèse, est loin d'être entièrement satisfaisante : une cause plus efficace et plus réelle peut-être de cette différence ne consisterait-elle pas dans l'inégale activité des cavités gauches et droites, et dans la différence du sang qui les traverse ? Les cavités gauches reçoivent un sang plus vif, plus excitant, plus irritant que celui dont les cavités droites sont arrosées ; il n'est donc point très étonnant que leurs valvules soient celles pour lesquelles l'induration osseuse affecte une fâcheuse prédilection, surtout si l'on admet l'opinion extrêmement probable d'après laquelle nous avons considéré cette altération morbide comme la suite, la terminaison d'une phlegmasie lente. Quoi qu'il en soit, l'induration offre quelques particularités, selon qu'elle a son siége sur les valvules mitrales ou semilunaires aortiques, ce qui tient évidemment à la différence qui existe naturellement entre elles. C'est particulièrement dans les indurations de la première que l'on observe les divers états que nous avons signalés plus haut. Nous avons vu quelquefois l'induration bornée aux *tubercules d'Arantius*, qui, ainsi dégénérés, avaient le volume d'un pois ordinaire; d'autres fois nous avons trouvé des concrétions comme pierreuses, pyramidales ou arquées, qui s'avançaient en manière de *stalactites* dans la cavité de l'aorte ou du cœur, tandis que, par l'une de leurs extrémités, elles s'implantaient à la base des valvules et s'enfonçaient plus ou moins profondément dans la substance ventriculaire. Nous avons trouvé une fois l'une des valvules aortiques détachée en grande partie et comme flottante. C'est surtout en examinant les valvules artérielles que nous avons constaté quatre formes différentes d'induration, et dont les différences dépendent peut-être des proportions variables de la matière animale, du phosphate et du carbonate calcaires qui entrent dans sa composition. La première forme constitue la conversion du tissu valvulaire en substance tendineuse, fibro-cartilagineuse ou cartilagineuse. — Dans la seconde, il s'est opéré une simple exhalation de sels calcaires à la surface des membranes. — Dans la troisième, l'incrustation calcaire siége dans la profondeur même des feuillets valvulaires. — La quatrième forme enfin est caractérisée par une ossification qui semble se rapprocher davantage des lois de l'ostéogénie normale, dans laquelle l'état osseux succède à un état d'abord cartilagineux; par conséquent cette quatrième forme n'est véritablement que la première parvenue à un degré plus avancé, et c'est avec raison qu'on a regardé les indurations jaunes ou cartilagineuses comme des rudiments d'ossifications, *inchoamenta ossificationis.*

Que l'induration soit fixée sur les valvules mitrales ou sigmoïdes, elles sont tantôt plus ou moins abaissées, tantôt plus ou moins élevées, d'où il résulte un rétrécissement variable des orifices. Il nous a semblé qu'en général les valvules déformées proéminaient, s'avançaient, en formant une espèce de voûte ou d'*infundibulum* dans le sens suivant lequel se meut la colonne sanguine. Ainsi nous avons vu la valvule bicuspide, poussée, pour ainsi dire, par le choc du sang, faire une saillie dans l'intérieur du ventricule, tandis que nous avons vu les sigmoïdes déjetées et en quelque sorte renversées vers les parois de l'aorte. Cependant nous avons observé aussi une disposition inverse pour ces dernières, comme si, pendant la systole de l'aorte, le sang les avait refoulées vers la cavité ventriculaire.

2° *Induration des valvules tricuspides et des sigmoïdes de l'artère pulmonaire.*—Nous avons déjà dit que l'induration des valvules veineuses était plus rare que celle des valvules artérielles; mais c'est à tort que Bichat en avait nié l'existence, ainsi que nous l'avons prouvé par des faits. En général, l'induration des valvules droites est simplement fibro-cartilagineuse ou cartilagineuse : on y trouve cependant quelquefois des ossifications partielles. Il nous a paru que ces ossifications coïncidaient en général avec une communication contre nature des cavités gauches et des cavités droites : si cette remarque est juste, elle confirme l'idée que nous avons émise sur la cause de la fréquence de l'ossification des valvules gauches, comparativement à celle des droites; dans le cas de semblable communication, une certaine quantité de sang rouge, artériel, doit en effet pénétrer dans les cavités droites et les irriter plus ou moins. Dans quelques unes des observations que nous avons rapportées, les valvules droites formaient une espèce de cloison ou de diaphragme, percé à son centre ou vers sa circonférence. D'ailleurs, la plupart des dispositions que nous avons décrites, en nous occupant un peu plus haut de l'induration des valvules artérielles, se présentent également dans les cas d'endurcissement des valvules droites : c'est pourquoi il est inutile de nous arrêter plus long-temps sur cet objet.

§ II. *Description anatomique des végétations des valvules du cœur en général.*

Les végétations valvulaires ont été désignées par M. Laennec sous le nom de végétations verruqueuses. Cette dénomination nous paraît devoir être adoptée, car ces sortes d'excroissances ont un aspect fort analogue à celui des verrues, et surtout à celui des poireaux vénériens qui se manifestent sur les organes génitaux externes. Elles varient sous le rapport de leur couleur, de leur grosseur, de leur nombre, de leur figure, de leur consistance, de leur adhérence plus ou moins forte avec les valvules, et de leur mode de formation. Leur couleur est ordinairement d'un blanc grisâtre ou jaunâtre, relevé en totalité ou en partie d'une rougeur plus ou moins vive; leur grosseur varie entre celle d'un grain de millet et d'un pois, à peu près comme celle des tubercules; leur nombre est sujet à de grandes variations; on les trouve quelquefois isolées, d'autres fois réunies, racémifiées, agglomérées de manière à former des espèces de choux-fleurs; elle ont, en général, une forme arrondie et granuleuse, une surface lisse, quelquefois cependant inégale. Les unes sont molles, faciles à écraser, et se détachent par la plus légère traction, comme si elles n'avaient pas eu le temps de s'organiser encore. Ces granulations nous ont paru avoir beaucoup d'analogie avec celles que l'on trouve souvent sur les membranes séreuses dans les cas d'inflammation chronique : la ressemblance est quelquefois si frappante que l'on aurait bien de la peine à les distinguer, comme nous nous en sommes assurés en comparant des granulations de la plèvre et du péricarde avec des végétations valvulaires rencontrées sur le même sujet. On pourrait donner à ces végétations le nom de *végétations albumineuses.*

D'autres végétations présentent une résistance plus grande; avec quelques efforts, on peut néanmoins les séparer de la valvule sans les détruire; elles ont un diamètre de trois à quatre lignes, et leur figure, au lieu d'être globuleuse, est cylindroïde ou pyramidale.

Ce sont probablement ces excroissances que, dans l'enfance de l'anatomie pathologique, on aura prises pour des vers.

D'autres, enfin, ont contracté avec les valvules une telle adhérence, ou plutôt elles y sont tellement enracinées, que l'on ne peut souvent les enlever qu'en les déchirant avec les ongles, ou en les coupant avec le scalpel. C'est à celles-ci que convient, par excellence, le nom de *verruqueuses*.

Les végétations se plaisent en quelque sorte sur le bord libre des valvules plus que sur tout autre point de ces organes membraneux. On en trouve quelquefois cependant sur toute l'étendue des valvules, sur la membrane interne des oreillettes, et sur le péricarde; elles rétrécissent l'orifice valvulaire proportionnellement à leur nombre et à leur volume. On les rencontre sur les valvules aortiques plus fréquemment que partout ailleurs.

Suivant M. Laennec, ces végétations se forment par une sorte d'organisation de concrétions polypiformes ou fibrineuses déposées sur les parois des valvules et des oreillettes à l'occasion de quelque trouble de la circulation. On ne saurait contester que leur formation ne puisse quelquefois s'opérer de cette manière; mais il nous paraît également incontestable que ces végétations ne sont souvent autre chose que le résultat de l'organisation d'une exhalation puriforme, albumineuse, sécrétée par la membrane valvulaire ou auriculaire enflammées. Ce mode de formation nous paraît d'autant plus probable, que les végétations

ont une grande analogie, ainsi que nous l'avons déjà indiqué, avec les granulations albumineuses qui se remarquent à la suite des phlegmasies séreuses. La phlegmasie de la membrane interne de l'aorte et des cavités gauches du cœur étant plus fréquente que celle de la membrane interne de l'artère pulmonaire et des cavités droites, on conçoit de suite pourquoi les végétations se rencontrent plus fréquemment sur les valvules aortiques et mitrales. Il semblerait que le contraire devrait avoir lieu si ces végétations se formaient constamment suivant le procédé indiqué par M. Laennec, car les concrétions polypiformes sont bien plus communes dans les cavités droites du cœur que dans les gauches. Ce qui nous confirme encore dans notre opinion, c'est l'observation même rapportée par M. Laennec, de végétations *verruqueuses* sur la valvule mitrale et l'oreillette gauche. Dans cette observation, en effet, il existait, ce nous semble, une phlegmasie de la membrane interne de l'aorte et de l'oreillette, car « les valvules sigmoïdes de l'aorte et
» la membrane interne de cette artère offraient une
» couleur rouge extrêmement prononcée, et qui con-
» trastait avec celle du ventricule, qui était d'un
» rouge pâle et presque jaune. L'oreillette gauche of-
» frait, dans toute l'étendue de sa face interne, cette
» même couleur rouge foncée : cette face, dans l'éten-
» due d'environ un pouce carré, ainsi que le bord
» libre de la valvule mitrale, étaient couverts de vé-
» gétations dont quelques unes étaient légèrement
» rosées ou violettes, et comme injectées de petits vais-

» seaux ; à leur extrémité libre, plusieurs présentaient
» de petits caillots de sang coagulé et noir, fortement
» adhérents. » (1) Cette observation très remarquable
nous semble bien propre à prouver que les végétations peuvent être produites de la manière que nous
l'avons indiqué. Les concrétions fibrineuses adhéren
tes à l'extrémité des végétations n'infirment aucunement notre explication : elles serviraient plutôt à l'appuyer, puisque nous avons déjà fait entrevoir précédemment, et nous démontrerons plus loin, que l'inflammation est une des circonstances qui jouent le
plus grand rôle dans plusieurs cas de concrétion du
sang.

§ III. *Des signes et du diagnostic de l'induration et des végétations
des valvules du cœur.*

Nous réunissons ensemble les indurations et les
végétations des valvules, sous le rapport de leur diagnostic, parceque les unes et les autres ont pour effet commun et constant le rétrécissement plus ou
moins considérable des orifices du cœur, et que les
signes qui les caractérisent se tirent de l'obstacle mécanique que ce rétrécissement oppose à la circulation ;
il est évident d'ailleurs que les valvules chargées de
végétations, ou converties en tissu cartilagineux ou
osseux, deviennent inhabiles à exécuter les mouvements d'élévation et d'abaissement, sans lesquels la
circulation ne peut s'exercer d'une manière régulière.
Le diagnostic des indurations et des végétations des

(1) *Ouv. cité*, tom. II, pag. 342 et 345.

valvules du cœur, ou, si l'on veut, du rétrécissement des orifices valvulaires, a toujours été regardé comme très difficile, très obscur, sinon comme tout-à-fait impossible. Nous espérons cependant qu'après avoir lu attentivement cet article on sera convaincu que cette maladie est une de celles que l'on peut le plus facilement reconnaître aujourd'hui.

Le bel ouvrage de Corvisart ne donne aucun moyen de reconnaître avec précision le rétrécissement des orifices droits. Dans ce cas, en effet, l'exploration du pouls aortique ou de la grande circulation, que Corvisart regarde comme la source des signes les plus certains du rétrécissement de l'orifice ventriculo-aortique, se trouve sans utilité pour re connaître celui de l'orifice ventriculo-pulmonaire ; il faudrait pouvoir explorer le pouls pulmonaire ou de la petite circulation, ce qui est tout-à-fait impossible. « Si l'on pou- » vait, dit Corvisart, interroger les pulsations de » l'artère pulmonaire, ou de ses rameaux, comme on » examine les battements de l'aorte ou de ses bran- » ches, on reconnaîtrait avec une égale facilité, et les » rétrécissements des orifices du cœur droit, et ceux » des cavités gauches... L'obscurité qui enveloppe les » signes du rétrécissement des orifices droits ne se » dissipe pas entièrement encore quand il s'agit de » reconnaître l'oblitération imparfaite de l'orifice auri- » culo-ventriculaire gauche ; cependant quelques si- » gnes particuliers peuvent faire reconnaître cette » affection, de ce nombre est un bruissement particu- » lier, difficile à décrire, sensible à la main appliquée

» sur la région précordiale, et même à la main qui
» interroge le pouls, mais d'une manière moins mar-
» quée. De plus, le pouls est moins régulier que dans
» le cas de rétrécissement des orifices droits, mais
» moins irrégulier que lorsque l'orifice aortique est
» altéré. Dans le cas de rétrécissement de l'orifice aor-
» tique, le pouls peut conserver un certain degré de
» dureté, de roideur, mais jamais beaucoup de pléni-
» tude ni de régularité. Cette irrégularité constante
» et permanente suffira toujours pour établir le dia-
» gnostic précis du rétrécissement de l'embouchure
» aortique. Ici, point d'obscurité, et quand le méde-
» cin n'aurait pour guide que cette espèce d'ondula-
» tion, ce bruissement, ce frémissement sourd, ce
» caractère si reconnaissable du pouls, dans tous les
» cas de ce genre, son diagnostic ne doit plus être
» incertain. » Qu'il nous soit permis de dire qu'ici
nous trouvons l'illustre médecin un peu en contradiction avec lui-même. En effet, il donne, pour le diagnostic du rétrécissement de l'orifice aortique, presque les mêmes signes que ceux qu'il avait indiqués
plus haut pour le rétrécissement de l'orifice auriculo-
ventriculaire gauche : or il convient que « l'obscurité
» qui enveloppe les signes des rétrécissements des ori-
» fices droits ne se dissipe pas entièrement encore
» quand il s'agit de reconnaître celui de l'orifice auri-
» culo-ventriculaire gauche, » donc elle ne doit pas se
dissiper entièrement non plus quand il est question
du rétrécissement de l'embouchure aortique, dont,
suivant lui, les signes sont essentiellement les mêmes.

Mais ce n'est pas tout : il est difficile de sentir ce caractère particulier du pouls signalé par Corvisart. M. Laennec assure ne l'avoir point constaté, même chez des sujets qui présentaient, de la manière la plus évidente à la région précordiale, le frémissement ci-dessus, lequel, selon le même auteur, n'est sensible à la main que dans les cas où le rétrécissement est très considérable. Il résulte de tout cela que les signes indiqués par Corvisart ne suffisent pas pour caractériser le rétrécissement des orifices du cœur en général, et que jamais ils ne pourraient faire reconnaître le rétrécissement de chacun de ces orifices en particulier. Hommage éternel cependant soit rendu à ce profond observateur! car s'il est vrai qu'il n'a pas entièrement déchiré le voile qui a si long-temps enveloppé le diagnostic des maladies des valvules du cœur, il en a du moins, le premier, soulevé quelques replis. Il est certain que les caractères du pouls, indiqués par Corvisart, le bruissement à la région précordiale, sont des signes très précieux qu'il ne faut pas négliger de recueillir. Il en est de même du défaut d'harmonie, de l'espèce de contradiction, si l'on peut ainsi dire, qui existe entre les battements du cœur et ceux du pouls, dans les affections dont il s'agit. Nous avons pu quelquefois soupçonner un rétrécissement des orifices du cœur par le moyen de ce signe, c'est-à-dire en observant des battements très forts du cœur coïncidant avec une petitesse extrême du pouls. Mais il faut convenir que ce signe se rencontre dans des maladies différentes de celles qui nous occupent en ce moment.

Il est, pour reconnaître le rétrécissement des divers orifices du cœur, une méthode d'exploration que nulle autre ne saurait suppléer, c'est l'auscultation soit immédiate, soit médiate. Les signes que fournit ce mode d'exploration, déjà signalés par M. Laennec, sont les suivants : 1° Lorsque la maladie affecte les orifices auriculo-ventriculaires, on entend, pendant la contraction des oreillettes, qui dure plus long-temps que dans l'état naturel, un bruit très marqué qui imite le bruit d'un coup de lime donné sur du bois ou celui d'un soufflet que l'on presse brusquement; 2° lorsque le rétrécissement a son siége aux orifices artériels (ventriculo-pulmonaire et aortique), le bruit de frottement indiqué tout à l'heure est le même, mais il est isochrone aux contractions des ventricules et du pouls; 3° si les orifices gauches sont rétrécis, le bruit *pathognomonique* se fera entendre plus particulièrement dans la région des cartilages des cinquième, sixième et septième côtes; tandis que si le rétrécissement occupe les orifices droits, le même bruit s'entendra plus spécialement à la partie inférieure du sternum ; 4° le bruit de soufflet paraît coïncider avec l'induration cartilagineuse, fibro-cartilagineuse, et avec le rétrécissement produit par les végétations; celui de *lime*, au contraire, annonce plutôt le rétrécissement produit par l'induration osseuse.

Nous avons eu si souvent occasion de constater toute la certitude de ces signes; ils nous ont fait connaître les rétrécissements des orifices du cœur avec une facilité si grande, que nous ne craignons pas de répéter que le diagnostic de cette maladie peut être établi de la manière la plus positive. Nous avouerons seulement qu'il se présente quelquefois des cas où il est assez embarrassant de bien préciser quel est l'orifice rétréci ; mais en supposant que cela ne pût pas être déterminé, l'inconvénient serait tout-à-fait nul. La seule chose vraiment importante, consiste à reconnaître si quelque orifice est rétréci ; or, il est toujours possible d'y parvenir, au moyen du signe que nous avons plusieurs fois indiqué. Il ne nous a jamais manqué, il ne nous a jamais trompés. Nous avons rapporté six observations dans lesquelles l'autopsie cadavérique en a démontré l'exactitude. Nous aurions pu en augmenter le nombre, si la chose nous eût paru nécessaire ; car il s'en faut beaucoup que le rétrécissement des orifices du cœur soit une maladie rare (1).

Rien ne nous semble plus facile d'ailleurs que de concevoir le mécanisme du bruit qui accompagne l'existence d'une coarctation des orifices du cœur. Le sang étant obligé de passer de la cavité des oreillettes ou des ventricules, à travers une ouverture très étroite, doit éprouver un frottement plus ou moins considérable, et c'est précisément ce frottement qui pro-

(1) Il arrive quelquefois qu'on entend un bruit de soufflet dans la région précordiale, sans qu'il existe de rétrécissement des orifices ; mais alors ce bruit n'a lieu que par intervalles, et cette circonstance suffit pour ne pas le confondre avec celui produit par le rétrécissement qui s'entend d'une manière continue.

duit le susurrus, le bruissement dont nous avons parlé. C'est de la même manière que l'on peut expliquer le frémissement vibratoire qui se fait sentir à la région précordiale, et que M. Laennec a justement désigné sous le nom de frémissement cataire, parcequ'il ressemble très bien à celui que font éprouver les chats quand on les flatte de la main promenée sur le dos, et qu'ils répondent à ces caresses par le râle que tout le monde connaît (1).

Les signes que nous venons de présenter sont les seuls qui caractérisent, qui spécifient le rétrécissement des orifices du cœur. Mais il en est d'autres qu'il nous reste maintenant à faire connaître, et qui dérivent de l'influence qu'exerce cette affection sur les fonctions en général, et sur celles du système circulatoire en particulier. Ces signes ne sont pas moins constants, pour la plupart, que les précédents, mais ils sont beaucoup moins importants pour le diagnostic, ils sont même très équivoques en ce qu'ils sont communs à toutes les maladies qui apportent un grand obstacle à la circulation, ou même à la respiration. Plusieurs auteurs ont donné ces signes comme propres à l'anévrisme du cœur : c'est une grande erreur; car, dans ces cas, loin que l'anévrisme du cœur,

____

(1) C'est particulièrement dans les cas de lésions des valvules et de rétrécissement des orifices du cœur que l'on observe les intermittences, les inégalités et les irrégularités des battements du cœur. Il serait superflu de rapporter ici nos observations à cet égard, nous engageons d'ailleurs le lecteur à consulter l'article de l'ouvrage de M. Laennec, relatif à cet objet. (*Traité de l'auscult. méd.*, tom. II, pag. 230 et suivantes.)

s'il existe, soit le premier mobile des phénomènes que l'on observe, il n'est lui-même qu'un des effets, et, pour ainsi dire, des accidents du rétrécissement des orifices. Nous avons décrit plusieurs fois les phénomènes dont il s'agit, dans les observations particulières qui précèdent. Cependant nous sommes obligés d'en présenter encore ici le rapide tableau.

A. *Influence sur la circulation.*—Nous avons déjà indiqué quelques uns des signes fournis par la circulation, en commençant cet article ; nous les rappellerons ici. — Les malades, affectés de rétrécissement des orifices du cœur, éprouvent des palpitations plus ou moins violentes, plus ou moins fréquentes, plus ou moins prolongées, et que le moindre exercice, la moindre émotion rendent beaucoup plus sensibles. Leur pouls petit, dur, inégal, irrégulier, intermittent, contraste par son peu de largeur avec les battements, souvent très énergiques, du cœur : il est moins irrégulier, lorsque la maladie affecte les orifices droits que lorsqu'elle affecte les gauches ; le sang ne pouvant traverser librement le centre circulatoire, obligé, pour ainsi dire, de refluer sur lui-même, engorge les poumons, l'artère pulmonaire, les cavités droites du cœur, les grosses veines et toutes leurs ramifications : de là l'infiltration séreuse, et même des hémorrhagies passives ; de là cette lividité, cette injection violacée de la face que l'on a trop généralement regardées comme des signes infaillibles de maladie du cœur, et qui n'indiquent autre chose qu'un obstacle à la circulation ; de là une injection plus grande encore de presque toutes les membranes muqueuses; de là un engorgement du cerveau et des symptômes subapoplectiques ; de là un semblable engorgement du foie (1). Ces symptômes s'expliquent tous avec une si grande facilité, d'après les lois qui président au mécanisme de la circulation, que nous ne croyons pas devoir en faire une analyse plus détaillée.

B. *Influence sur la respiration*. — Une légère dyspnée que les malades désignent sous le nom de courte haleine, l'essoufflement après des exercices un peu violents, après avoir monté un escalier, par exemple, sont les premiers dérangements de la respiration ; mais bientôt la dyspnée augmente, et s'élève jusqu'à l'orthopnée la plus pénible, et la suffocation la plus cruelle. De là le nom d'asthme, sous lequel le vulgaire connaît la maladie qui nous occupe, de là cette énergique expression de l'un de nos malades qui disait qu'il étouffait plutôt qu'il ne respirait (2).

C. *Influence sur la locomotion et l'innervation*. —Les troubles de ces fonctions se lient d'une manière intime à ceux de la respiration, et leur sont en quelque sorte proportionnels. Qui pourrait tracer le tableau du malheureux livré aux angoisses d'un rétrécissement extrême des orifices du cœur? Le désespoir, la frayeur, l'anxiété respirent dans tous ses traits ; ses yeux sont saillants, hagards, égarés, ses sourcils re-

______

(1) Les pulsations des veines jugulaires s'observent souvent dans le cas de lésion des orifices du cœur, et indiquent constamment une gêne de la circulation, mais non le siége de l'obstacle.

(2) La dyspnée dépend principalement de l'engorgement sanguin des poumons.

levés; ses narines se dilatent, sa bouche s'ouvre comme pour exprimer le besoin qu'il a de respirer et les efforts qu'il fait pour satisfaire à ce pressant besoin ; c'est par la même raison, et par une véritable synergie, que tous les muscles qui concourent à la respiration se contractent avec une force extrême : incapable de supporter la position horizontale, les membres supérieurs fixés sur le lit, pour prêter un point d'appui aux muscles inspirateurs, le tronc fortement courbé en avant ; il pousse des gémissements plaintifs, et, d'une voix entrecoupée, accuse souvent l'impuissance de la médecine, implore la mort, et se la donnerait quelquefois lui-même si ses forces défaillantes et les circonstances où il se trouve le lui permettaient. Il ne goûte plus les douceurs du sommeil, ou, s'il lui arrive de s'assoupir, il est tourmenté par des rêves pénibles, et se réveille bientôt en sursaut. Dans quelques cas, il éprouve des instants de relâche, et pendant cette sorte de trève, vraiment délicieuse, il se berce de l'heureuse idée d'une guérison prochaine ; mais une nouvelle attaque d'asthme ne tarde pas à dissiper toutes ses espérances. Cependant, après des efforts dont l'instinct de la conservation est seul capable, les muscles de la respiration tombent enfin dans l'épuisement où sont plongés tous les autres. Le malade, incapable du moindre mouvement, ne peut plus se soutenir; son corps, obéissant à la pesanteur, tombe sur le lit, pour ne plus se relever: sa voix s'éteint, ses yeux se ternissent, son visage se décompose.... il expire.... Trop heureux si une mort soudaine lui eût épargné les longues douleurs que nous venons de décrire.

Nous n'avons point parlé dans tout ce qui précède de la douleur qui peut accompagner l'existence des maladies des orifices du cœur; nous devons en dire ici quelques mots. La douleur, ce symptôme si souvent infidèle dans beaucoup de maladies, n'est que d'un bien faible secours pour le diagnostic du rétrécissement des orifices du cœur; dans plusieurs cas on observe moins une véritable douleur, qu'un sentiment d'embarras, de gêne inexprimable dans la région précordiale; on voit cependant des malades qui éprouvent une douleur profonde, déchirante, et qui répond particulièrement au creux de l'estomac, ce qui pourrait induire en erreur ceux qui seraient trop disposés à voir presque partout des inflammations de l'estomac. Enfin, il arrive aussi que les malades n'accusent aucune espèce de souffrance dans la région du cœur. Quoi qu'il en soit, la douleur, quand elle existe, est un nouveau motif pour nous faire considérer comme le résultat d'une phlegmasie plus ou moins lente et sourde, et les indurations et certaines végétations valvulaires.

S'il est extrêmement facile de reconnaître ces maladies quand elles ont produit un rétrécissement considérable des orifices, il l'est beaucoup moins lorsqu'elles ne commencent qu'à se développer. Toutefois une légère dyspnée habituelle et qui augmente au moindre exercice, les palpitations, le son âpre et étouffé qui accompagne les contractions du cœur, un peu d'œdématie autour des malléoles, la connaissance des circonstances antérieures, sont des données qui permettent de soupçonner au moins la maladie, et qui invitent à recourir aux moyens les plus propres à la combattre.

§ IV. *Des causes des végétations et de l'induration des valvules du cœur.*

Les causes de ces maladies sont essentiellement les mêmes que celles qui déterminent les affections de l'aorte, dont nous nous sommes précédemment occupés. Ce serait donc employer des répétitions superflues que d'y revenir en détail; nous dirons seulement que des violences extérieures, appliquées sur la région précordiale, des phlegmasies du péricarde et des organes voisins, des exercices trop fatigants, sont des causes dont on ne saurait trop signaler la fréquence et l'activité.

On a regardé, dans ces derniers temps, le virus syphilitique comme la cause la plus ordinaire de plusieurs maladies du cœur et des vaisseaux, et spécialement des végétations valvulaires. Nous ne voulons pas nier l'influence d'une telle cause; mais fondé sur une pratique et une observation de vingt années à l'hôpital des Vénériens, nous osons assurer qu'on s'est beaucoup exagéré la puissance d'une pareille cause. Nous avons ouvert plusieurs individus affectés de maladies vénériennes, sans trouver aucun vestige de végétations de valvules, et nous avons rencontré cette lésion sur des personnes qui n'avaient jamais été atteintes de syphilis, et sur une jeune fille, en particulier, qui présentait tous les signes physiques de la virginité; ainsi donc, on ne doit admettre qu'avec beaucoup de réserve, et avec une grande restriction, l'opinion de Corvisart, de M. Scarpa, etc. sur la nature des végétations valvulaires et autres maladies du système sanguin.

§ V. *Du traitement des végétations et des indurations valvulaires.*

Lorsque la nature d'une maladie est connue, il est évident que c'est sur cette connaissance que doit être appuyé le traitement. Tous nos moyens en effet doivent agir en sens inverse des causes immédiates de la maladie : or, une foule de considérations, que nous avons exposées ailleurs, nous ont porté à penser que très souvent les altérations valvulaires se formaient sous l'influence d'une véritable phlegmasie; par conséquent leur traitement doit être plus ou moins antiphlogistique. Il se composera donc des saignées générales et locales, d'une diète assez sévère, des préparations de digitale, en un mot, des mêmes moyens que nous avons conseillés en traitant de l'aortite et de ses effets.

Il est inutile de dire que le traitement ne peut avoir des résultats satisfaisants et complets qu'autant qu'il est appliqué dès l'origine de la maladie. Mais lorsque celle-ci est très avancée, que les altérations valvulaires sont très considérables; que le rétrécissement des orifices est porté à un haut degré, le seul succès que l'on puisse attendre des moyens les plus méthodiques, c'est de soulager un peu les malades, et de prolonger pendant quelque temps leur douloureuse existence. Tous les agents hygiéniques et thérapeutiques ne doivent plus être employés que comme de simples palliatifs.

Nous sommes parvenus assez souvent à dissiper les symptômes les plus pressants des affections valvulaires, tels que la dyspnée, l'anhélation, l'infiltration, etc., par l'emploi des évacuations sanguines, des médicaments diurétiques, apéritifs, calmants, des pédiluves, des révulsifs, etc., secondés par un repos absolu de l'esprit et du corps, et par une diète rigoureuse. Mais cette guérison, en quelque sorte merveilleuse, n'est que momentanée. Les accidents ne tardent pas à se renouveler lorsque les malades se livrent au moindre excès de quelque nature qu'il soit. Nous ne saurions trop répéter que le repos parfait est indispensable dans les cas de rétrécissement des orifices du cœur; il est d'autant mieux indiqué, que les malades sont pris d'étouffement au moindre exercice, et que nous pouvons assurer que la plupart des maladies du cœur reconnaissent pour cause principale, des exercices violents et forcés, tels que la course, la danse, et toutes les professions qui exigent des efforts énergiques et prolongés.

Est-il besoin de dire que, dans cette maladie, comme dans toutes les autres, c'est la cause qu'il importe avant tout de combattre; le médecin doit donc rechercher avec le plus grand soin cette cause; trop heureux si, après l'avoir trouvée, il a le pouvoir de la vaincre! Au reste, on doit dire, à la consolation des malades, que l'on peut vivre un grand nombre d'années avec un rétrécissement des orifices du cœur, qui n'est pas porté à un degré extrême. Nous pensons aussi que mieux instruits sur la véritable nature des indurations et des végétations valvulaires, beaucoup plus éclairés sur leur diagnostic, les médecins aujourd'hui pourront les traiter avec bien plus d'avantage qu'ils ne l'ont fait jusqu'ici. C'est le lieu de répéter combien l'auscultation peut être utile à la thérapeutique elle-même. En effet, c'est surtout à la naissance des maladies du cœur qu'on peut espérer de les combattre avec succès; or, c'est l'auscultation seule qui peut nous fournir les moyens de reconnaître ces maladies dès les premiers temps de leur existence.

Il est une difficulté invincible dans le traitement des maladies du cœur en général, c'est l'action continuelle à laquelle l'organe est assujetti. La première indication, quand un organe est malade, c'est de le placer dans le repos le plus absolu; mais cette indication est évidemment impossible à mettre en pratique dans les maladies du cœur. Le repos absolu de cet organe, de cette *branche du trépied vital,* serait à la fois une cause inévitable de mort, et pour lui, et pour l'individu dont il anime pour ainsi dire toutes les parties. A la vérité, le sang étant comme l'excitant naturel du cœur, les saignées que nous avons conseillées, les calmants et les boissons adoucissantes, diminuent la puissance de cet excitant, et remédient, autant que possible, à l'inconvénient de ne pouvoir recourir au moyen si efficace et si rationnel dont nous parlions tout à l'heure, savoir, le repos de l'organe souffrant : ces moyens ne permettent pas au cœur un repos absolu, mais ils peuvent réduire son action, autant qu'une telle réduction est compatible avec la vie.

LIVRE II.

DES MALADIES DU CŒUR.

CONSIDÉRATIONS PRÉLIMINAIRES.

De même que pour avoir une idée exacte et complète de l'anatomie et de la physiologie du cœur, il faut examiner séparément et analytiquement la structure et les fonctions des diverses parties qui le composent, de même pour se former des notions justes et complètes de la pathologie de cet important organe, il est indispensable d'étudier isolément les maladies des tissus variés qui concourent à sa composition. Corvisart a suivi la méthode que nous venons d'indiquer; mais il n'a point compris dans sa division les lésions pathologiques de plusieurs parties qui entrent essentiellement dans la structure du cœur, telles que les artères et les veines, les nerfs et la membrane interne de cet organe. Pour rendre notre classification aussi exacte que possible, nous avons cru devoir diviser les maladies du cœur en celles qui affectent sa membrane interne (1); en celles qui affectent l'externe; en celles qui siégent sur sa

---

(1) Nous avons réuni à celles-ci les maladies du tissu fibreux qui se rencontre dans les duplicatures de cette membrane.

substance musculaire, qui constitue pour ainsi dire sa membrane moyenne; et en celles qui occupent ses vaisseaux, ses nerfs ou son tissu cellulo-graisseux. Déjà nous avons fait l'histoire des lésions pathologiques de la membrane interne (1). Il ne nous reste plus qu'à décrire les autres; description qui fera le sujet des sections et des chapitres qui suivent.

SECTION PREMIÈRE.

MALADIES DU PÉRICARDE.

Cette section se composera de deux chapitres. Dans le premier, nous traiterons de la péricardite (inflammation du péricarde), et de ses suites; le second sera consacré à l'étude de l'hydropéricarde et du pneumo-péricarde. Les épanchements sanguins dans le péricarde étant ordinairement la suite, le résultat d'une autre maladie, plutôt qu'une maladie primitive et essentielle, nous n'avons pas cru leur devoir consacrer un chapitre particulier.

(1) Voyez *Maladies de l'aorte.*

CHAPITRE PREMIER.

DE LA PÉRICARDITE ET DE SES SUITES, TELLES QUE LES ÉPAN-
CHEMENTS ALBUMINEUX, LES PSEUDO-MEMBRANES, LES ADHÉ-
RENCES CELLULEUSES, LES MEMBRANES FIBRO-CARTILAGINEUSES
OU CARTILAGINEUSES, LES OSSIFICATIONS DU PÉRICARDE, etc.

—

ARTICLE PREMIER.

OBSERVATIONS PARTICULIÈRES DE PÉRICARDITE SOIT AIGUE OU CHRONIQUE.

§ Ier. *Observations de péricardite aiguë.*

Nous allons commencer par une observation de péricardite aiguë, extraite des manuscrits de Joseph-Exupère Bertin, père de l'auteur de cet ouvrage.

« Dans le cours de l'année 1739, un jeune homme,
» âgé de seize à dix-sept ans, après avoir couru la
» poste à cheval, pendant plusieurs jours, se sentit,
» à son arrivée à Paris, attaqué d'angoisses mor-
» telles, et d'une difficulté extrême de respirer; *son*
» *pouls était mauvais, et dénotait une mort pro-*
» *chaine.* Ce jeune homme tombait en faiblesse à
» chaque instant. Enfin au bout de deux jours il
» mourut.

» J'en fis l'ouverture, en présence de M. Hunauld,
» qui soupçonnait un polype dans l'artère pulmo-
» naire.

» Nous trouvâmes, sur toute la surface du cœur

» et des oreillettes, une couche de substance lym-
» phatique assez compacte, et de l'épaisseur d'un écu
» de six livres. Ce qui restait de cavité dans le péri-
» carde était rempli d'une sérosité sanguinolente.
» En ouvrant la plèvre, je trouvai la même chose
» sur toute la surface des poumons, et beaucoup
» de sérosité sanguinolente épanchée dans la ca-
» vité. »

Cette observation, bien qu'elle laisse à désirer beaucoup de détails, nous offre néanmoins les symptômes les plus saillants de la péricardite : l'ouverture du cadavre prouve que telle était en effet la nature de la maladie. Les angoisses mortelles, la dyspnée extrême, les défaillances continuelles, le pouls *mauvais*, sont des indices assez sûrs, sinon tout-à-fait infaillibles de la péricardite. Nous disons que ces symptômes ne sont pas infaillibles, parcequ'en effet on les rencontre dans quelques pleurésies non compliquées de péricardite. Rien d'ailleurs n'est plus fréquent qu'une telle complication, et c'est la raison pour laquelle les auteurs ont si souvent confondu les signes de l'une et l'autre maladies. L'observation que nous venons de citer est elle-même un nouvel exemple de la complication indiquée. Rien n'est véritablement plus rare que des cas de péricardite exempte de toute complication : en voici cependant un que nous allons rapporter.

LXIVe OBSERVATION. *Péricardite aiguë simple.* — Laurent Barthélemy, âgé de vingt-six ans, admis à l'hôpital Cochin, le 20 juillet 1818, traité peu de

temps auparavant à la Pitié, pour une affection catarrhale, se plaignait d'une douleur de côté insupportable; son visage était pâle et grippé; la respiration était haute et très pénible: à chaque inspiration,
le point douloureux qui existait à gauche devenait
plus *atroce*, et arrachait des cris au malade; la poitrine rendait un son mat de ce côté, un peu plus clair
à droite; les crachats étaient muqueux, écumeux, et
mêlés de quelques stries sanguinolentes. Le malade
se tenait courbé en devant pour respirer plus facilement; il lui était impossible de s'étendre dans son
lit: le pouls était petit, serré, mais régulier. —Vingt
sangsues furent appliquées sur le point douloureux
dès le premier jour de l'entrée. Cependant la douleur
persista, la dyspnée augmenta, et le malade passa la
nuit suivante dans un état d'anxiété inexprimable.
Un vésicatoire, appliqué le lendemain, procura un
soulagement momentané. La douleur *pleurétique*
disparut; mais la gêne de la respiration et la maigreur
augmentèrent: on observait des alternatives de dévoiement et de constipation; dans ce dernier cas,
les symptômes s'exaspéraient, la dyspnée et l'anxiété
devenaient plus considérables. Enfin, environ un
mois après son entrée, le malade succomba.

L'autopsie cadavérique fut faite par MM. Pichon
et Belmas.

Etat extérieur. — Point d'infiltration, abdomen
seulement un peu ballonné.

Thorax. — Après avoir enlevé le sternum et les
cartilages des côtes, on vit une poche très volumi-

neuse, s'étendant plus à gauche qu'à droite, où elle occupait néanmoins un espace très étendu. Le poumon droit en était refoulé; mais ce refoulement n'était rien en comparaison de celui du poumon gauche, qui n'occupait plus que la vingtième partie de la cavité thoracique gauche. La poche tout entière, formée par le péricarde, avait sept à huit pouces de large, sur cinq de profondeur, et dix à onze de hauteur : à l'ouverture de ses parois, il en sortit d'abord une sérosité trouble, dans laquelle nageaient des flocons d'albumine, et bientôt un pus dont l'odeur était si infecte qu'on ne pouvait rester dans la salle.

Le cœur, refoulé, rapetissé, comme atrophié, n'occupait qu'un très faible espace dans la cavité du péricarde, et était moitié moins volumineux que dans l'état ordinaire. La membrane séreuse qui le recouvre était très épaissie et tapissée d'une fausse membrane purulente et friable. Le péricarde lui-même, dans toute son étendue, avait acquis une épaisseur très considérable (environ six lignes) (1).

Les plèvres et le poumon étaient d'ailleurs sains.

LXIVe OBSERVATION. *Péricardite compliquée de granulations dans les poumons.* — Henri Meunier, domestique, âgé de dix-sept ans, fut admis à l'hôpital des Vénériens, le 30 mars 1811; il était affecté de chancres sur le gland et sur le bord libre du pré-

(1) L'épaisseur du péricarde indiquée par MM. Belmas et Pichon dépendait très probablement de la présence de fausses membranes adhérentes à sa face interne.

puce, avec inflammation de cette dernière partie.
Après vingt-quatre jours de traitement, le chirurgien
en chef le fit passer à l'infirmerie de médecine. Ce
jeune homme éprouvait alors une toux sèche et fréquente, et des douleurs vagues vers le côté droit de
la poitrine; il existait des nausées et un état saburral
de la langue. Le médecin qui nous remplaçait ce
jour-là, prescrivit l'émétique et des boissons délayantes et calmantes. Deux jours après, tous les
symptômes s'étaient aggravés. La douleur ayant
semblé se fixer sur un seul point de la poitrine
droite, on y appliqua un vésicatoire, qui ne parut
produire d'autre effet que de disséminer la douleur
et la rendre plus générale. Les accidents augmentèrent d'intensité. Le soir, et pendant la nuit, la
dyspnée devint extrême, accompagnée de la plus
vive anxiété et de l'impossibilité presque absolue de
rester deux minutes de suite dans la même position.
La toux, devenue plus fréquente, prit un caractère
convulsif; l'expectoration était plus abondante et
puriforme; le visage devint bouffi, une œdématie générale apparut, et le malade, dont le pouls fut constamment petit et convulsif, ne tarda pas à succomber.

Autopsie cadavérique. La plèvre costale, presque
dans tous les points, adhérait avec la plèvre pulmonaire par des fausses membranes sèches, et qui paraissaient anciennes.

Le péricarde était distendu par une sérosité trouble
et rougeâtre. La membrane séreuse, *épaissie* et de

couleur rosée, était recouverte de concrétions molles, rougeâtres, et s'enlevant avec une extrême facilité : sur le feuillet qui revêt le cœur, des concrétions très grosses, longues, avaient l'apparence de végétations fongueuses, et quelques unes étaient découpées en crête de coq; on aurait pu croire, au premier abord, que ces concrétions albumineuses faisaient corps avec le tissu du cœur, ou du moins avec sa membrane, et étaient comme identifiées avec elle, mais on les enlevait facilement et sans produire de solution de continuité, au moyen d'une légère traction, et l'on apercevait alors au-dessous la séreuse rougeâtre, et trois à quatre fois plus épaisse que dans l'état naturel. En incisant celle-ci, on distinguait parfaitement la ligne de démarcation qui la séparait des fibres charnues du cœur, lesquelles étaient tout-à-fait saines.

Les poumons étaient dans un état assez difficile à décrire; on n'y sentait pas de tubercules au toucher, mais la vue y découvrait de petits points grisâtres très multipliés, et deux à trois foyers peu considérables de matière purulente; ils étaient gorgés de fluides rougeâtres et écumeux, et même un peu carnifiés à leur partie postérieure et supérieure.

Meunier présente, à son entrée à l'infirmerie, les symptômes d'une affection catarrhale, gastrique, et l'inflammation du péricarde est encore enveloppée d'une profonde obscurité que ne pouvaient dissiper ni la toux sèche ni les douleurs vagues de la poitrine. Les signes d'embarras gastrique contribuaient encore à éloigner toute idée d'inflammation, et semblaient indiquer un traitement qui ne pouvait qu'aggraver la maladie principale. Quoi qu'il en soit, après l'emploi de l'émétique, la maladie parut en effet augmenter d'intensité, sans que rien nous annonçât encore son véritable caractère. Une douleur locale, il est vrai, se fit sentir, mais elle ne répondait point au siége du mal démontré par l'autopsie, et elle semblait annoncer simplement une pleuro - pneumonie du côté droit, ce qui nous décida à prescrire deux saignées du bras, et l'application de sangsues sur le point douloureux. Enfin, l'éparpillement de la douleur, après l'application du vésicatoire, nous fit croire que nous n'avions à combattre qu'une pleurodynie.

Cependant, peu de temps après, la violence des symptômes augmente, l'anxiété est au comble ; la toux convulsive ; le malade ne peut garder une position horizontale ; tout annonce que l'affection est plus grave qu'on ne l'avait soupçonné d'abord. Enfin, l'abondance de l'expectoration et son caractère puriforme nous firent croire à l'existence d'une phthisie aiguë, d'autant plus facilement, que nous n'avions pu obtenir de ce malade des renseignements positifs sur son état antérieur. L'autopsie prouva, d'ailleurs, qu'il existait véritablement une phthisie granuleuse, et que quelques points du poumon avaient été frappés d'inflammation. Toutefois, il est évident que la maladie à laquelle succomba Meunier avait son principal siége dans le péricarde, dont la phlegmasie ne s'était nullement propagée au tissu propre du cœur.

Il est fâcheux pour la certitude et la précision du diagnostic, ainsi que pour la nosographie, qu'on n'ait pas de plus fréquentes occasions d'observer des péricardites simples, c'est-à-dire isolées de toute autre maladie. Heureusement que, dans la plupart des cas, le même traitement convient et à la péricardite et aux complications qui en obscurcissent le diagnostic. Les complications les plus ordinaires consistent en effet dans des phlegmasies des autres organes, et particulièrement de la plèvre et des poumons.

L'observation suivante va nous offrir un exemple de péricardite avec phlegmasie, au moins très probable, du tissu propre du cœur; elle manque de détails, parceque nous n'observâmes le malade que long-temps après l'origine de la maladie, et lorsque les symptômes qui auraient pu nous la faire reconnaître n'existaient déjà plus.

LXVIe OBSERVATION. *Péricardite et peut-être cardite.*—Un jeune homme d'environ vingt-sept ans entra à l'hôpital Cochin, sortant de celui de la Charité, où il avait été, dit-il, traité pour une fluxion de poitrine. Autrefois fort et bien constitué, il était alors d'une maigreur extrême, et avait le teint sale et comme terreux : sa faiblesse était considérable; il conservait de la dyspnée, et ses membres inférieurs étaient infiltrés. On prescrivit les apéritifs, que des signes d'irritation abdominale obligèrent de suspendre au bout de quelque temps. Cependant l'infiltration disparut, la respiration devint libre, tandis que le malade, dont l'appétit était vorace, se consumait par le dévoiement et les douleurs abdominales. Il mourut le 20 octobre 1823, environ six semaines après son entrée.

Autopsie cadavérique. Les poumons, rosés, crépitants, parfaitement sains, adhéraient de toutes parts aux parois pectorales et au péricarde; celui-ci adhérait au cœur dans tous les points. Il existait entre eux une exsudation albumineuse de consistance de blanc d'œuf cuit, jaunâtre, faiblement unie à la surface du cœur, dont on la détachait même comme une fausse membrane ordinaire, et de formation récente; mais plus adhérente à la face interne du péricarde, auquel elle tenait par des filaments celluleux, serrés. Le cœur, enseveli, et pour ainsi dire perdu au centre de cette masse albumineuse, dont les parois avaient plus de trois lignes d'épaisseur; le cœur avait un très petit volume, comme s'il eût été *atrophié* par la compression; sa surface extérieure était d'un rouge foncé, nuancé de quelques points noirâtres : le doigt, introduit dans le ventricule gauche, en remplissait étroitement toute la capacité. Cet organe était ramolli, d'un tissu brun, très facile à déchirer.

Aucun signe n'avait pu nous faire, nous ne disons pas reconnaître, mais même soupçonner cette maladie. Le malade ne souffrait plus; il avait de la dyspnée; ses jambes étaient enflées : mais à combien de maladies ces symptômes n'appartiennent-ils pas? Nous pensâmes qu'ils dépendaient d'une fluxion de poitrine passée à l'état chronique. D'ailleurs, le malade ne fut pas examiné avec assez de soin pour qu'on pût établir sûrement un diagnostic quelconque.

Voici maintenant une péricardite compliquée de pleuro-pneumonie.

LXVIIe OBSERVATION. *Phlegmasie du péricarde, et peut-être du tissu même du cœur, compliquée de pleuro-pneumonie.* — Claude Vedte, boulanger, âgé de vingt-huit ans, d'un tempérament sanguin, fut pris, en travaillant, le 8 décembre 1812, au matin, d'un frisson fébrile, bientôt suivi d'un point de côté, au-dessous et en dehors du mamelon gauche. La douleur l'obligeant de cesser son travail, il rentra chez lui, éprouvant, outre les symptômes indiqués, de la gêne dans la respiration, une toux sèche, de la céphalalgie, des lassitudes, de l'anorexie, de la soif et du dévoiement. — Le second jour de la maladie, après une nuit un peu calme, mêmes symptômes que la veille, et de plus, sentiment d'ardeur au bas de la trachée, surtout pendant la toux, qui amenait des crachats visqueux et tenaces : impossibilité de faire une inspiration profonde, et de se coucher sur le côté malade. — Le troisième jour, respiration très courte ; la douleur augmente par la pression ; pouls fréquent, fort, assez dur ; chaleur sèche, intense ; bouche pâteuse ; langue limoneuse ; pas de céphalalgie. (Saignée matin et soir, boisson pectorale et calmante.) — Le soir, le pouls est moins élevé, et le décubitus possible sur le côté gauche. — Le quatrième jour, diminution de la douleur de côté, expectoration difficile, pouls encore dur et accéléré. (Six grains d'ipécacuanha.) — Ni selles, ni vomissements. — Même état le soir. — Le cinquième jour, face altérée, douleurs sous le sternum, surtout à gauche, pouls très accéléré, urines fort troubles, selles rares, mais très liquides; décubitus dorsal, ni douleur de tête ni de ventre. — Légère exacerbation le soir; la nuit, sueurs abondantes. — Le sixième jour, respiration un peu moins pénible, pouls concentré, très accéléré; chaleur à la peau, langue très rouge à la pointe, blanchâtre à sa face supérieure, soif très vive, désir des aliments. — Le septième jour, le malade dit n'avoir mal nulle part, qu'il éprouve seulement de la gêne sous le sternum, et qu'il se sent très faible. — Le huitième jour, face plus altérée; délire dans la nuit. — Le neuvième jour, la poitrine rend un son un peu mat; les battements du cœur sont insensibles, la face est décolorée, les yeux se cernent; le pouls est affaibli, inégal, très irrégulier; le décubitus a lieu sur les deux côtés. (Douze sangsues sur la poitrine, vésicatoire.) — Plusieurs selles dans la journée. — Le soir, pouls intermittent, face animée, respiration comme stertoreuse, délire au commencement de la nuit. — Le dixième jour, sueurs vers le matin, pouls *intestinal bien marqué*; expectoration plus liquide, assoupissement pendant le jour; deux selles liquides, jaunâtres. — Le soir, exacerbation. — Nuit plus calme. — Le onzième jour, sueurs abondantes, crachats plus muqueux, plus opaques. — Le douzième jour, douleur profonde sous le sternum ; urines rouges ; pouls très irrégulier le soir. — Le treizième jour, la faiblesse et l'irrégularité du pouls augmentent, la face s'altère de plus en plus ; le malade, très fatigué du séjour au lit, reste levé pendant deux heures de l'après-midi ; sueurs sur le front. — Le quatorzième jour, pouls faible et lent, inspiration très pénible, côté gauche de la poitrine rendant un son de plus en plus mat ; toux fréquente quand le décubitus a lieu sur ce côté. (Dix sangsues, puis vésicatoire sur le côté malade.) — Assoupissement pendant le jour. — Le soir, pouls *dicrote*, assez dur ; désir des aliments. — La nuit, ronflement fort, bouche sèche et pâteuse. — Le quinzième jour, face pâle, très altérée, affaissement des joues, chaleur moite, respiration entrecoupée de sanglots ; langue terreuse, rouge aux bords ; abdomen tendu, mais non douloureux ; œdématie des jambes. — Le soir, pouls fréquent, intermittent, concentré. (Tisane apéritive et pectorale.) — La nuit, sueur et ronflement stertoreux. — Le seizième jour, abdomen ballonné, infiltration des membres abdominaux, pouls faible, intermittent. — Le dix-septième jour, abattement extrême, pouls très inégal, très irrégulier, faible et lent. — Le soir, inquiétude, pouls incertain, soubresauts des tendons ; respiration très brève et serrée, soif et chaleur vives, sueurs continuelles. — La nuit, déjections involontaires, grande sécheresse de la bouche, assoupissement avec réveils fréquents. — Le dix-huitième jour, sueurs colliquatives, mouvements convulsifs dans les ailes du nez et les lèvres. — Le soir, pouls plus égal, accéléré, anxiété; sentiment d'une chaleur excessive dans tout le corps, gêne continuelle au bas de la trachée; rougeur érysipélateuse à la peau; point de douleur fixe; soif intense; nuit plus orageuse que la précédente. — Le dix-neuvième jour, inspiration stertoreuse, sueurs, râle, . . . mort, en pleine connaissance, à sept heures du matin.

Autopsie cadavérique. Cadavre d'un homme très fort, de cinq pieds six pouces; ventre tendu et jambes un peu œdématiées. — *Abdomen.* Estomac et intestins intacts, distendus par des gaz; foie jaune à sa face diaphragmatique, de couleur naturelle dans le reste de son étendue. — *Poitrine.* Péricarde très distendu, adhérent aux cartilages des côtes et au sternum; dans la cavité de ce sac membraneux, une pinte d'un liquide blanc, opaque, albumineux, d'une odeur très fétide. — Le cœur, nageant au milieu de ce liquide, est recouvert de concrétions albumineuses, denses, blanches, aréolées, épaisses de plusieurs lignes et faciles à déchirer : le tissu du cœur est un peu blafard et facile à rompre. Poumon droit affaissé, sensiblement hépatisé, d'un rouge brun, flottant dans un demi-setier de sérosité rougeâtre et trouble. Même liquide dans le côté gauche : poumon correspondant hépatisé, adhérent au diaphragme par quelques colonnes albumineuses.

Cette observation très circonstanciée se distingue des précédentes par un trait remarquable : le pouls fut fort et dur dans les commencements, tandis que dans les péricardites simples il est petit, serré, comme convulsif; mais n'oubliez pas que la phlegmasie, dans le cas présent, s'est d'abord emparée du poumon pour se propager ensuite au péricarde, et peut-être au cœur lui-même; alors le pouls se concentre en effet, et deux jours après, l'inflammation tendant à une terminaison funeste, on observe cette rémission insidieuse si fréquente dans les phlegmasies des membranes séreuses.

Si nous jetons un coup d'œil rapide sur les observations précédentes, nous voyons que les principaux symptômes qui les caractérisent sont : une douleur vive, déchirante, aiguë et comme pungitive; une dyspnée et une anxiété extrême; une *jactitation* continuelle, un pouls petit, serré, fréquent, convulsif; l'état grippé de la face avec agitation, et même convulsion spasmodique de quelques uns de ses muscles, et particulièrement de ceux qui reçoivent des branches des nerfs désignés, dans ces derniers temps, sous le nom de *nerfs respirateurs de la face*; une impossibilité de *redresser* et d'étendre le tronc, qui se courbe en avant; enfin les symptômes qui annoncent un obstacle à la circulation, tels que l'infiltration des membres, l'injection violacée des joues et des lèvres : une fièvre vive, avec sécheresse brûlante de la peau, accompagne les symptômes précédents, et se complique quelquefois d'un délire plus ou moins prononcé. Cet appareil de symptômes dénote bien une phlegmasie des viscères thoraciques; mais plusieurs d'entre eux sont communs à la pleurésie, à la pleuro-pneumonie et à la péricardite. Quels sont ceux qui spécifient cette dernière? Il nous semble que ceux-ci consistent dans une tendance continuelle aux lipothymies, dans la jactitation, le pouls serré, petit et convulsif, la douleur dans la région précordiale avec impossibilité de tenir le tronc étendu; toutefois nous n'oserions pas assurer qu'une pleurésie de toute la plèvre gauche ne pût produire les mêmes phénomènes. Ainsi donc, il est impossible, d'après eux, de tracer les caractères distinctifs de ces deux maladies; le seul moyen, suivant nous, d'éviter toute méprise à cet égard, c'est de pratiquer l'auscultation et la percussion; mais, pour ne pas tomber dans des répétitions superflues, nous ne parlerons point ici des signes différentiels fournis par ces modes d'exploration, et nous renvoyons le lecteur à ce que nous en dirons en traitant du diagnostic de la péricardite aiguë.

Nous venons de voir les altérations anatomiques qui caractérisent la péricardite à sa première période; il nous reste à examiner maintenant quelles sont celles que l'on rencontre lorsque les individus ne succombent pas dans cette période. Si nous avons présentes à notre mémoire les différentes métamorphoses que subissent les matières sécrétées par les membranes séreuses enflammées, nous pouvons déjà prévoir celles qui arriveront à ces masses albumineuses, à ces fausses membranes plus ou moins épaisses que nous avons trouvées dans le péricarde affecté de phlegmasie. En effet, l'analogie nous indique que cette production inflammatoire, douée d'une tendance à s'organiser, s'épaissira peu à peu, se pénétrera de vaisseaux sanguins, se transformera en tissu cellulaire, ou même en membrane fibreuse, fibro-cartilagineuse, cartilagineuse ou peut-être osseuse; ce que l'analogie nous fait prévoir, l'observation, source de toute vérité en médecine, le confirme pleinement, ainsi que nous allons le démontrer par les faits suivants, relatifs à la péricardite chronique.

§ II. *Observations de péricardite chronique.*

LXVIII.ᵉ OBSERVATION. *Péricardite chronique avec adhérence celluleuse du péricarde au cœur sans complication.* — Jean Brousse, porteur d'eau, âgé de cinquante-un ans, d'un tempérament sanguin, admis à l'hôpital Cochin le 20 mars 1812, éprouvait, depuis quinze ans, des palpitations, et une gêne de la respiration qui était devenue progressivement très considérable; la position horizontale lui occasionait une oppression et un étouffement insupportables; il se réveillait souvent en sursaut; ses membres abdominaux étaient œdémateux : tous ces symptômes étaient augmentés depuis un an, et lors de son entrée à l'hôpital, les membres thoraciques eux-mêmes étaient infiltrés; les extrémités étaient souvent froides; le ventre était volumineux, le teint d'un rouge foncé, les lèvres livides, le pouls presque insensible; les battements du cœur offraient de l'irrégularité et de l'intermittence, et il semblait que cet organe éprouvait un obstacle à ses mouvements. La région précordiale rendait un son obscur; le décubitus sur le dos était impossible; une toux fréquente et assez violente était

suivie de l'expectoration de crachats épais et jaunâtres.
— La mort survint dix-huit jours après l'entrée à
l'hôpital.

Autopsie cadavérique. Les poumons étaient sains;
le péricarde adhérait, de toutes parts et d'une manière
très serrée, à la surface du cœur : celui-ci, d'une texture très molle, était un peu épaissi, et peut-être un
peu dilaté. — La poitrine ne contenait point de sérosité. — Tous les autres viscères étaient sains.

Voici un exemple rare d'une adhérence pure et
simple du péricarde au cœur; elle a conduit le malade au tombeau, en lui faisant éprouver des symptômes généraux absolument semblables à ceux que
l'on observe dans tant de maladies du cœur, en
sorte qu'ils ne peuvent nous fournir presque aucune lumière pour éclairer le diagnostic de ces affections, aucun moyen de les distinguer entre elles.
Cependant il est dans cette observation un symptôme
qu'il ne faut pas perdre de vue, c'est l'obstacle que le
cœur semblait éprouver dans ses mouvements, comme
si les adhérences indiquées plus haut l'eussent en
quelque sorte entravé.

LXIXe OBSERVATION. *Adhérence fibro-cartilagineuse et comme lardacée du péricarde au cœur*, etc.
— Claude Prieur, âgé de dix-neuf ans, boulanger,
d'un tempérament lymphatique, fut admis à l'hôpital
Cochin le 7 février 1821. Il était alors affecté d'un
gonflement scrofuleux du gros orteil, et, quelque temps
après, les progrès du mal nécessitèrent l'amputation de
cette partie; la plaie consécutive se cicatrisa. Cepen-

dant des ulcérations entretenues par la carie des os du pied ne tardèrent pas à se manifester sur divers points de la peau de ce dernier; il s'y joignit un gonflement avec suppuration des ganglions inguinaux du côté droit; le ventre se tuméfia et devint douloureux : on observait de temps en temps un peu de dévoiement, de la toux, et une fièvre hectique avec redoublement le soir; les battements du cœur et le pouls étaient réguliers, fréquents et d'une force médiocre. Tous les remèdes furent inutiles, et le malade, épuisé par la fièvre lente, parvenu au dernier degré du marasme, succomba le 8 juillet 1822, dix-sept mois après son entrée.

Autopsie cadavérique, vingt-quatre heures après la mort. Les os du métatarse étaient cariés; les ganglions inguinaux (1) droits formaient une masse tuberculeuse en partie friable, en partie dure comme du fromage, ou même comme une châtaigne à demi cuite. Tous les ganglions de l'abdomen, du mésentère et des bronches présentaient une désorganisation semblable.

Cavité abdominale. Elle contient une abondante quantité de sérosité citrine : elle est comme partagée en deux cavités distinctes, par l'arc du colon adhérent à la paroi antérieure de l'abdomen et aux autres parties voisines. Le péritoine, dans toute son étendue, offre une altération remarquable, mais difficile à décrire; il est parsemé de granulations plus

(1) Le cadavre n'offrait aucune infiltration : les vaisseaux cruraux étaient parfaitement sains.

petites et plus nombreuses sur le feuillet pariétal,
plus grosses, plus saillantes sur le feuillet viscéral, où
elles sont d'un blanc jaunâtre, friables, de la grosseur d'un grain de chènevis et d'une nature tuberculeuse : la surface d'où elles s'élèvent ressemble assez
bien à la peau couverte d'une variole confluente. Le
péritoine, qui paraît épaissi, se détache avec une
grande facilité des autres membranes intestinales, et
l'on trouve par ce moyen sa face adhérente parfaitement unie. Les granulations confluentes, dont le
feuillet pariétal est en quelque sorte hérissé, d'un
blanc mêlé de rouge, entourées de vaisseaux injectés,
donnent au péritoine l'aspéct d'un *granit* qui présen-
terait, outre les couleurs indiquées, une nuance d'un
bleu noirâtre (1). Cette portion de la membrane séreuse est plus épaisse que celle qui revêt les intestins;
elle est d'une consistance fibreuse et a une demi-ligne
d'épaisseur. — L'estomac, rosé à l'intérieur, petit,
contracté, est comme caché derrière le foie et le méso-
colon transverse. L'intestin grêle dans toute son étendue est complètement sain; la membrane muqueuse
du gros intestin est généralement blanche et exempte
de toute ulcération; cet intestin contient des matières
fécales solides. — Le foie adhère à la paroi antérieure
de l'abdomen par une fausse membrane comme fibreuse. — La membrane fibreuse de la rate est très
épaissie. La vessie, distendue par une énorme quantité
d'urine, a sa membrane muqueuse tout-à-fait blanche, tandis que sa membrane séreuse présente l'al-

(1) Cette couleur est due à de petites masses *mélaniques.*

tération granuleuse indiquée dans toute son intensité.

Cavité pectorale. Dans le côté droit, les plèvres pulmonaïre, costale, diaphragmatique et *péricardique* adhèrent entre elles d'une manière très serrée, surtout dans la région diaphragmatique ; on rencontre quelques tubercules derrière le sternum.—Le côté gauche contient une grande quantité de sérosité citrine ; le péricarde est parsemé de petites granulations friables, miliaires, assez semblables, au premier aspect, à de petites végétations vénériennes. D'ailleurs la cavité de cette membrane n'existe plus : les faces correspondantes du péricarde adhèrent entre elles par des productions celluleuses serrées. Le feuillet qui recouvre le cœur, généralement épais d'une ligne, offre une épaisseur encore plus considérable à la partie postérieure de l'organe ; il crie sous l'instrument qui le coupe, et telle est sa dureté qu'au toucher le cœur est d'une consistance squirrheuse, surtout en arrière. — Les deux ventricules ont des parois épaisses ; le tissu de leur partie antérieure, ferme et vermeil, diffère sensiblement de celui de leur partie postérieure qui est moins distinctement fibreux et charnu, comme s'il commençait à partager la désorganisation lardacée du péricarde. — Les poumons ne contiennent pas un seul tubercule dans leur intérieur ; ils sont parfaitement crépitants ; un seul tubercule ramolli existait à la surface du droit. — Les ganglions bronchiques, en partie noirs, en partie d'un blanc jaunâtre, forment des masses dures ou déjà ramollies, comme il a été indiqué plus haut; la membrane muqueuse des bronches est rosée.

Cavité céphalique. Le cerveau a peu de consistance; les méninges sont saines; il existe un peu de sérosité à la base du crâne et des ventricules cérébraux.

LXXe OBSERVATION. *Tumeur carcinomateuse dans le médiastin antérieur, endurcissement du péricarde, phlegmasie de la plèvre et de l'aorte.* — Le nommé B***, âgé de trente-trois ans, cordonnier, assez fortement constitué, ancien militaire, ayant eu autrefois une maladie vénérienne pour laquelle il fit un traitement mercuriel, fut admis, le 25 décembre 1820, dans les salles de l'hôpital Cochin, portant derrière le sternum une tumeur dont il attribuait la formation à la nature de ses travaux qui le forçaient à des efforts presque continuels, et pendant lesquels la région sternale appuyait fortement contre des corps durs, tels que des embouchoirs de botte, etc. C'est en 1814 que cette tumeur commença à se développer, ou plutôt que le malade éprouva des douleurs sous le sternum si violentes qu'il fut obligé d'abandonner sa profession; sa respiration devint très gênée, et au moindre effort il étouffait et tombait en défaillance. Un médecin qu'il consulta l'année dernière fit appliquer des sangsues, un sinapisme derrière les épaules, et conseilla de fréquentes saignées: ces moyens le soulagèrent. Cependant, vers la fin du mois d'octobre de cette année, il s'aperçut qu'il portait une tumeur pulsatile dans la région du sternum. Voici quel était son état lors de l'entrée à l'hôpital: face pâle, lèvres d'un rouge violacé, yeux ternes et abattus, dyspnée, pouls petit, assez régulier, sommeil très court, agité par des rêves effrayants, toux forte et suivie de quelques crachats muqueux. — Les battements de la tumeur sous-sternale, isochrones à ceux du pouls, tumultueux, semblaient s'étendre sous presque toute la paroi antérieure de la poitrine ; la pression était douloureuse, et faisait *céder* le sternum ; la peau qui recouvrait la tumeur n'avait point changé de couleur, mais elle était plus chaude que celle des autres parties.

Le lendemain de son arrivée, il se plaignit d'un point de côté qu'il éprouvait pour la première fois : il répondait à la partie postérieure latérale droite de la poitrine, et fut combattu par une saignée qui le calma momentanément ; mais il reparut bientôt, et augmenta même les jours suivants. Il y avait près de vingt jours que le malade était dans l'hôpital, lorsqu'il lui survint tout-à-coup, dans la nuit du 13 au 14 janvier 1821, un tremblement qui dura environ une heure, avec sueurs froides, oppression, défaillances et toux douloureuse : le pouls était devenu petit, fréquent, irrégulier ; les battements de la tumeur, bien moins sensibles, semblaient avoir augmenté d'étendue ; la face était terne, cadavéreuse, les lèvres bleuâtres, la soif intense. — On craignit la rupture d'une tumeur anévrismale, et par conséquent la mort très prochaine de l'individu. Néanmoins il se trouva un peu mieux le lendemain, sa respiration était moins gênée ; mais il se plaignait toujours de son point de côté qui l'obligeait de garder toujours la même position : on fit appliquer des sangsues sur l'endroit douloureux ; ce qui soulagea le malade. — Il est remarquable qu'il se manifesta vers le point douloureux une enflure qui, par ses progrès continuels, envahit le bras, l'avant-bras et la main ; la peau était considérablement tendue. Cependant, les symptômes devenant de jour en jour plus alarmants, le malade, conservant toute sa connaissance, rendit le dernier soupir le 22 janvier, vers midi.

Autopsie cadavérique. Le sternum, les cartilages des vraies côtes, altérés, ramollis, faisaient partie d'une tumeur lardacée, carcinomateuse, développée entre les lames du médiastin, qu'elle avait envahi tout entier, de manière qu'on n'en distinguait plus de trace. Le péricarde lui-même, confondu dans la tumeur, singulièrement épaissi, adhérait au cœur dans toute son étendue ; la partie inférieure de la plèvre gauche était recouverte d'une couche blanchâtre séro-purulente ; la portion du poumon en contact avec le péricarde, altérée dans sa texture, semblait participer à la maladie du médiastin ; la cavité gauche de la poitrine inférieurement était le siége d'un épanchement purulent.

Le cœur avait augmenté de volume ; ses cavités droites étaient dilatées ; le ventricule gauche, dont la cavité était rétrécie, avait des parois épaisses d'un pouce, les valvules et les piliers n'ont offert rien de particulier ; le tissu cellulaire, qui unissait la surface du cœur au péricarde, était infiltré.

L'aorte était, à l'extérieur, parfaitement saine ; mais

sa membrane interne offrait dans plusieurs points une rougeur assez prononcée qui se prolongeait jusqu'aux iliaques, d'une part, et d'autre part jusqu'aux axillaires et aux carotides externe et interne de chaque côté; en même temps la membrane paraissait épaissie, et se séparait avec facilité de la membrane moyenne.

L'artère pulmonaire paraissait étroite; sa membrane interne était sans rougeur.

Les organes abdominaux étaient sains.

LXXIe OBSERVATION. *Ossification partielle et adhérences du péricarde. — Péritonite.* — Un commissionnaire, âgé de cinquante-huit ans, était affecté, depuis huit ans, d'une dyspnée continuelle, et quand il montait un escalier, ou qu'il exécutait quelque mouvement considérable, il était pris d'un étouffement qui le forçait à s'arrêter : la face était bouffie, livide, les lèvres violettes, le pouls petit, fréquent, irrégulier, quelquefois intermittent; on sentait un bruissement particulier à la région du cœur. Ces symptômes ne s'étant développés que lentement, ils inquiétèrent peu le malade, qui ne leur opposa aucun médicament. Cependant la maladie continuait ses progrès, et les jambes commencèrent à s'infiltrer, ce qui décida le malade à entrer à l'hôpital Cochin. Aux phénomènes indiqués se joignait un son mat dans tout le côté gauche de la poitrine : le malade d'ailleurs éprouvait, par intervalle, une augmentation d'intensité dans les symptômes, une espèce de paroxysme durant lequel la suffocation devenait imminente; les urines étaient rares et briquetées. — On se borna à l'emploi de

diurétiques pour remédier à l'œdématie et à l'épanchement séreux que le son mat semblait indiquer. L'infiltration s'étant dissipée, et le son étant devenu assez
clair à la partie supérieure de la poitrine, le malade
crut pouvoir sortir de l'hôpital; mais les mêmes symptômes ne tardèrent pas à l'y ramener : ils cédèrent
encore une fois aux apéritifs. Deux ans se passèrent
dans cet état douteux, et le malade restait rarement
trois mois sans venir chercher du secours à l'hôpital.
Outre les symptômes indiqués, il y apportait quelquefois un catarrhe pulmonaire. Cependant sa constitution s'affaiblissait chaque jour, et le 18 août 1809,
il entra, pour la dernière fois, à notre hôpital. L'appareil des symptômes n'était plus le même; la figure
avait perdu sa bouffissure et sa lividité, pour revêtir
le caractère qui annonce les affections chroniques
douloureuses de l'abdomen; le teint était jaune et
plombé, les joues creuses, les yeux ternes, les traits
grippés; le pouls conservait de la petitesse et de l'irrégularité, mais il était plus faible et plus mou; la dyspnée était moins violente; le thorax rendait un son
clair dans toute son étendue; on sentait à peine les
battements du cœur; l'abdomen était tendu et partout
douloureux; on y sentait le flot d'un liquide assez
abondant; il existait de la constipation. — Les toni-
ques unis aux apéritifs firent la base du traitement,
mais il n'en résulta aucune amélioration. Quelques
jour savant la mort, qui arriva le 2 septembre, il se
manifesta du délire et du dévoiement avec décompo-
sition totale de la face.

· *Autopsie cadavérique.* La tête ne présenta rien de particulier.

La poitrine ne contenait pas de sérosité; les poumons étaient sains; en dehors le péricarde avait contracté des adhérences intimes avec le poumon gauche, et en dedans avec la surface du cœur; il présentait de nombreuses ossifications qui avaient leur siége entre la membrane séreuse et fibreuse d'une part, entre la séreuse et le cœur d'autre part. L'une de ces ossifications plus considérable, terminée en pointe vers le sommet du cœur, avait perforé le péricarde, et donné lieu à la formation d'un foyer purulent assez étendu sur la face supérieure du diaphragme. On observait une autre ossification circulaire qui figurait une sorte de couronne autour de l'oreillette droite, et qui était aussi placée entre son tissu et le feuillet séreux qui se déploie sur lui. — Le cœur était dans l'état naturel, si ce n'est que ses fibres étaient livides et flasques.

Le péritoine offrait des traces évidentes de phlegmasie; des masses de fausses membranes réunissaient entre eux tous les viscères de l'abdomen, le diaphragme et les parois abdominales. Ce n'était qu'après avoir enlevé avec peine ces nombreuses adhérences, que l'on reconnaissait les circonvolutions intestinales, réunies auparavant en une sorte de globe; on apercevait çà et là d'énormes foyers purulents qui ne communiquaient point entre eux, et dont chacun contenait un liquide grisâtre.

Nous n'insisterons point ici sur la coïncidence d'une péritonite avec la péricardite; les médecins praticiens n'ont que trop souvent l'occasion de remarquer avec quelle facilité les diverses parties du système séreux se communiquent réciproquement leurs affections. Il n'est pas rare d'observer à la fois des phlegmasies de la plèvre, du péricarde, du péritoine, et même de l'arachnoïde. Cette coïncidence n'a d'ailleurs rien qui nous doive surprendre : les diverses dépendances d'un même tissu doivent en effet présenter en maladie les mêmes relations, les mêmes sympathies qu'elles offrent en santé. Aussi, loin de troubler l'exercice des lois sympathiques, ou plutôt loin d'affaiblir leur empire, les maladies ne font-elles que leur donner une nouvelle force, une nouvelle intensité : elles nous en révèlent même un certain nombre que, sans leur intermède, nous n'aurions peut-être jamais pu reconnaître.

ARTICLE II.

HISTOIRE GÉNÉRALE DE LA PÉRICARDITE.

—

1° Caractères anatomiques de la péricardite.

Nous devons considérer successivement ici le péricarde lui-même, et la matière qu'il sécrète, lorsqu'il est dans un état d'inflammation plus ou moins aiguë.

La rougeur et l'injection du péricarde en indiquent la phlegmasie ; son épaississement est rare ou peu marqué. Quand on l'a observé, c'était probablement un épaississement qui tenait à la présence de fausses membranes organisées et intimement adhérentes au péricarde : la rougeur est rarement générale ; elle est plus souvent partielle ; la membrane est quelquefois parsemée de points rouges multipliés, groupés, qui lui donnent un aspect sablé ou *pointillé* ; d'autres fois on observe des plaques plus étendues, plus ou moins nombreuses ; l'injection est, en général, proportionnelle à la rougeur. Cependant, dans quelques cas, on dirait que la rougeur, uniforme et analogue à une sorte de *teinture*, est indépendante d'une injection vasculaire. On dit avoir vu des péricardites sur-aiguës sans presque aucune trace de rougeur ni d'injection ; on observe constamment une injection plus ou moins vive, et un développement de réseaux vasculaires dans la péricardite chronique.

La matière sécrétée par le péricarde enflammé se compose de deux parties, l'une concrescible, l'autre liquide : la partie concrescible constitue les fausses membranes. La partie concrescible et la partie liquide sont entre elles dans des proportions très variables suivant le degré de l'inflammation, et sans doute aussi suivant d'autres circonstances encore peu connues. La partie liquide ou la sérosité, ordinairement mêlée de flocons albumineux, trouble, rarement tout-à-fait limpide, est d'une couleur citrine, verdâtre, fauve, lactescente ; quelquefois le liquide est comme *caille-botté* ; sa quantité peut s'élever à quelques livres : d'autres fois elle est très peu considérable, et la matière concrète, très abondante, est à peine humide de sérosité. Dans les cas où son abondance est extrême, le péricarde, très distendu, forme une espèce d'énorme vessie fluctuante.

Les fausses membranes, de nature albumineuse, au moment même où elles sont exhalées, constituent des masses *amorphes* plus ou moins volumineuses; elles s'étendent ensuite, s'appliquent sur le péricarde, le revêtent en partie ou en totalité, et agglutinent réciproquement les portions correspondantes de ce sac membraneux : elles forment souvent plusieurs couches superposées; la surface des fausses membranes est quelquefois inégale, rugueuse; d'autres fois elles sont creusées d'alvéoles, de cellules séparées par des cloisons, et ressemblent exactement à des masses spongieuses; ce sont des fausses membranes analogues probablement dont Corvisart compare la disposition extérieure à la surface interne du bonnet, ou second estomac du veau (pag. 19 de son ouvrage, 3ᵉ édition) (1).

Dans quelques cas la fausse membrane est tellement combinée, pour ainsi dire, à la sérosité, qu'il en résulte un liquide tout-à-fait purulent. Si la péricardite passe à l'état chronique et que la guérison s'opère, les fausses membranes éprouvent une série de métamorphoses que nous allons indiquer.

L'absorption s'empare peu à peu de tout ce qui est susceptible d'être emporté par elle; la portion restante s'épaissit, unit, colle pour ainsi dire les faces contiguës de la membrane. Cependant des points, puis des lignes rouges, puis enfin de véritables ré-

(1) Dans l'observation LXVᵉ, les concrétions pseudo-membraneuses ressemblaient à des végétations fongueuses, et quelques unes étaient découpées en manière de *crête de coq.*

seaux vasculaires apparaissent au milieu de ces productions accidentelles qui bientôt se convertissent en
lames séreuses ou en tissu cellulaire, et de là les adhérences partielles ou générales du péricarde. L'adhérence peut être plus ou moins serrée, plus ou moins
intime ; quelquefois on ne peut la rompre qu'au
moyen de l'instrument tranchant. De semblables adhérences ont fait croire à l'absence du péricarde. Ce
n'est que dans l'enfance de l'art que l'on a pu prendre
pour des *poils* les lames ou filaments celluleux réunissant entre eux la portion de la membrane séreuse
qui recouvre le cœur et celle qui se réfléchit sur son
enveloppe fibreuse.

Mais ce n'est pas seulement en tissu cellulaire que
la matière de la fausse membrane peut se convertir ;
on la voit s'organiser en tissu fibreux, fibro-cartilagineux, cartilagineux et même osseux, ainsi que nous
en avons cité des exemples. Ces tissus accidentels
peuvent être en quantité plus ou moins grande, et
coexister avec des adhérences purement celluleuses.

D'autres fois on ne trouve rien autre chose que
quelques plaques blanches, laiteuses, à la surface du
cœur ; elles ont une forme et une étendue variables,
et se détachent en général avec assez de facilité ; leur
épaisseur est rarement considérable ; au-dessous d'elles
le péricarde est injecté sans être épaissi : ces taches
blanchâtres sont des traces d'une péricardite partielle.

Dans d'autres cas enfin la matière organisable ex-
sudée forme de petites masses qui s'organisent en végétations arrondies, ou en granulations comme tu-

berculeuses. Ces tubercules, disséminés à la surface du cœur, s'écrasent comme de l'albumine cuite, et se détachent assez facilement; ils ressemblent à certaines végétations valvulaires ou à des pustules. La substance musculaire du cœur reste souvent parfaitement intacte ; d'autres fois on la trouve plus rouge, brune, pâle, jaunâtre, ramollie et facile à déchirer : dans ces cas elle paraît avoir participé à l'inflammation.

Dans quelques cas l'épanchement produit sur le cœur le même effet qu'il produirait sur les poumons, c'est-à-dire qu'il le comprime, le rapetisse, *l'atrophie* pour ainsi dire.

2° Des signes et du diagnostic de la péricardite.

§ Ier. *Signes de la péricardite aiguë.*

Le diagnostic de la péricardite aiguë est assez difficile, ce qui paraît dépendre de ce qu'elle est presque toujours compliquée d'une autre phlegmasie thoracique, ou de ce que ses symptômes sont quelquefois presque nuls. Voici les signes que nous avons observés : une fièvre plus ou moins vive avec sécheresse de la peau, une douleur vive, aiguë, lancinante dans la région précordiale, un sentiment de chaleur brûlante dans le même point, l'impossibilité de redresser le côté correspondant de la poitrine et de se coucher dessus, des contractions irrégulières et faibles du cœur, une anxiété très considérable avec tiraillement des traits du visage; des défaillances, une *jactitation* continuelle avec terreur et désespoir; un pouls petit, fréquent, serré, inégal, irrégulier, intermittent, comme convulsif; de la dyspnée, des sueurs froides par intervalles, et plus tard les phénomènes qui annoncent un obstacle à la circulation, tels que la lividité, la bouffissure, l'injection de la face et l'œdème des membres.

Mais dans toutes les péricardites on n'observe pas l'ensemble constant des phénomènes qui viennent d'être indiqués; alors le médecin doit redoubler d'attention pour pouvoir fixer son diagnostic sur le nombre de signes qui lui restent.

La maladie que l'on puisse le plus facilement confondre avec la péricardite est la pleurésie. Il est cependant un signe caractéristique qui permet de les distinguer, savoir, l'égophonie : ce phénomène ne s'observe point dans la péricardite; il est propre à la pleurésie.

Dans tous les cas, en supposant que l'on puisse confondre la péricardite aiguë avec une pleurésie, l'erreur serait peu grave; car le traitement de l'une et l'autre maladies est essentiellement le même.

Jusqu'ici l'auscultation n'a fourni aucun signe auquel on puisse reconnaître la péricardite aiguë, à moins qu'on ne veuille regarder comme tel *le bruit de cuir neuf,* indiqué par M. Collin, auteur d'une brochure *sur les diverses Méthodes d'exploration de la poitrine.*

§ II. *Des signes et du diagnostic de la péricardite chronique.*

Les signes de la péricardite chronique sont bien autrement obscurs que ceux de la péricardite aiguë.

« Assez souvent, dit M. Laennec, j'ai trouvé le péricarde plein de pus, et dans un véritable état d'inflammation chronique, sans que rien eût pu me faire soupçonner chez ces sujets une semblable affection (1). » — « J'ai assez souvent rencontré cette maladie, et j'en ai toujours trouvé le diagnostic difficile, et quelquefois même très obscur, dit Corvisart (2). » Les signes de la péricardite chronique sont d'ailleurs les mêmes que ceux de l'aiguë, mais à un degré moins prononcé. Enfin, lorsque la maladie s'est terminée par une adhérence, par la formation d'une fausse membrane cartilagineuse ou même osseuse, il peut arriver que cette terminaison ne donne lieu à aucun trouble des fonctions, et alors il est bien impossible de porter aucun diagnostic; ou bien que la même terminaison développe des symptômes qui annoncent une gêne de la circulation, et alors le médecin fera tous ses efforts pour pouvoir déterminer la cause à laquelle il doit rapporter le trouble circulatoire; et si, malgré toutes ses tentatives, il ne pouvait pas y parvenir, il agirait d'après les indications que lui fourniraient les symptômes.

C'est ici le lieu de parler d'un nouveau signe au moyen duquel M. le docteur Sander est parvenu à reconnaître l'adhérence du péricarde au cœur; il consiste en un mouvement perpétuel d'une très forte ondulation, se montrant plus bas que celle qu'on sent naturellement dans la région du cœur. Voici com-

(1) *De l'Auscult.*, tom. II, pag. 392.
(2) *Essai sur les maladies du cœur*, pag. 30, 3e édit.

ment M. Sander rend raison de ce mouvement : pendant la contraction simultanée des ventricules, la pointe du cœur s'élève en avant vers la cinquième côte, et doit entraîner en haut la partie inférieure du péricarde avec le diaphragme et tout ce qui lui est adhérent ; en même temps se dessine un enfoncement sous les côtes gauches de la région supérieure du ventre ; dans le moment suivant, les ventricules se relâchent, se dilatent pour recevoir le sang, la pointe du cœur se meut subitement en bas ; et, n'étant pas dans un espace libre, communique actuellement au péricarde adhérent, au diaphragme et aux autres parties, le choc qui est sensible à l'extérieur par une petite élévation qui se dessine dans le même endroit où peu auparavant s'était formée la concavité, et qui s'étend pourtant un peu plus bas. Rigoureusement l'enfoncement précède le choc, puisque la contraction des oreillettes est le commencement de l'action du cœur. « Ainsi, ajoute le docteur Sander, quoi que Corvisart en ait dit, il existe un signe mécanique qui ne trompera jamais, qui fera reconnaître très facilement l'adhérence du péricarde, lors même qu'elle sera compliquée avec d'autres maladies du cœur ou de la poitrine.

3° Des causes de la péricardite.

Les causes de cette phlegmasie sont évidemment toutes celles des autres phlegmasies en général : des coups, des chutes sur la région précordiale, des exercices immodérés, la suppression de la transpiration, comme quand on s'expose à l'air, le corps étant en sueur, l'usage imprudent des boissons à la glace dans des circonstances analogues, l'abus des ingesta irritants, la rétrocession d'un exanthème, d'une affection rhumatismale ou goutteuse, etc. Ces causes seront d'autant plus efficaces qu'elles agiront sur un individu robuste, sanguin, et en même temps irritable.

4° Pronostic.

La péricardite sur-aiguë est une maladie extrêmement grave, vu l'importance des fonctions de l'organe dont elle affecte l'enveloppe. Cependant on ne doit pas la regarder, avec Corvisart, comme nécessairement mortelle; elle peut céder aux saignées convenablement dirigées. La péricardite sub-aiguë ou chronique est moins immédiatement fâcheuse : toutefois elle pourrait entraîner les suites les plus funestes si son traitement était négligé ou mal conduit.

Que dire ici du danger qu'entraînent à leur suite les divers tissus accidentels qui peuvent être l'effet de la péricardite? que n'a t-on point écrit sur l'adhérence du péricarde? Les uns l'ont regardée comme une source d'accidents graves, d'autres ont adopté une opinion contraire. Morgagni a longuement disserté sur la question de savoir si cette adhérence détermine des palpitations: il semblerait au premier abord qu'une semblable lésion doive entraver le jeu du diaphragme; que, réciproquement, les contractions de celui-ci doivent nuire aux mouvements du cœur. Peut-être ces effets ont-ils véritablement lieu quelquefois; mais il est également bien certain que l'on trouve des adhé-

18

rences complètes du péricarde au cœur chez des individus dont la circulation et la respiration n'avaient
éprouvé aucune espèce d'obstacle. C'en est assez du
moins pour nous rassurer sur les dangers extrêmes
que quelques uns leur ont attribués.

5° Traitement de la péricardite.

Ce traitement consiste dans l'emploi des antiphlogistiques, au premier rang desquels se place la saignée. Les saignées générales et locales peuvent être
utiles : la saignée générale, dans les cas d'une réaction
très forte, seconde efficacement l'action des saignées
locales, qu'elle doit précéder. On ne peut guère fixer
la quantité de sang qu'il faudra retirer : elle est relative à l'intensité de la maladie, aux âges, à la force,
au sexe du sujet. En général on ne doit pas craindre
d'appliquer un bon nombre de sangsues à la fois, et
d'en répéter l'application si cela est nécessaire ; chez
un adulte on peut en employer à la fois trente et même
quarante : la diète la plus rigoureuse, les boissons délayantes, rafraîchissantes, gommeuses, le repos le
plus absolu doivent favoriser l'effet des saignées.

Lorsque la phlegmasie offre une forme lente, sourde,
chronique, on pourra recourir à l'emploi des révulsifs
et des exutoires, tels que les vésicatoires, les cautères,
les sétons, et même les moxas ; en un mot, on ne négligera aucun des moyens qui conviennent dans toutes
les autres inflammations.

CHAPITRE II.

DE L'HYDRO ET DU PNEUMO-PÉRICARDE.

—

Ces deux affections sont moins souvent de véritables maladies que des symptômes d'une autre maladie, soit du cœur, soit des poumons. Depuis que des recherches plus exactes sur les inflammations nous ont appris les connexions qui existent entre elles et les épanchements dans les membranes séreuses, on trouve bien peu d'hydropisies essentielles; on ne saurait cependant nier leur existence. Nous allons commencer par rapporter deux cas de ce genre relatifs à l'hydropisie du péricarde ; nous ferons ensuite l'histoire générale de cette affection.

1° *Observations particulières.*

LXXIIe OBSERVATION. *Hydro-péricarde essentiel ou sans lésion organique.* — Une blanchisseuse, nommée Laroche, âgée de vingt-six ans, fut admise à l'hôpital Cochin le 20 septembre 1810; elle éprouvait depuis quatre mois une grande difficulté de respirer, des battements de cœur violents et des étourdissements; le pouls était fréquent, un petit accès de fièvre se manifestait le soir; des symptômes d'embarras gastrique se joignaient à cet état lors de l'en-

18.

trée à l'hôpital. Cette maladie, qui ne présentait rien de bien alarmant, prit subitement un caractère des plus graves, et cette femme mourut trois jours après son admission.

A l'ouverture du cadavre, nous trouvâmes environ seize onces de sérosité citrine dans le péricarde. — Le cœur et tous les autres viscères étaient dans l'état naturel.

LXXIIIe OBSERVATION. *Hydro-péricarde sans lésion organique.* — Le nommé Mousanas, âgé de dix-neuf ans, jouissant habituellement d'une faible santé, s'était aperçu, depuis six semaines, que, sans cause connue, ses jambes enflaient de jour en jour. Entré à l'hôpital Cochin, le 11 juillet 1809, il présente les symptômes suivants : face pâle et bouffie, peau chaude et sèche, urines rares, respiration assez libre, son mat du côté droit de la poitrine ; les battements du cœur, fréquents, se faisaient sentir dans une grande étendue ; le pouls était petit, vif et fréquent ; le malade était altéré et conservait de l'appétit.

Malgré l'application des sangsues au siége, les apéritifs et les calmants, le malade s'affaiblit chaque jour, et meurt le 28 du même mois.

Le péricarde contenait une livre et demie de sérosité claire ; le cœur était dans l'état naturel. — Le poumon droit adhérait, dans toute son étendue, avec la plèvre costale. — Tous les autres viscères étaient sains.

On ne peut véritablement attribuer la mort, dan ces cas, qu'à l'hydro-péricarde ; il n'est fait mention d'aucune autre lésion capable d'avoir produit cette terminaison fatale; les exemples d'hydro-péricarde aussi simple doivent être excessivement rares.

2° Histoire générale de l'hydro-péricarde et du pneumo-péricarde.

§ Ier. L'épanchement d'une quantité plus ou moins considérable de sérosité dans le péricarde constitue l'hydro-péricarde. Il est rare que cette hydropisie soit primitive : le plus souvent elle est consécutive à un obstacle à la circulation; mais, qu'elle soit primitive ou consécutive, il faut bien se garder de la confondre avec l'épanchement produit par la péricardite.

§ II. La sérosité épanchée dans le péricarde varie en quantité, en couleur, et peut-être aussi dans les éléments chimiques dont elle est composée : on ne trouve quelquefois que quelques onces de liquide; d'autres fois on en rencontre plusieurs livres. Corvisart parle d'un hydro-péricarde dans lequel il y avait huit livres de liquide (1); les cas de ce genre ne sont pas très communs. Le liquide est quelquefois tout-à-fait incolore, parfaitement limpide; d'autres fois il est plus ou moins coloré, verdâtre ou jaunâtre, et légèrement troublé par des flocons ou des franges membraniformes, analogues à des toiles d'araignées qui flottent au milieu de lui : il ressemble, dans quelques cas, à une belle dissolution d'un sel d'or.

Quelquefois, au lieu d'un liquide purement séreux,

______

(1) *Ouv. cit.*, pag. 53.

on rencontre un liquide mêlé d'une certaine quantité de sang, rougeâtre et même noirâtre.

Le péricarde n'offre point d'altération, si ce n'est qu'il est distendu en proportion de la quantité de liquide qu'il contient; il semble qu'il est plus blanc que dans l'état naturel, comme s'il eût été lavé, pour ainsi dire, par la sérosité au milieu de laquelle il baigne; cette couleur blanche est surtout remarquable sur le cœur; quant au tissu même du cœur, il est parfaitement sain. On conçoit qu'un épanchement très considérable pourrait, à la longue, comprimer le cœur, diminuer son volume et même *l'atrophier*.

Il n'est pas très rare de rencontrer une certaine quantité de gaz dans le péricarde : c'est à cette maladie que l'on donne le nom de pneumo-péricarde. La quantité en est très variable; la nature chimique en est inconnue encore; il s'échappe, avec un léger sifflement, quand on incise le péricarde; le pneumo-péricarde coexiste ordinairement avec l'hydro-péricarde. Il serait cependant rigoureusement possible que le péricarde renfermât seulement une certaine quantité de gaz.

Nous ferons remarquer, avant de terminer ce qui concerne l'anatomie de l'hydro-péricarde, qu'il ne faudrait pas regarder comme de véritables hydro-péricardes tous les épanchements séreux que l'on rencontre dans le péricarde. Il est excessivement rare d'ouvrir des sujets où l'on ne rencontre pas une certaine quantité de sérosité dans le péricarde. Pour que l'hydro-péricarde existe réellement, il est nécessaire

que la quantité du liquide soit au moins de six à sept
onces (1); quand elle est moins considérable, de
quelques cuillerées par exemple, il est extrêmement
probable que le liquide ne s'est épanché qu'aux derniers moments de la vie, et que l'épanchement est
un effet de l'agonie.

§ III. Les signes de l'hydro-péricarde sont depuis
long-temps un sujet de discussion parmi les médecins. Les signes que quelques uns ont regardés comme
pathognomoniques sont à peine dignes, suivant la
remarque judicieuse de Morgagni, de figurer parmi
les symptómes, même équivoques, de cette maladie.
Lancisi et plusieurs autres placent, parmi les signes
les plus certains de l'hydro-péricarde, le sentiment
d'un poids énorme sur la région du cœur; Reimann
et Saxonia disent que les malades sentent leur cœur
nager dans l'eau; Senac a vu dans les intervalles des
troisième, quatrième et cinquième côtes, les flots du
liquide épanché dans le péricarde; Corvisart n'a
pas vu strictement le même phénomène, mais il s'est
convaincu de son existence par le toucher. Cependant
Corvisart pense qu'il peut se faire que les ondula-
tions qu'il a senties avec la main chez un seul malade
ne fussent déterminées que par les battements du
cœur. Voici les autres signes de l'hydro-péricarde, selon le même auteur (2). « Les malades ont la figure
» violette, les lèvres noires et livides; ils ressentent
» une anxiété douloureuse, un poids incommode sur

(1) D'après Corvisart.
(2) *Ouv. cit.*, pag. 50.

» le cœur, une difficulté de respirer qui menace de
» suffocation, quand le malade est dans une position
» horizontale; il éprouve des syncopes, et plus rare-
» ment des palpitations; le pouls est petit, faible, fré-
» quent, concentré, et irrégulier parfois. En appli-
» quant la main sur la région du cœur, on sent des
» battements tumultueux, obscurs, comme à travers
» un corps mou, ou plutôt un liquide placé entre le
» cœur et les parois thoraciques. La région précordiale
» rend un son mat; dans quelques cas elle est plus
» élevée, plus arrondie, plus bombée que le reste de
» la poitrine; quand la maladie est ancienne, il sur-
» vient de l'œdématie aux membres inférieurs, et plus
» rarement une légère bouffissure à la partie anté-
» rieure et du côté gauche de la poitrine; les batte-
» ments du cœur se font sentir, tantôt à droite, tantôt
» à gauche, dans différents points d'un cercle assez
» étendu. »

Des signes indiqués par Corvisart, plusieurs sont
évidemment communs à diverses autres maladies,
et par conséquent équivoques, douteux; quant à
ceux qui paraissent propres à l'hydro-péricarde, il
s'en faut beaucoup qu'ils présentent toute la certitude
désirable. On observe aussi des symptômes différents
de ceux que Corvisart a constatés; malheureusement l'auscultation n'a point encore fourni de signe
propre à éclairer le diagnostic de l'hydro-péricarde.

Ce qui doit nous consoler de l'obscurité qui règne
encore sur ce diagnostic, c'est que l'hydro-péricarde
est presque constamment consécutif, et que par con-

séquent le point essentiel est de pouvoir reconnaître la maladie principale.

Les signes du pneumo-péricarde ne sont point encore suffisamment connus; c'est particulièrement dans les cas de pneumo-péricarde et d'hydro-péricarde que l'on devrait distinguer l'ondulation, la fluctuation dont parlent Senac et Corvisart. Chez un sujet dont le péricarde contenait environ une livre de sérosité, et une bulle d'air du volume d'un œuf, M. Laennec a entendu, d'une manière très distincte, un bruit de fluctuation déterminé par les contractions du cœur et par les inspirations fortes.

La sonoréité plus grande de la région précordiale serait un signe sans doute insuffisant pour reconnaître un pneumo-péricarde simple.

§ IV. Le traitement de l'hydro-péricarde doit varier suivant que la maladie est primitive ou consécutive: dans ce dernier cas, c'est contre la maladie essentielle qu'il faut diriger les moyens; dans le premier, qui est heureusement très rare, on doit employer tous les remèdes internes qui conviennent dans les hydropisies en général. Si ces moyens ne réussissent pas, quelques auteurs conseillent d'évacuer, par une opération chirurgicale, le liquide contenu dans le péricarde; mais tous les médecins ne sont pas d'accord sur le procédé à mettre en usage. Senac propose une ponction entre les cartilages des côtes; d'autres préfèrent une incision pratiquée, ainsi que cela a été fait deux fois par Desault, entre les cartilages de la sixième et septième côtes. M. Laennec n'approuve ni l'un ni l'autre de ces procédés, et pense qu'il vaudrait mieux trépaner le sternum au-dessus de l'appendice xiphoïde. Cette opération peu dangereuse, d'une facile exécution, permettrait de voir, de toucher à nu le péricarde, et de vérifier le diagnostic, avant d'ouvrir ce sac membraneux : avantage qui n'est point à mépriser, si l'on réfléchit qu'il est arrivé, et à Desault lui-même, de pratiquer l'opération dans des cas où il n'existait réellement pas d'hydro-péricarde, mais bien un hydrothorax partiel (1).

SECTION II.

MALADIES DE LA SUBSTANCE MUSCULAIRE DU CŒUR.

CHAPITRE PREMIER.

DE L'HYPERTROPHIE, OU DE L'IRRITATION NUTRITIVE DU CŒUR.

CONSIDÉRATIONS PRÉLIMINAIRES.

Le mot hypertrophie, dérivé du grec (ὑπὲρ, *super*, et τροφή, *nutritio*), signifie augmentation de nutri-

(1) Voyez, pour plus de détails relatifs au traitement de l'hydro-péricarde par la ponction, l'article péricardite, dans le *Dictionnaire des sciences médicales* (cet article est de M. Mérat). M. Richerand avait proposé les injections légèrement irritantes, après la ponction, comme cela se pratique dans l'hydrocèle ; mais ce moyen est trop dangereux.

tion. Suivant MM. H. Cloquet (1) et Cruveilhier (2), cette augmentation de nutrition, lorsqu'elle affecte le cœur, constitue l'*anévrisme actif* de cet organe; d'où l'on voit que ces auteurs, comme d'ailleurs tous les autres médecins, ont confondu jusqu'ici deux choses indépendantes l'une de l'autre, l'hypertrophie et la dilatation du cœur. Dès 1811, dans un mémoire que nous lûmes à l'Institut, nous démontrâmes par des faits que la dilatation n'accompagnait point constamment l'épaississement des parois du cœur; que cet épaississement pouvait avoir lieu, la cavité conservant sa capacité naturelle; que même l'hypertrophie pouvait coïncider avec un rétrécissement de la cavité, comme si elle s'était opérée aux dépens de cette dernière. L'expression d'anévrisme actif, en tant qu'elle indique l'augmentation de nutrition, *l'hypertrophie* du cœur, est donc tout-à-fait inexacte, puisqu'elle emporte avec soi l'idée de *dilatation*, et que l'hypertrophie peut exister, non seulement sans dilatation, mais encore avec diminution de la cavité. Les faits nombreux que nous avons recueillis nous ont forcé d'abandonner la classification de Corvisart, et de distinguer trois formes d'hypertrophie du cœur.

Dans la première forme, les parois d'une ou de plusieurs cavités du cœur sont épaissies, sans que leur cavité ait augmenté ou diminué de capacité: c'est *l'hypertrophie* que nous appelons *simple*. Dans

(1) *Diction. des sc. médic.*
(2) *Anat. patholog.*

la seconde forme, les parois ont augmenté d'épaisseur, et la cavité est agrandie : c'est l'anévrisme actif de Corvisart; nous donnerons à celle-ci le nom d'*hypertrophie excentrique*. Dans la troisième forme, la cavité est rétrécie en même temps que les parois ont augmenté d'épaisseur : c'est l'*hypertrophie concentrique*.

Au reste, nous entendons, avec quelques médecins modernes, par le nom d'*hypertrophie* du cœur, un épaississement charnu, musculaire des parois d'une, de plusieurs des cavités, ou même de toutes les cavités de cet organe, quelles que soient d'ailleurs les dimensions de celles-ci.

Senac et Morgagni, dans le siècle dernier, avaient bien constaté l'existence de cette augmentation de nutrition; mais ils avaient toujours lié l'idée de dilatation avec celle d'épaississement, soit dans l'examen des faits anatomiques, soit dans la théorie qu'ils cherchèrent à établir. Lancisi avait commis la même erreur, et en avait commis une autre non moins grave. En effet, loin de penser, comme Morgagni et Senac, que cet épaississement accroît l'énergie du cœur, et qu'il constitue une augmentation de nutrition, il le compare à *l'engorgement et à l'augmentation de volume que l'obstruction et la stagnation des fluides font éprouver aux autres viscères;* opinion que M. Portal essaya, plus tard, de renouveler.

Bien que Morgagni n'ait jamais séparé, dans son esprit, l'idée de l'*hypertrophie* de celle de la dilatation du cœur, on trouve cependant dans son immortel ouvrage un exemple d'hypertrophie simple ou avec état naturel de la cavité, dont les parois étaient épaissies. Il dit positivement, d'ailleurs, que l'hypertrophie est une augmentation de la substance musculaire du cœur (*prœternaturale carnis musculosœ augmentum*), et qu'elle ne tient point à un vice des fluides (*vitio fluidorum*), comme le pensait Lancisi.

Corvisart, marchant sur les traces de Morgagni, rendit un grand service à la médecine, en rappelant l'attention des médecins français sur des affections qu'ils avaient peut-être trop négligées. Il ne considéra, il est vrai, que la dilatation avec épaississement et avec amincissement, déjà plusieurs fois signalée dans les ouvrages de ses prédécesseurs, et il les désigna par les noms d'*anévrismes actif et passif*. L'hypertrophie sans augmentation, et même avec diminution des cavités, ne fixa point son attention, quoiqu'il eut observé une fois l'*hypertrophie simple*, comme on peut le voir à la page 335 de la troisième édition de son ouvrage, où il s'agit d'un malade affecté d'anévrisme de l'aorte. « Le ventricule
» gauche, dit-il, sans être dilaté, offrait des parois
» beaucoup plus épaisses et bien plus fortes qu'elles
» ne le sont ordinairement, et déjà, ajoute-t-il, cette
» force du ventricule gauche non dilaté explique com-
» ment la crosse de l'aorte, qui recevait la vive pro-
» jection du sang par ce ventricule, trop fort pour
» céder, a dû subir une dilatation à laquelle le cœur
» se refusait. »

Cette observation rappelle celle de Morgagni: *Ventriculus dexter caveam quidem secundum naturam, sed crassissimas parietes habebat.* (Epist. XVII, art. 21.)

Burserius avait fait des observations analogues, s'il faut en croire ce passage de ses Institutions de médecine: *Interdum moles tantùm cordis ipsa videtur aucta, quin tamen justo major cavearum amplitudo dici possit.*

On voit que ces auteurs, et Corvisart en particulier, n'avaient plus qu'un pas à faire pour rattacher à la doctrine des maladies du cœur cette forme d'hypertrophie. On avait été, sans doute, quelquefois surpris, en ouvrant des cadavres, de l'épaississement extraordinaire que présentait le ventricule gauche du cœur sans changement d'ailleurs dans sa capacité; mais, faute d'observations assez nombreuses et assez précises, les anatomistes se contentèrent de noter le fait, sans en tirer aucune conséquence.

A l'époque où nous commençâmes à observer cette espèce d'hypertrophie, chez des sujets qui avaient présenté quelques uns des signes généraux des maladies du cœur, on avait déjà signalé son influence sur l'apoplexie, mais non ses signes caractéristiques, et l'on ne pouvait pas s'habituer d'ailleurs à l'idée de séparer cette hypertrophie de la dilatation qui s'y joint souvent: c'était toujours l'*anévrisme actif*, pour nous servir de l'expression consacrée.

Les individus chez lesquels nous observâmes l'*hypertrophie simple*, exempte de complication, de ra-

mollissement ou d'endurcissement du tissu du cœur,
par exemple, nous présentèrent les mêmes symptômes que ceux que Corvisart attribue à l'anévrisme
actif. Nous dûmes en conclure que la vibrance du
pouls, les battements du cœur violents et brusques,
que Senac, Morgagni et Corvisart avaient observés
dans les cas d'anévrisme actif, ne pouvaient plus être
particuliers à aucune espèce de dilatation du cœur,
et qu'on ne devait les attribuer qu'à l'excès d'énergie
de ses parois proportionnée à l'hypertrophie, quel que
fût d'ailleurs l'état des cavités ; excès d'énergie quelquefois tel, qu'il déterminait diverses hémorrhagies
actives, et entre autres l'apoplexie.

Tel était l'état de la science sur ce point d'anatomie médicale, lorsque, le 8 août 1811, nous pré-
sentâmes à l'Institut un mémoire sur cet objet, et
dont Corvisart fut nommé rapporteur. L'hypertrophie
simple des parois d'une ou de plusieurs cavités du
cœur est d'ailleurs plutôt une disposition morbide
qu'une lésion organique. Elle n'est pas mortelle par
elle-même, mais par les affections qui la produisent,
qu'elle détermine ou qui la compliquent ; mais il s'en
faut bien qu'elle existe souvent et long-temps dans
un état de simplicité. Tantôt elle est accompagnée
d'une dilatation des cavités où elle siége, tantôt d'une
dégénérescence cartilagineuse ou osseuse des valvules, de végétations sur ces mêmes parties, etc. On
conçoit facilement que le diagnostic de l'hypertrophie est d'autant plus incertain, qu'elle se trouve
compliquée d'un plus grand nombre de lésions. Cette

considération majeure impose à tous ceux qui s'occuperont désormais des maladies du cœur la loi d'imiter la sage réserve de Morgagni ; autrement on pourra tracer, il est vrai, des tableaux brillants, mais qui ne pourront soutenir l'épreuve d'une sévère analyse, et qui seront démentis par les faits mêmes d'après lesquels ils auront été composés.

Il est donc indispensable de tenir compte de toutes les complications, de marcher du simple au composé, et d'avoir toujours présente à l'esprit cette sage réflexion de Michelotti : *Cavendum est, ubi plura simul vitia deprehenduntur, ne sine certa ratione, unum aliquod potissimum, pro morbi causâ proponatur.*

Il serait bien à souhaiter qu'en traitant de chaque maladie du cœur, nous pussions commencer par des observations où l'on ne trouverait que cette seule lésion ; mais les rapports intimes qui existent entre les diverses parties du cœur, et entre cet organe et plusieurs autres, les poumons en particulier, expliquent assez pourquoi de pareilles observations ne sont pas fréquentes. Quoi qu'il en soit, nous commencerons par les faits les plus simples, et nous présenterons successivement des exemples des trois formes d'hypertrophie affectant les diverses cavités du cœur, soit ensemble ou séparément. Nous rassemblerons ensuite les résultats de ces observations particulières, pour en composer une histoire générale de l'hypertrophie.

ARTICLE PREMIER.

OBSERVATIONS D'HYPERTROPHIE DU COEUR.

—

§ Ier. *Observations d'hypertrophie du ventricule gauche.*

1° Hypertrophie simple.

LXXIVe OBSERVATION. *Battements du cœur forts, concentrés et sourds ; apoplexie. — Hypertrophie simple du ventricule gauche ; épanchement de sang dans les ventricules cérébraux.* — François Péchard, âgé de soixante-cinq ans, paveur, ayant le cou gros et court, d'un tempérament sanguin, d'une taille moyenne, fortement constitué, d'un caractère doux et tranquille, était sujet depuis quatre à cinq ans à des maux de tête et à des étourdissements, quelquefois suivis d'une perte de connaissance momentanée : ces accidents étaient ordinairement calmés par d'abondants saignements de nez. Depuis quelques jours, cet homme éprouvait des étourdissements plus violents que de coutume, et attendait qu'une heureuse épistaxis vînt l'en délivrer, lorsque, le 13 septembre 1822, pendant qu'il travaillait avec ses camarades, il tomba tout-à-coup privé de connaissance. Il fut apporté à l'hôpital Cochin, où nous l'examinâmes, à dix heures du soir. Il était couché sur le dos et immobile, il avait vomi une bile verdâtre, et rendu involontairement ses matières fécales dans le lit : son visage était injecté, sa tête penchée à droite, et la bouche tournée du même côté; la pupille droite était plus dilatée que la gauche; on observait une perte absolue de l'intelligence, du sentiment et des mouvements volontaires; les membres droits exé-cutaient quelques mouvements *automatiques*, mais les gauches, soulevés et abandonnés à leurs poids, tombaient comme des corps inertes; la respiration était alternativement lente et stertoreuse; pouls grand, fort, superficiel, un peu fréquent; les battements du cœur, et particulièrement du ventricule gauche, étaient forts, concentrés et sourds.

Diagnostic.—Hypertrophie du ventricule gauche; hémorrhagie cérébrale.—On pratiqua sur-le-champ une saignée de quatre palettes, et des sinapismes furent appliqués aux pieds. — Le 14, à neuf heures du matin, peu de changement, quelques secousses convulsives dans le bras gauche, intermittence et irrégularité du pouls (une saignée de trois palettes, potion avec dix grains d'émétique, pour en prendre une cuillerée d'heure en heure).— Dans la journée, voici ce que l'on observa. Difficulté de la déglutition, continuation de la *sterteur* intermittente; le bras le plus paralysé ayant été pincé, a fait un léger mou-vement pour se retirer; les paupières, le globe de l'œil, le sourcil et les ailes du nez, surtout la droite, sont agités de mouvements convulsifs; le malade re-mue la mâchoire inférieure, et semble *ruminer*; la dilatation de la poitrine ne s'opère sensiblement que par la contraction du diaphragme; point de vomisse-ments; borborygmes, hoquet, selles involontaires, sueur générale. A dix heures du soir, le pouls est plus irrégulier, lent; la déglutition plus laborieuse, la résolution des membres est complète. — Le 15 au matin, ronflement stertoreux continu, mais moins bruyant, strabisme, roulement des yeux, agitation convulsive des ailes du nez, nul signe de sentiment ni de mouvement (même potion, vingt sangsues à chaque tempe, vésicatoires aux jambes). Le soir, visage pâle et livide, sueurs, alternatives de suspension de la respiration et de sterteur; pouls *petit* et très inégal, selles involontaires, point de vomissement... Mort à huit heures.

Autopsie cadavérique, douze heures après la mort. — Cadavre d'un homme robuste et bien conformé; face pâle, point gonflée; poumons volumineux, bien crépitants, adhérents, à peine engorgés aux parties les plus déclives. Cœur d'un bon quart plus volumineux que le poing du sujet, arrondi. L'augmentation de son volume tient exclusivement à l'hypertrophie du ventricule gauche, qui semble constituer le cœur tout entier, et dont les parois, à la partie moyenne, ont environ quatorze lignes d'épaisseur: celle-ci diminue vers le sommet, et aussi un peu vers la base: les colonnes charnues sont très robustes; la cavité ventriculaire offre très sensiblement sa capacité naturelle. Le ventricule droit paraît n'être qu'une sorte d'appendice du gauche. La cloison ventriculaire, hypertrophiée dans la même proportion que le ventricule gauche, semble lui appartenir en propre. Les deux oreillettes sont épaisses;

la droite est plus ample que la gauche. Le tissu du cœur est rouge, ferme et vermeil. Les orifices et leurs valvules sont dans l'état normal. L'artère coronaire gauche est beaucoup plus considérable que la droite. L'aorte, dilatée à son origine, plissée et comme bosselée à son extérieur, contient des caillots de sang. Sa face interne est jaune, rugueuse, ulcérée, et parsemée de plaques, dont les unes sont cartilagineuses, et les autres *ossifiées*, minces et semblables à des coquilles d'œuf. La surface des ulcérations est rougeâtre; autour d'elles, le tissu artériel est friable et comme terreux; elles intéressent la membrane interne et la moyenne. Les parois de l'aorte, généralement épaissies dans toute sa longueur, crient sous l'instrument qui les divise; elles réagissent cependant assez fortement sur le doigt introduit dans le tube artériel. Les vaisseaux de la membrane celluleuse sont très nombreux, rouges et comme injectés. La membrane *fibrineuse*, dans l'épaisseur de laquelle semblent situées plusieurs des plaques osseuses indiquées, se sépare facilement des autres. Les artères qui naissent immédiatement de l'aorte, celles de la base du crâne et leurs ramifications, les ophthalmiques, sont également incrustées de lames cartilagineuses, calcaires ou plâtreuses. — Les organes abdominaux sont dans l'état suivant. Les circonvolutions de l'intestin grêle sont contractées; elles contiennent cependant de la bile, ainsi que l'estomac. — La membrane muqueuse de celui-ci est généralement rouge; ses rides, très grosses, offrent une belle couleur rosée; la membrane muqueuse de l'intestin grêle est généralement pâle. La membrane muqueuse du gros intestin présente un fond verdâtre, sur lequel se dessinent des arborisations d'une couleur rosée ou d'une teinte plus foncée. Le foie est gorgé de sang. La vésicule contient une bile noire. La vessie, distendue par l'urine, s'élève bien au-dessus du pubis. — Les sinus de la dure-mère sont gorgés de sang; les méninges en sont comme infiltrées, surtout dans les anfractuosités cérébrales. Les ventricules latéraux sont dilatés par une grande quantité de sang liquide; toutefois l'épanchement est plus considérable dans le ventricule droit que dans le gauche; leur cloison est déchirée. La substance cérébrale est ferme et ponctuée de sang.

Dans cette observation d'une hypertrophie, que l'auscultation nous a fait reconnaître, remarquez bien qu'il n'existait point cette lividité du visage, cet engorgement capillaire, cette infiltration, ces étouffements que les auteurs regardent comme inséparables de ce qu'ils appellent anévrisme, ou vaguement hypertrophie du cœur. C'est qu'en effet ces symptômes n'appartiennent point à l'hypertrophie, et n'indiquent au contraire qu'un obstacle à la circulation. Or, dans le cas présent, non seulement il n'y avait point d'obstacle au cours du sang, mais encore le mouvement et l'impulsion communiqués au sang étaient tellement actifs et impétueux, qu'il en est résulté des hémorrhagies, à l'une desquelles le malade a succombé. Nous verrons le même accident se répéter dans les observations suivantes.

LXXVe OBSERVATION. *Hypertrophie du ventricule gauche sans dilatation de sa cavité; hémorrhagie cérébrale.* — Un menuisier, nommé Hassenfratz, âgé de quarante-cinq ans, d'une forte constitution, admis à l'hôpital Cochin le 15 février 1810, était depuis trois ans affecté d'une grande difficulté de respirer et de palpitations assez fréquentes. A son entrée, la face était rouge et comme injectée; les battements du cœur étaient violents, mais réguliers et circonscrits; le pouls était également régulier, vibrant. — La percussion ne donnait un son mat qu'à la région du cœur.

Deux jours après son admission, cet homme fut attaqué subitement d'une hémiplégie de tout le côté gauche, avec paralysie de la paupière supérieure du même côté, et gêne de la parole.

La saignée et les autres moyens applicables en pareil cas avaient calmé les accidents; la parole était devenue plus libre, les mouvements de la paupière supérieure commençaient à se rétablir, lorsque, le 23 février, une nouvelle attaque apoplectique emporta subitement ce malade.

Autopsie cadavérique. On trouva les sinus gorgés de sang, et une grande quantité de ce liquide épanchée dans le ventricule latéral droit, et dans la substance de l'hémisphère du même côté.

Le ventricule gauche du cœur avait des parois beaucoup plus épaisses que dans l'état naturel, sans que sa cavité eût augmenté ni diminué d'étendue.

Les deux oreillettes et le ventricule droit, ainsi que les divers orifices et leurs valvules ne présentaient rien d'extraordinaire.

Les autres viscères étaient sains.

LXXVIe OBSERVATION. *Hypertrophie simple du ventricule gauche ; apoplexie sanguine.* — Madeleine Riquet, âgée de soixante-cinq ans, d'une constitution robuste, mais affaiblie par la misère, entra le 11 mars 1811 à l'hôpital Cochin. Elle ne se plaignait alors que d'une diarrhée accompagnée de coliques. Cette femme avait la tête large, le cou peu élevé, la voix forte et un embonpoint considérable. Elle était sujette à de fréquents maux de tête, à des vertiges et à l'assoupissement. Le pouls offrait une force et une vibrance remarquables ; les battements du cœur étaient très forts, secs et comme détachés, sans se faire sentir dans une grande étendue. Cependant la malade ne se plaignait point d'avoir éprouvé de palpitations avant son entrée à l'hôpital. On prescrivit des évacuations sanguines générales et locales.

Après dix jours de traitement, cette malade commençait à se rétablir, lorsque se promenant dans le jardin, elle fut tout-à-coup saisie de vertiges, d'un violent mal de tête, d'envie de vomir et d'une grande difficulté de respirer. Transportée aussitôt dans son lit, elle ne tarda pas à perdre l'usage de la parole, du sentiment et des mouvements volontaires ; la face devint plus rouge et plus injectée ; les paupières s'abaissèrent comme paralysées, la bouche se dévia du côté droit ; le pouls, toujours fort et vibrant, devint plus fréquent. En vain une large saignée fut pratiquée; en vain on eut recours à une boisson émétisée et aux sinapismes, la mort arriva douze heures après l'attaque de cette apoplexie foudroyante.

Autopsie cadavérique. — Les poumons étaient sains, le cœur présentait un assez gros volume; les parois du ventricule gauche étaient épaisses d'un bon pouce dans presque toute leur étendue, excepté vers la pointe du cœur; sa cavité était dans l'état naturel; les piliers charnus étaient très volumineux. — Le côté droit du cœur n'offrait rien de particulier. Il en était de même de l'oreillette gauche, des valvules et des gros vaisseaux.

Tous les vaisseaux cérébraux étaient gorgés de sang. Nous observâmes des caillots de ce liquide sur le sillon qui sépare la protubérance annulaire de la moelle alongée : ces caillots se prolongeaient de l'un à l'autre côté dans le ventricule du cervelet qu'ils remplissaient, et pénétraient même jusque dans sa substance où ils s'étaient formé un foyer. — Les autres ventricules étaient pleins d'une sérosité sanguinolente.

Les viscères abdominaux n'offraient rien d'extraordinaire.

2° Hypertrophie excentrique (avec dilatation).

LXXVIIe OBSERVATION. *Hypertrophie du ventricule gauche avec agrandissement de sa cavité.* — Angelot (Denis), tailleur, âgé de vingt-deux ans, d'un tempérament sanguin, fut admis à l'hôpital Cochin le

12 janvier 1818, présentant les symptômes d'un rhumatisme aigu. Il se plaignait en même temps d'une douleur au côté gauche et vers la base de la poitrine, qui, du reste, était bombée et sonore dans toute son étendue. Le pouls était fort, plein et vibrant, les battements du cœur étaient aussi très prononcés; le visage était un peu pâle; la peau était couverte d'abondantes sueurs ; la langue était humide et blanchâtre ; l'abdomen tendu, sensible à la pression.

Le deuxième jour après l'entrée, les douleurs articulaires deviennent plus aiguës et les moindres mouvements les rendent insupportables, la respiration est pénible, la langue présente de la rougeur sur ses bords, la soif est très vive, un frisson de deux à trois heures est suivi d'une chaleur violente et de copieuses sueurs ; les battements du cœur sont plus forts, la vibrance du pouls plus marquée.

Même état le troisième et le quatrième jour. Le cinquième, les symptômes sont un peu diminués; mais les jours suivants, les douleurs rhumatismales furent portées au plus haut degré d'intensité. Elles se calmèrent le huitième jour, la tuméfaction des articulations diminua ; cependant les battements du cœur augmentèrent de force. — Le neuvième jour, une douleur pongitive se fit sentir vers la douzième côte gauche. Elle fut enlevée par une saignée de trois palettes. Les battements du cœur perdent en même temps de leur intensité, le pouls se ramollit; mais le point de côté se renouvelle le lendemain avec les palpitations et la vibrance du pouls.

Le douzième jour, les symptômes de rhumatisme disparaissent; mais le cœur continue de battre avec la même violence, et la vibrance du pouls persiste. — Un état de constipation est combattu par des laxatifs.

Le quinzième et le seizième jour, les battements du cœur et la vibrance du pouls sont moins marqués.

Les jours suivants, le malade se croyant entièrement rétabli se disposait à sortir.

Le premier février, il éprouve de nouveau une assez vive douleur au même côté de la poitrine; elle cesse le soir, se renouvelle avec plus de violence le lendemain, disparaît encore, revient le jour suivant et persiste.

Le 5 février au soir, le malade, après s'être promené assez long-temps dans le jardin, éprouve un frisson violent suivi de nausées et de vomissements; toux, douleur de côté très aiguë, respiration pénible et même stertoreuse, palpitations tumultueuses. — Une saignée de bras pratiquée à minuit le soulage au point qu'il peut se lever et même se promener le lendemain; mais les mêmes symptômes se répètent encore le soir.

Le 8 février survient une expectoration sanguinolente; les membres commencent à s'infiltrer; les extrémités se refroidissent; le pouls est petit et irrégulier; le malade ne parle plus qu'avec la plus grande difficulté; ses paroles sont entrecoupées de soupirs et de sanglots, et il tombe, le 9 février, dans un état comateux : sa respiration est bruyante et haute, le visage qui était resté constamment pâle, offre un aspect cadavéreux, et la mort arrive le lendemain à huit heures du soir.

Autopsie cadavérique. Les poumons étaient très engorgés par le sang. Le poumon gauche était un peu refoulé vers la partie supérieure de la poitrine : il était uni par quelques adhérences à la plèvre costale. Le péricarde contenait une sérosité jaunâtre. Le cœur était très volumineux. — Les parois du ventricule gauche avaient plus d'un pouce d'épaisseur vers la base ; hypertrophie qui allait en diminuant vers la pointe, où elle était encore très prononcée. Les colonnes charnues étaient plus développées que dans l'état naturel ; la cavité ventriculaire était plus que doublée.

L'oreillette gauche et les valvules ne présentaient rien d'extraordinaire. — Les parois du ventricule droit étaient amincies, mais sa cavité était dans l'état ordinaire, ainsi que l'oreillette de ce côté. — L'aorte avait un calibre singulièrement petit, non seulement comparativement à la capacité du ventricule gauche, mais d'une manière absolue.

On sait que M. Portal, d'après l'opinion qu'il s'est formée sur la nature de l'épaississement des parois du cœur, a été conduit à regarder comme passifs tous les *anévrismes* du cœur. Voici des recherches qui prouvent combien la manière de voir de M. Portal est peu conforme à la vérité. Après avoir fait examiner le cœur du malade précédent à ce célèbre médecin, nous le remîmes à M. Chevalier, élève de M. Vauquelin, pour qu'il voulût bien soumettre à quelques expériences chimiques le ventricule gauche du cœur en question, comparativement avec un autre qui n'offrait aucune lésion. Ces deux ventricules, examinés à la loupe et au microscope, ne présentèrent d'autre différence sinon que les fibres musculaires du ventricule hypertrophié avaient une couleur plus vermeille que celles de l'autre. Deux morceaux du même poids ayant été mis dans l'eau distillée, le morceau appartenant au ventricule épaissi colora l'eau d'une manière plus prononcée, et retiré du liquide, il était encore plus rouge que l'autre. Les deux ventricules furent ensuite soumis à l'action de l'alcool bouillant pour savoir lequel des deux contenait une plus grande quantité de matière grasse. Or, il résulta de cette expérience que le ventricule hypertrophié était pénétré d'une quantité de cette matière moindre que celle qui existait dans le ventricule sain (1).

LXXVIIIe OBSERVATION. *Battements du cœur très forts semblables à des coups de marteau ; paralysie du côté gauche avec roideur du bras droit, cris et agitation. — Hypertrophie avec légère dilatation du ventricule gauche ; arachnitis, ramollissement de l'hémisphère droit du cerveau. —* Jeanne Bossuet, âgée de soixante-dix-neuf ans, domestique, d'une taille élevée, maigre, pâle et nerveuse, fut apportée à l'hôpital Cochin le 12 juin 1822. Les personnes qui la conduisaient ne purent nous apprendre rien autre chose, sinon qu'elle avait perdu subitement connaissance quinze jours auparavant,

(1) Ce résultat est en opposition directe avec l'opinion de Lancisi et de M. Portal.

que les facultés intellectuelles s'étaient en partie ra-
nimées au bout de quelques instants, mais que depuis
le côté gauche était resté paralysé. Voici au reste les
symptômes que la malade présentait à son arrivée.
Tête penchée à droite, bouche déviée dans le même
sens ; langue obliquant un peu à gauche, quand la
malade la montre, ce qui lui est difficile ; pupilles
égales, mobiles ; visage exprimant une sorte d'éton-
nement stupide ; paralysie des membres gauches,
cris, agitation, loquacité, subdelirium. — Toutes les artères, mais surtout les carotides, battent
avec force et le pouls est un peu fréquent. Les battements du cœur soulèvent les vêtements de la malade ; ils sont vigoureux, bien détachés, et repoussent brusquement la main appliquée sur la région précordiale. Explorés avec le cylindre, ils ressemblent
véritablement à des coups de marteau, et produisent
un son assez clair.

Diagnostic.—Hypertrophie du cœur, phlegmasie
cérébrale. De si graves maladies, jointes à l'âge très
avancé du sujet, ne laissant aucun espoir de guérison, on se contenta de prescrire une infusion d'arnica.

Cependant le visage se décompose, le membre supérieur droit se roidit, et résiste à l'extension ; la
malade, plongée dans un état comateux, pousse des
gémissements et des cris, et succombe dans le cours
du cinquième jour après son entrée.

Autopsie cadavérique, trente heures après la
mort. — Les deux poumons sont parfaitement crépitants ; le droit est adhérent. Le péricarde est injecté ;

le cœur est bien plus gros que le poing du sujet. Le ventricule droit, environné d'une grande quantité de graisse, est d'ailleurs sain. Il ne contient pas de sang, non plus que l'oreillette correspondante dont les colonnes charnues sont très fortes. Le ventricule gauche est hypertrophié. Ses parois, à la base, ont environ onze lignes d'épaisseur ; la cloison ventriculaire est épaisse d'environ sept lignes. Les colonnes du ventricule gauche sont très nombreuses ; sa capacité l'emporte un peu sur celle du droit. Les parois de l'oreillette gauche sont épaissies. Le tissu des ventricules est rouge et ferme. Les artères coronaires forment un relief très marqué à la surface du cœur ; leurs parois sont dures et ossifiées dans tout leur trajet. Des points jaunâtres existent dans toutes les valvules du cœur ; les valvules aortiques sont même parsemées de quelques plaques osseuses, calcaires. L'origine de l'aorte est dilatée ; dans toute la longueur de cette artère, la surface intérieure est inégale, hérissée de lames jaunes, terreuses, et de squammes calcaires analogues à des coquilles d'œuf, mais plus épaisses, et dont plusieurs soulèvent la membrane interne. Les artères qui naissent immédiatement de l'aorte, celles des membres et surtout des pelviens, les artères de la base du crâne, les ophthalmiques partagent la dégénérescence de l'aorte ; leur membrane celluleuse est très injectée (1). Le tronc de l'artère mésentérique supérieure, entièrement ossifié, forme un tube dur

(1) Il est assez remarquable que les carotides primitives avaient en quelque sorte échappé à l'altération.

et inflexible ; mais les branches et les rameaux qui se distribuent aux organes digestifs sont exempts de cette altération. Tout le système artériel, en général, est gorgé de sang liquide, tandis que le système veineux, revenu sur lui-même, en contient à peine. — Les circonvolutions de l'intestin grêle sont petites, contractées et rouges. Le rectum est distendu par des matières fécales endurcies. La membrane muqueuse de l'estomac est d'un rouge foncé dans la région splénique. — Il existe une grande quantité de sérosité à la base du crâne et dans les ventricules. L'arachnoïde qui recouvre les circonvolutions supérieures du cerveau est opaque et d'une couleur laiteuse. Le lobe postérieur de l'hémisphère droit offre une teinte jaune très prononcée : il et ramolli est comme déliquescent. A son centre existe une matière blanchâtre, crêmeuse, vraiment purulente ; sa substance offre d'ailleurs une rougeur et une injection considérables, et est parsemée de caillots de sang très petits, ainsi que de masses jaunes, plus grosses, faciles à écraser, dont l'intérieur est infiltré de sang. Le foyer est tapissé d'une membrane très fine, parcourue de vaisseaux rouges très apparents. L'arachnoïde qui enveloppe les circonvolutions ramollies leur adhère si intimement, qu'elle paraît confondue avec elles. Le reste du cerveau est sans altération notable. Les plexus et la toile choroïdes contiennent des globules hydatidiformes.

LXXIXe OBSERVATION. *Hypertrophie anévrismale du ventricule gauche, hydrothorax ; ver ténia dans l'iléon, etc.* — Brisson (Pierre), maçon, d'une taille peu élevée, mais fortement constitué, assurait n'être malade que depuis une quinzaine de jours, lorsqu'il entra à l'hôpital Cochin le 13 juin 1822. L'état très alarmant où il se trouvait, nous portait cependant à croire que sa maladie datait d'une époque plus éloignée. Voici quel était cet état : douleur à la partie moyenne du thorax et à la région précordiale, où le malade éprouve un sentiment d'oppression insupportable. Toux, orthopnée ; pouls fort, vibrant et régulier ; battements du cœur peu sensibles à la main (l'état d'angoisse et d'agitation ne permet pas de pratiquer l'auscultation) ; céphalalgie, étourdissements, éblouissements fréquents, insomnie des plus cruelles ; visage blême et bouffi, lèvres grosses et un peu livides.

Diagnostic : anévrisme du cœur.

Prescription : tisane apérit. jul. digit.

Le 16 juin, quatrième jour après l'entrée, le malade, incessamment menacé de perdre la respiration, ne peut plus rester couché ; la frayeur et l'anxiété sont peintes sur son visage. Le 17, le malade reste assis, appuyé sur le bord de son lit, la tête basse et le corps penché en avant : il gémit et est haletant, il implore nos secours et nous conjure de ne pas le laisser mourir. On pratique une saignée du bras ; mais le sang ne coule que goutte à goutte, ce qui oblige de remplacer la saignée générale par l'application de trente sangsues à la région précordiale. Le 18, peau froide, œdème du pied droit (vésicat. sur la poitrine). — Environ deux heures de sommeil la nuit suivante. Le 19, jour d'orage et de pluie, augmentation rapide de tous les symptômes, étouffement, angoisses affreuses ; le malade nu, assis sur sa chaise, le tronc tendu et fortement courbé en avant, la tête appuyée sur le bord du lit, ne peut conserver d'autre position et s'attend à une mort prochaine. Le 20, situation de plus en plus déplorable ; contraction comme convulsive du diaphragme, suffocation imminente, visage plus gonflé, yeux égarés, peau froide, désir de la mort, qui arrive enfin à dix heures du matin.

Autopsie cadavérique, vingt-une heures après la mort.

1° *Habitude extérieure*. Cadavre bien conformé ; infiltration des membres, dont les veines sont gorgées de sang.

2° *Organes respiratoires et circulatoires*. Son mat des deux côtés de la poitrine ; épanchement d'une très grande quantité de sérosité légèrement rougeâtre dans les deux cavités de la plèvre. Pressés par ce liquide et par la masse énorme du cœur, les deux poumons, peu volumineux, jouissent encore d'un tissu crépitant, mais condensé par la compression. Le péricarde contient une petite quantité de sérosité rougeâtre. Le cœur, gorgé de sang, énorme (quatre fois plus gros que le poing du sujet), occupe autant d'espace que les deux poumons réunis : il est situé transversalement, de manière que sa base comprime un peu le poumon droit, tandis que les deux ventricules pèsent pour ainsi dire de tout leur poids sur le poumon gauche. Débarrassé des caillots fibrineux noirs qui l'engorgent, le cœur conserve encore un volume extraordinaire. Le ventricule gauche a une capacité triple de celle qui lui est naturelle, et ses parois ont environ six lignes d'épaisseur. Son tissu est rouge et assez ferme. L'oreillette gauche excessivement petite, en comparaison du ventricule, pourrait contenir un œuf de poulette. — Le ventricule droit, bien moins ample que le gauche, un peu dilaté néanmoins, conserve son épaisseur ordinaire. Cette épaisseur, assez uniforme dans toute l'étendue de ce ventricule, comme cela avait aussi lieu dans le gauche, diminue seulement un peu vers la pointe. L'oreillette droite, épaisse et charnue, est d'un bon tiers plus volumineuse que la gauche. — Les orifices du cœur sont sains. L'aorte et l'artère pulmonaire sont gorgées de caillots de sang; la crosse de la première est sensiblement dilatée, tandis que son orifice est peut-être un peu rétréci.

3° *Organes abdominaux*. La membrane muqueuse de l'estomac, de l'intestin grêle et du gros intestin, présente une rougeur foncée, analogue à la couleur du kermès et produite par l'engorgement mécanique des vaisseaux sanguins. Un tænia vivant parcourt toute la longueur de l'intestin iléon. — Le foie et la rate sont gorgés de sang. La vessie est contractée, rosée intérieurement.

4° *Organes encéphaliques*. Le cuir chevelu est aussi gorgé de sang ; il existe une assez grande quantité de sérosité dans l'arachnoïde. A la convexité du cerveau le feuillet viscéral de cette membrane adhère avec le feuillet pariétal, et présente çà et là diverses granulations ; sur les côtés des hémisphères, l'arachnoïde est opaque, laiteuse et injectée ; la substance cérébrale est d'une grande mollesse.

Dans le cas que nous venons de rapporter, l'hypertrophie, au lieu d'exister suivant l'*épaisseur* des parois, existe suivant leur *surface*. Quoique l'épaisseur des parois soit sensiblement dans l'état normal, l'hypertrophie n'en est pas moins véritablement énorme, puisque le ventricule gauche a une masse triple de celle qui lui est naturelle (1).

Nous pourrions rapporter un grand nombre d'autres observations d'hypertrophie avec dilatation du ventricule gauche. Cette forme est la plus commune ; aussi est-ce celle que les auteurs ont exclusivement étudiée sous le nom d'anévrisme actif. Mais nous nous bornerons ici aux observations que l'on vient de lire. Nous renvoyons d'ailleurs ceux qui voudraient d'autres faits du même genre aux observations 27e, 33e, 35e, 37e, 38e, 42e, 49e, 53e, 59e, 62e, 63e, 69e, qui, toutes, leur offriront une hypertrophie avec dilatation du ventricule gauche.

Passons à une forme d'hypertrophie moins connue, celle avec rétrécissement de la cavité.

L'illustre Sénac a consacré un des articles de son ouvrage à la diminution de volume, au rétrécissement des cavités, à la petitesse et au dessèchement de cet organe. Les observations que nous allons présenter n'ont aucune analogie avec les faits que cite Sénac,

____

(1) Cette hypertrophie a marché d'une manière très rapide, et pour ainsi dire aiguë, puisque le malade nous assurait n'avoir éprouvé les symptômes qui l'annoncent, que quinze jours avant son entrée.

et qu'il emprunte, presque tous, selon sa coutume, aux autres écrivains. Dans les observations de Malpighi, de Littre, de Fabrice de Hilden, le cœur était très *petit*, *ridé*, *flétri*. Dans celles que nous avons recueillies, le volume du cœur n'est point diminué : les parois sont même plus épaisses, plus charnues, mais l'épaississement s'est formé aux dépens de la cavité, dont la capacité a diminué en proportion. Nous avons cherché inutilement, chez les auteurs, des observations semblables aux nôtres. Voici cependant ce que l'auteur d'un extrait de l'ouvrage de Corvisart a fait insérer dans le *Dictionnaire des sciences médicales*. « Par opposition aux anévrismes du cœur,
» nous devons mentionner l'état de ce viscère où l'on
» trouve ses cavités notamment rétrécies. On ne s'oc-
» cupe pas ordinairement de ce cas, qui n'est pas as-
» sez étudié pour en parler longuement, mais qui
» mérite de l'être plus qu'on ne l'a fait jusqu'ici, et
» qui présentera peut-être des aperçus neufs. Je me
» contenterai de dire que j'ai observé plusieurs fois
» les ventricules, surtout le gauche, beaucoup moins
» *capables* que la force, la stature du sujet ne l'exi-
» geait. Il y avait, le plus souvent alors, une cer-
» taine rigidité de fibres qui me faisait voir que cet
» état était *constant* et morbifique : de même qu'on
» s'aperçoit qu'un cœur est anévrismé par compa-
» raison avec le corps de l'individu qui le porte, de
» même on aperçoit sa diminution de volume ; car
» tout le cœur peut être dans ce cas, aussi bien que
» chacune de ses cavités. Il est vrai que l'anévrisme

» attache plutôt les yeux que la diminution de vo-
» lume, ce qui fait qu'il a été plus remarqué, et que
» les phénomènes en sont mieux connus. Au surplus,
» il doit y avoir des symptômes particuliers à cette
» dernière affection. On ne les a point encore signa-
» lés, et j'avoue que n'ayant que des faits peu nom-
» breux sur ce point de la science, je ne puis en
» établir aucun de satisfaisant. »

L'auteur de cet article ne fait aucune mention dé
l'hypertrophie des parois, et les observations dont il
parle n'ont de commun avec les nôtres que la diminution de la capacité d'une ou plusieurs cavités du
cœur. Nous avons aussi assez fréquemment observé
une grande diminution de la cavité des ventricules
par des causes étrangères à l'hypertrophie. Mais c'est
là un autre genre de maladie : ce n'est plus une forme
de l'hypertrophie, mais bien une véritable atrophie
du cœur. A l'époque où nous communiquâmes à
Corvisart deux exemples remarquables de cette hypertrophie concentrique, nous engageâmes quelques uns
de nos élèves à faire sur cet objet de nouvelles recherches dans les autres hôpitaux de Paris, et à fixer l'attention de nos confrères sur ce point de doctrine médicale. Nons avons eu l'avantage d'apprendre que nos
observations ont été confirmées par d'autres faits semblables recueillis dans les divers établissements con-
sacrés aux cliniques. Il importe peu qu'on les ait présentés comme entièrement nouveaux, comme des dé-
couvertes, pourvu qu'ils soient utiles à l'avancement
de la science. Mais revenons à nos observations.

3° Hypertrophie concentrique (avec rétrécissement de la cavité).

LXXXe OBSERVATION. *Battements du ventricule gauche violents, sourds et peu étendus ; palpitations, paralysie du bras droit..., puis érysipèle à la face... mort. — Hypertrophie du ventricule gauche avec rétrécissement de sa cavité ; ramollissement du cerveau et du cervelet, etc.* Sally (Prudence), âgée de quarante ans, domestique, d'un tempérament sec et nerveux, née à Saint-Domingue, éprouvait depuis huit ans, par intervalles, des palpitations, lorsqu'elle entra à l'hôpital Cochin le 8 avril 1822. Les menstrues, habituellement peu abondantes, mais régulières, avaient cessé de couler depuis un mois seulement. Pendant les trois années précédentes on lui avait fait plusieurs saignées, qui l'avaient soulagée. Au mois de janvier dernier (1822), le bras droit avait été entièrement paralysé. Lors de l'entrée, la paralysie n'était pas encore entièrement dissipée ; le membre exerçait néanmoins des mouvements volontaires, à la vérité très faibles. La malade se plaignait d'une céphalalgie assez violente, continuelle, occupant particulièrement les *côtés et le derrière de la tête.* Quand on l'interrogeait, elle répondait avec une lenteur extrême ; ses traits respiraient une sorte de stupeur idiotique ; elle éprouvait de temps en temps des palpitations et des étouffements ; le pouls était régulier, *peu développé*, mais *dur* et *fort* ; les battements du ventricule gauche, explorés avec le cylin-

dre, étaient *forts, concentrés, sourds* et *profonds.*
Diagnostic : hypertrophie du ventricule gauche ;
affection cérébrale.

On prescrit quinze sangsues au siége et une infusion de fleurs de tilleul et d'oranger. Il ne se passa
rien de remarquable dans l'état de la malade, jusqu'au
1er mai. A cette époque la conjonctive droite était
vivement enflammée ; la céphalalgie était intolérable
et il existait de la constipation (vésic. à la nuque, hy-
dromel glaub., pédil. sinap.).

Cependant le vésicatoire détermine un gonflement
très douloureux des ganglions lymphatiques du côté
droit du cou, dans lesquels il se forme quelques foyers
de suppuration. On pratique une petite incision, qui
est suivie de soulagement. Le 15 mai, après s'être
promenée toute la journée, la malade éprouva une
attaque de nerfs, sur les symptômes de laquelle on
ne put recueillir rien de satisfaisant. Elle dit en avoir
éprouvé plusieurs autres semblables. La nuit suivante
fut agitée (pot. calm., pédil.). Le 16, l'accès nerveux
est tout-à-fait disparu ; mais le côté droit du visage
est le siége d'un érysipèle œdémateux , fièvre ; quelques signes de délire dans la journée. — Le 17, l'é-
rysipèle s'étend à toute la face (trente sangsues au cou
et au visage, petit-lait émétisé, limonade, diète).
Le 18, fièvre très vive, tendance continuelle à sortir du lit ; pas de réponse aux questions. Appelé auprès de la malade , à deux heures après midi, je la
trouve sans connaissance ; ses lèvres sont décolorées ,
la turgescence inflammatoire du visage est presque

nulle, le visage est pâle, les paupières sont fermées, le sentiment est éteint; le pouls est fréquent, et petit, la respiration rare, lente, accompagnée de râle; cependant les mouvements respiratoires se ralentissent de plus en plus, le pouls perd sa fréquence, devient lent, s'évanouit... Les battements du cœur lui survivent; quelques inspirations demi-convulsives s'opèrent encore; pendant leur long intervalle, on croit la malade morte... La main appliquée sur la région du cœur le sent encore tressaillir. Deux autres inspirations profondes se manifestent; un liquide écumeux abreuve la bouche, une sorte de frémissement se fait sentir dans les muscles de l'avant-bras; leurs tendons tressaillent; la respiration ne s'opère plus..... La malade est morte.

Autopsie cadavérique, quarante-huit heures après la mort : point de rigidité, cadavre maigre, sans infiltration, bien conformé. 1° *Organes respiratoires et circulatoires.* Les deux poumons sont sains. Le cœur gorgé de sang, et, dans cet état, double du poing du sujet, remplit toute la partie antérieure gauche de la poitrine, en s'étendant jusque vers la clavicule. Les orifices ne présentent rien de notable que la rougeur de leurs valvules. *Le ventricule gauche, extrêmement robuste, a ses parois épaisses d'un pouce dans leur partie moyenne : l'épaisseur diminue vers la base et le sommet. Quelques colonnes charnues sont également hypertrophiées. La cavité du ventricule est très sensiblement rétrécie.* Les deux oreillettes, et le ventricule droit, dont la pointe descend moins bas que celle du gauche, sont à peu près dans leur état normal ; la cloison inter-ventriculaire a six lignes d'épaisseur ; le tissu musculaire du cœur est rouge, ferme et vermeil. — L'aorte, dont le calibre est peu considérable, contient de longs cordons fibrineux : sa face interne est parsemée d'écailles jaunâtres, terreuses, calcaires ou fibro-cartilagineuses. La même altération se remarque dans les artères du bassin, des membres abdominaux et surtout dans celles du cerveau. Les artères coronaires, les carotides, les artères de membres thoraciques, sont saines, si ce n'est que les premières sont plus volumineuses que dans l'état naturel. 2° *Les organes abdominaux* présentèrent diverses altérations qu'il est inutile de rapporter ici. 3°*Organes encéphaliques.*--Ramollissement inflammatoire du corps strié droit, et de la partie moyenne inférieure de l'hémisphère gauche. Ramollissement de la partie centrale de l'hémisphère droit du cervelet. (Je ne fais qu'indiquer ces altérations, qu'il serait trop long et superflu de décrire ici).

LXXXIe OBSERVATION. *Hypertrophie du ventricule gauche avec rétrécissement de sa cavité.* — Lange (Félicité), âgée de cinquante-huit ans, blanchisseuse, d'une forte constitution, avait cessé d'être réglée, depuis treize ans, quand elle fut reçue à l'hôpital Cochin le 2 décembre 1812. Elle se plaignait, depuis deux ans, de palpitations fréquentes ; sa respiration était pénible, entrecoupée, haletante, symptômes qui étaient surtout très prononcés depuis huit jours, en sorte que la malade avait été forcée de garder un repos absolu. Le teint était d'un rouge livide ; la face bouffie, les lèvres noirâtres ; le décubitus était impossible sur le côté gauche ; la percussion donnait un son mat dans presque tous les points de la poitrine, ce qui pouvait dépendre, en partie, de l'épaisseur des téguments infiltrés. L'infiltration était en effet presque générale, bien que plus marquée aux membres inférieurs : le sommeil était souvent troublé par des réveils en sursaut.

Les symptômes restèrent à peu près les mêmes jusqu'à la mort, qui eut lieu le 14 décembre, douze jours après l'entrée.

Autopsie cadavérique. Les deux poumons étaient dans l'état sain, à cela près qu'ils étaient unis par quelques légères adhérences aux plèvres costales ; les cavités de la poitrine et du péricarde ne contenaient qu'une très petite quantité de sérosité.

Le cœur, volumineux, était fortement distendu par du sang ; ses valvules ne présentaient aucune lésion.

On observait une hypertrophie considérable dans le ventricule gauche, dont les parois, vers la base, avaient près d'un pouce et demi d'épaisseur ; sa capacité était diminuée de plus de moitié ; l'oreillette gauche était dans l'état naturel.

Le ventricule et l'oreillette du côté droit étaient dilatés, et leurs parois semblaient un peu amincies.

La crosse de l'aorte n'était point dilatée ; mais sa membrane interne était ossifiée dans la majeure partie de son étendue.

Cette malade nous a présenté des signes d'obstacle

à la circulation, et cependant les orifices et les valvules n'étaient le siége d'aucune lésion ; mais remarquez que le rétrécissement de la cavité du ventricule
gauche a dû produire les mêmes phénomènes qu'un
véritable rétrécissement des orifices, et ne vous
étonnez plus par conséquent si, chez cette femme,
les lèvres étaient engorgées et noirâtres, les membres
infiltrés, etc.

LXXXIIe OBSERVATION. *Hypertrophie du ventricule gauche avec rétrécissement de sa cavité.* —
Courtin (Jean), parcheminier, âgé de soixante-sept
ans, d'un tempérament sanguin, sujet depuis trois
ans à des *accès* probablement *épileptiques*, avait
joui, jusqu'à l'âge de trente ans, d'une assez bonne
santé. Sa mère, morte à soixante-dix-neuf ans, avait
été atteinte, depuis l'âge de quarante ans, d'une toux
presque continuelle, accompagnée de dyspnée, ou,
pour parler le langage du malade, d'une respiration
courte. Son père était mort d'une *fluxion de poitrine*
à l'âge de quarante-cinq ans.

Dans le cours du mois de septembre 1814, Courtin
commença à éprouver un sentiment d'oppression
considérable, surtout vers la région du cœur ; il
continua néanmoins à se livrer à ses occupations
ordinaires, jusqu'à la fin de novembre suivant ; mais
l'étouffement faisant des progrès continuels, le malade
fut obligé de suspendre son travail, et fut admis à
l'hôpital Cochin le 1er décembre. — Il en sortit le 20,
soulagé par les saignées locales et les calmants qui lui
furent administrés : il se remit donc à l'ouvrage ; mais

les symptômes déjà mentionnés ne tardèrent pas à se renouveler. Le 9 janvier 1815, il fut pris d'un tremblement suivi de fièvre et de toux, et obligé de garder le lit. Le 17 du même mois, il rentra à l'hôpital; sa respiration était courte, un sentiment continuel d'oppression existait vers la région du cœur, et la suffocation était imminente; la percussion du thorax était sonore, mais douloureuse à gauche et en arrière; le pouls était régulier, petit et faible. Le malade ne pouvait supporter une position horizontale, et le moindre mouvement qu'il faisait dans son lit excitait une toux sèche. Cependant le sommeil était assez bon et sans réveils en sursaut. — Il n'y avait aucune œdématie; la figure pâle et maigre, comme le reste du corps, n'annonçait point une maladie du cœur : ce malade resta à peu près dans le même état jusqu'au 20 février. Quelques symptômes fébriles se manifestèrent alors : la toux habituelle augmenta de violence, et la fièvre ayant pris un caractère adynamique, cet homme succomba le 29 du même mois.

Autopsie cadavérique. Adhérence intime entre les feuillets contigus de la plèvre. — Tissu des poumons crépitant, très perméable, excepté au sommet du droit, où l'on observait quelques points d'induration au centre desquels existaient des grains tuberculeux très petits.

Le volume du cœur était à peu près dans l'état naturel : il paraissait seulement un peu plus considérable que ne le comportait la structure du sujet; le péricarde contenait trois à quatre onces de sérosité; le ventricule gauche avait une épaisseur plus que double de celle qui lui est naturelle : sa forme était arrondie; l'hypertrophie était assez égale dans tous les points de l'étendue de l'organe : le tissu des parois était assez ferme, mais d'une couleur d'un *jaune pâle* : la cavité ventriculaire était tellement rétrécie qu'à peine aurait-on pu y introduire une aveline ordinaire. Les valvules et les autres parties du cœur n'avaient rien de particulier.

§ II. *Observations d'hypertrophie du ventricule droit.*

1° Hypertrophie simple.

LXXXIIIe OBSERVATION. *Hypertrophie simple du ventricule droit. — Dilatation simple de l'oreillette gauche.*—Hubert (Marie-Thérèse), âgée de soixante-quatre ans, sujette à des affections catarrhales, éprouva, à l'âge de quarante-cinq ans, époque de la cessation des règles, de violents chagrins, et commença à ressentir des palpitations, des étouffements et une anxiété précordiale. Cette femme fut soulagée par l'application de sangsues au siége. Elle n'éprouva pendant long-temps ensuite que des malaises variés, et la maladie primitive, restée stationnaire, et, pour ainsi dire, assoupie, ne se réveilla et ne sévit avec intensité que vers l'âge de soixante ans. Alors le sommeil se perdit presque entièrement; et lorsqu'il avait lieu, il était interrompu par des réveils en sursaut : la respiration devint de plus en plus gênée et comme suspirieuse, et un sentiment de suffocation se déclarait au moindre exercice. A son entrée à l'hôpital Cochin, le 14 octobre 1815, la malade était très faible, le pouls se faisait à peine sentir, tandis que les battements du cœur étaient forts, précipités et se faisaient sentir et étaient même très visibles dans une grande étendue de la poitrine ; la peau était pâle et livide, le visage abattu, et la malade se plaignait d'un sentiment de froid général. Les mains, les pieds, les jambes et les cuisses, étaient infiltrés *et froids comme le marbre.* La position horizontale était impossible : la percussion de la poitrine rendait un son mat. La malade, en proie à une grande anxiété, expira quatre jours après son entrée, sans avoir éprouvé aucun nouveau symptôme qui pût faire soupçonner une fin aussi prompte.

Autopsie cadavérique. Les organes respiratoires étaient dans l'état naturel.

Le péricarde, très volumineux, était distendu par une pinte d'un liquide séreux, limpide.

Le cœur, d'un bon volume, n'offrait de remarquable qu'une dilatation de l'oreillette gauche, sans changement d'épaisseur dans ses parois ; et un épaississement des parois du ventricule droit, assez considérable pour les rendre égales à celles du ventricule gauche, et sans que sa cavité eût augmenté ou diminué d'étendue. L'hypertrophie était assez égale, assez uniforme, dans toute l'étendue des parois de ce ventricule. — Le ventricule gauche était plus mince, plus mou que dans l'état naturel. — Les *valvules du cœur et des gros vaisseaux étaient saines.*

Nous avions communiqué à Corvisart une observation analogue à la précédente : nous n'en avons point gardé de copie. Nous nous souvenons que l'hypertrophie du ventricule droit s'était terminée par un *coup de sang* dans le poumon, par une sorte d'apoplexie pulmonaire; le ventricule droit hypertrophié avait exercé sur l'artère pulmonaire et sur le poumon une influence semblable à celle que l'hypertrophie du ventricule gauche exerce sur le cerveau, dans la production de certaines hémorrhagies de cet organe.

Il est assez digne de remarque que dans beaucoup de cas d'hypertrophie, soit simple, soit autrement, le ventricule gauche est mou, flasque, comme s'il y avait transposition des ventricules, et que l'un eût usurpé la place de l'autre.

Après avoir long-temps cherché dans Morgagni, quelques exemples analogues à ceux que j'avais observés, j'en ai trouvé un que je m'empresse de rapporter (1).

Une femme de campagne, âgée d'environ cinquante ans, éprouvait, par intervalles, de la dyspnée jointe à un sentiment de constriction dans la poitrine. Le pouls était dur, et toutes les artères étaient tellement agitées que l'on voyait facilement leurs mouvements alternatifs, aux mains, aux tempes et au cou. Lorsque cette femme avait trop de gêne dans la respiration, elle venait à l'hôpital, où elle était soulagée par des saignées abondantes. Elle avait passé quatre années dans cet état, lorsqu'elle fut attaquée tout-à-coup d'une douleur à l'estomac, et périt en vingt-quatre heures. *Examen du cadavre.* — Les parois du cœur gauche étaient beaucoup plus épaisses que dans l'état naturel, tandis qu'elles étaient amincies du côté droit.

(1) *Voyez* lettre 29ᵉ, art. 20.

Cependant l'aorte, les ventricules, l'artère pulmonaire, *n'offraient aucune dilatation.* Les valvules aortiques présentaient quelques duretés, et l'on observait, dans différents points de l'aorte, des plaques jaunes qui annonçaient les commencements d'une ossification ; les carotides et les sous-clavières étaient aussi plus dilatées à leur division en rameaux, que dans l'état naturel.

L'estomac offrait plusieurs points d'ulcération qui, quoique d'aspect récent, présentaient déjà une noirceur gangréneuse : on observait aussi plusieurs érosions dans l'œsophage.

Cette observation d'un médecin dont l'autorité est d'un si grand poids, vient confirmer, de la manière la plus heureuse, celles très nombreuses que nous avons recueillies sur l'hypertrophie simple ou avec état naturel de la cavité du ventricule gauche (1).

LXXXIVe OBSERVATION. *Hypertrophie simple du ventricule droit : hypertrophie avec dilatation de l'oreillette correspondante ; rétrécissement de l'orifice auriculo-ventriculaire gauche.*—Lassolle (Élisabeth), âgée de trente ans, d'un tempérament sanguin, d'un embonpoint très prononcé, jouissait d'une mauvaise santé, depuis trois ans, lorsqu'elle entra à l'hôpital Cochin le 12 décembre 1818.

Elle avait éprouvé dès le commencement une légère dyspnée et quelques palpitations passagères ; plusieurs affections catarrhales augmentèrent la difficulté

(1) Cette observation devait être placée parmi celles relatives à l'hypertrophie simple du ventricule gauche.

de respirer, et déterminèrent un sentiment de suffocation bien prononcée.

Cette malade se plaignait de céphalalgie violente et d'une sensation fréquente de vapeurs chaudes qui semblaient s'élever de la poitrine vers la tête : les palpitations se renouvelaient plus souvent et affectaient en quelque sorte un caractère de périodicité.

On avait regardé cette affection comme nerveuse, et l'on s'était borné à un régime adoucissant et à quelques antispasmodiques. Les symptômes cessaient de temps en temps ; des intermittences assez longues semblaient confirmer une guérison illusoire.

Les symptômes que nous venons de mentionner s'étaient manifestés un mois avant son entrée à l'hôpital.

Sa figure, assez pleine, offrait un teint bleuâtre ; les yeux étaient légèrement injectés ; les battements des carotides étaient assez prononcés ; la poitrine, très grasse, ne permettait pas d'éclairer le diagnostic par la percussion ; les extrémités supérieures et inférieures étaient œdématiées, mais le doigt ne les déprimait que difficilement : la position verticale était devenue indispensable.

La respiration était pénible, courte, précipitée ; les palpitations fréquentes ; les battements du cœur se faisaient sentir jusque dans la partie droite de la poitrine : ces battements étaient mous ; ils n'étaient ni secs ni détachés. La moindre compression sur la poitrine déterminait une dyspnée plus grande ; la toux était peu fréquente et accompagnée d'une expectoration muqueuse ; le pouls était profond ; la dilatation des parois semblait se faire difficilement : les pulsations n'avaient ni la force ni la vibrance si ordinaires dans l'hypertrophie.

L'abdomen était souple, nullement douloureux au toucher.

La malade conservait presque constamment la tête penchée sur la poitrine; quelquefois elle la portait en arrière avec force, et ce mouvement était suivi de plaintes et de soupirs; ses bras se croisaient sur la poitrine, et elle conservait cette position la nuit comme le jour.

Les symptômes continuèrent les jours suivants avec la même intensité. Quelques stries sanguinolentes teignent les crachats; les palpitations et les battements de cœur diminuent quelquefois sans que la malade éprouve un grand soulagement.

Enfin les symptômes augmentent de plus en plus; les crachats sanglants deviennent plus fréquents, et la malade succombe, neuf jours après son entrée, le 20 décembre, à onze heures et demie.

Autopsie cadavérique. — *Poitrine.* Elle contient une petite quantité de sérosité; les poumons sont adhérents : ces adhérences sont anciennes et bien organisées.

Le tissu des poumons ne laisse presque point échapper de sang : ils sont mous et crépitants; on observe seulement sur le lobe inférieur de chacun deux ou trois points durs et engorgés. La plèvre, aux adhérences près, est saine. — Le péricarde, sain, transparent, ne contient que peu de sérosité. Le *cœur* est un peu plus volumineux que dans l'état naturel et chargé d'une assez grande quantité de graisse : la capacité de l'oreillette droite est augmentée, et ses faisceaux charnus sont plus marqués que dans l'état sain ; le ventricule droit, d'une capacité à peu près naturelle, a ses parois beaucoup plus épaisses et ses colonnes plus développées que dans l'état sain.

L'orifice auriculo-ventriculaire droit est libre ; la valvule tricuspide présente quelques points d'induration : elle est épaissie, et d'une couleur jaunâtre ; les filets tendineux qui s'y attachent sont plus courts que dans l'état sain. L'orifice de l'artère pulmonaire n'offre rien de particulier ; il en est de même du ventricule gauche ; mais l'orifice auriculo-ventriculaire gauche est très altéré. L'ouverture qu'interceptent les deux bords libres de la valvule mitrale est très petite : elle a dans son plus grand diamètre quatre lignes et demie, et dans le plus petit une ligne et demie ; les deux extrémités de ses bords libres sont *réunies et confondues;* les cordages qui la tendent sont ramassés et très courts. La valvule est épaissie, fibro-cartilagineuse, parsemée d'un grand nombre de petits grains formant de petites couches irrégulièrement compactes et quelques petits mamelons isolés : la couleur de cette valvule est d'un jaune pâle. — L'abdomen contient de la sérosité. — La membrane muqueuse de l'estomac est très rouge, et ses follicules sont développés ; celle du duodénum est d'un rouge rosé ; celle de l'intestin grêle est rouge et épaissie ; enfin celle des gros intestins est encore plus rouge et plus *enflammée.*

Dans cette observation prédominent les phénomènes du rétrécissement des orifices du cœur. Nous

nous en sommes occupés ailleurs trop en détail pour y revenir ici.

2° Hypertrophie avec dilatation (excentrique).

LXXXVe OBSERVATION. *Hypertrophie du ventricule droit avec dilatation de sa cavité.* — Jacques Lauriot, âgé de soixante-quatre ans, cordier, fut transporté à l'hôpital Cochin, le 29 novembre 1813, dans un état qui ne lui permit pas de rendre compte de sa maladie; ceux qui l'accompagnaient ne nous apprirent rien autre chose, sinon qu'il était indisposé depuis deux ans, mais qu'il n'avait cessé de travailler que depuis trois semaines. Cet homme s'exprimait difficilement, parlait à voix basse, avait de la peine à lier ses idées, et par moments tombait dans une sorte de subdelirium; sa face, ses oreilles et son cou étaient d'un bleu violet très foncé; la respiration était laborieuse, le pouls faible et un peu fréquent : on sentait avec beaucoup de peine les battements du cœur ; les membres inférieurs étaient infiltrés. Trois jours après son entrée à l'hôpital, ce malade avait cessé de vivre.

Autopsie cadavérique. Le cœur était beaucoup plus gros que dans l'état naturel : l'oreillette droite avait un peu plus de capacité que dans l'état sain ; ses parois étaient un peu épaissies; la cavité du ventricule du même côté était considérablement agrandie : ses parois étaient très fermes, d'un rouge vermeil, et au moins une fois plus épaisses que dans l'état naturel. — Le ventricule gauche n'offrait rien de particulier, seulement ses parois étaient flasques; l'oreillette gauche et toutes les valvules étaint saines. — La *valvule de Botal* était très relâchée et très mince.

Les poumons étaient sains.

L'abdomen contenait environ une pinte de sérosité.

LXXXVIe OBSERVATION. *Hypertrophie anévris-male du ventricule droit.* — Un batteur en grange, âgé de soixante-dix ans, d'un tempérament robuste et sanguin, éprouva, jusqu'à l'âge de vingt-cinq ans, de fréquentes hémorrhagies nasales : à partir de cette époque de sa vie jusqu'à quarante ans, il se fit saigner une à deux fois chaque année. A soixante ans, il commença à éprouver des battements de cœur, qui augmentèrent de plus en plus, ainsi que le catarrhe dont ils étaient accompagnés. Cependant la dyspnée devenant considérable, et les membres inférieurs s'é-tant infiltrés, le malade quitta le département de Seine-et-Oise, où il était né, pour se rendre à Paris. Après avoir fait trois lieues à pied, il éprouva une dé-faillance qui dura près d'une heure ; il fit encore, le lendemain, deux lieues à pied. Arrivé à Saint-Denys, il fut obligé de prendre une voiture, et il cracha du sang toute la journée. Le lendemain, 9 avril 1810, il fut reçu à l'hôpital Cochin : son visage était livide et légèrement jaunâtre ; les lèvres étaient tout-à-fait vio-lettes ; les membres inférieurs étaient infiltrés, les bat-tements du cœur très prononcés, bien que la faiblesse fût extrême et le pouls fréquent, sans vibrance ni irrégularité : la dyspnée, la toux et l'expectoration sanguinolente persistaient. — Le 12 avril, le pouls était insensible. — Le 14, l'œdème avait envahi le bras droit : le malade mourut le même jour.

Autopsie cadavérique. Environ une livre de sérosité dans la plèvre droite; poumons sains. — Cœur rempli de sang caillé, et au moins une fois plus volumineux que dans l'état naturel. — Les deux oreillettes distendues n'offraient d'ailleurs rien de particulier; la cavité du ventricule droit était près de trois fois plus grande que dans l'état naturel : ses parois étaient denses, compactes et fermes, aussi épaisses que le sont, dans l'état ordinaire, celles du ventricule gauche. Celui-ci n'avait que sa capacité naturelle; ses parois, un peu amincies, contrastaient avec celles du ventricule droit par leur mollesse et leur flaccidité. — Les orifices étaient libres. — La membrane muqueuse de l'estomac était d'un rouge foncé, presque brunâtre; le tissu du foie était d'un jaune marqué de petites taches noirâtres.

3° Hypertrophie avec rétrécissement de la cavité (concentrique).

LXXXVIIe OBSERVATION. *Hypertrophie du ventricule droit avec diminution considérable de sa cavité : cloison membraneuse à l'orifice de l'artère pulmonaire; persistance du trou botal; abcès et ramollissement du cerveau,* etc. — Marie-Gabrielle Vilain avait présenté, dès sa plus tendre enfance, quelque chose d'insolite dans sa physionomie; aussitôt qu'elle se livrait à un exercice un peu violent, son visage se colorait d'un rouge violacé : sa respiration, habituellement gênée, le devenait à un très haut degré quand elle montait un escalier. A quarante-sept ans elle cessa d'être réglée, et commença à se plaindre de palpitations accompagnées d'une douleur aiguë à la région précordiale; souvent elle 'arrêtait pour sentir battre son cœur, et disait alors qu'elle mourrait bientôt; enfin ses lèvres et son visage devinrent tellement bleuâtres, même quand elle marchait à pas lents, qu'elle n'osait plus se montrer dans les rues; elle était sujette à de fortes hémorrhagies nasales, dont une fut très effrayante par son abondance et sa durée : elle éprouvait souvent des crampes dans les membres. Sa constitution fut d'ailleurs toujours assez faible; sa taille prit peu de développement; elle resta fille et mena une vie régulière. Elle était parvenue à l'âge de cinquante-sept ans, lorsque, le 1ᵉʳ juillet 1821, vers midi, elle se plaignit à sa sœur d'une espèce de crampe dans la main et le pied gauches. Bientôt elle éprouva une grande gêne dans les mouvements de ces membres; enfin elle perdit entièrement le mouvement et le sentiment de tout ce côté du corps, conservant néanmoins toute sa raison, et même l'usage de la parole. Le troisième jour après ces accidents, elle entra à l'hôpital Cochin, dans l'état suivant : face animée, d'un rouge violacé, lèvres bleuâtres, yeux saillants et brillants; orthopnée; pouls petit, facile à déprimer au bras gauche, dur et assez fort au bras droit; paralysie complète du côté gauche. (Arnica, potion éthérée.) — Pendant la nuit, les membres paralysés éprouvent tout-à-coup des convulsions pareilles à celles que détermine la noix vomique : en même temps la respiration devient plus laborieuse, la face plus animée; les yeux sont plus brillants; les lèvres présentent une couleur de rose; les battements du cœur sont tumultueux : en appliquant la main sur la région précordiale, on sent une espèce de frémissement vibratoire. (Quinze sangsues à l'anus, potion digit.) Tous ces symptômes se calmèrent promptement, et ne furent point accompagnés de perte de connaissance. Le quatrième jour, à la visite, M. Bertin fit pratiquer une saignée du bras : la journée fut assez calme. Du cinquième au douzième jour, plusieurs accès semblables au précédent, mais moins longs et moins violents, se manifestèrent. Enfin, le douzième jour, vers midi, la malade perdit subitement connaissance : face animée, yeux extrêmement brillants et saillants, agités de mouvements convulsifs; dilatation de la pupille; respiration s'embarrassant de plus en plus; paralysie universelle; battements du cœur et des carotides plus fréquents et plus forts. A l'instant même de l'accès, on fit une saignée du bras, à la suite de laquelle la malade pouvait mouvoir un peu le bras droit : elle semblait même comprendre ce qu'on lui disait; mais cette amélioration ne dura qu'un instant. Les symptômes s'étant au contraire aggravés, la malade mourut le lendemain, treizième jour après le développement des accidents cérébraux.

Autopsie cadavérique (1). 1°Le cœur avait un volume énorme : il pesait douze onces, tandis que celui d'une autre femme, examiné comparativement, ne

______

(1) Voyez la planche 3°.

pesait que quatre onces. L'oreillette droite, très développée, contenait plusieurs onces de sang : une ouverture résultant du défaut d'oblitération du trou botal, de quatre lignes environ de diamètre, établissait une communication entre les deux oreillettes ; l'orifice auriculo-ventriculaire droit était étroit ; la cavité du ventricule correspondant rétrécie aurait pu contenir un œuf de pigeon ; ses parois avaient une épaisseur qui variait de seize à onze lignes ; les valvules étaient petites, mais leurs cordes étaient fortes et comme enveloppées d'un prolongement de la substance charnue. L'orifice de l'artère pulmonaire offrait une cloison horizontale, convexe du côté du poumon, concave du côté du ventricule, percée à son centre d'une ouverture de deux lignes et demie de diamètre, parfaitement circulaire : cette sorte d'*hymen* avait, sur sa convexité, trois petits replis ou rides ; mais on ne voyait sur aucune de ses faces rien qui pût indiquer des vestiges de sa séparation en trois valvules. Au-delà de cette cloison l'artère pulmonaire ne présentait aucune particularité : l'oreillette gauche, de grandeur à peu près ordinaire, offrait l'orifice du trou botal ci-dessus décrit ; le ventricule gauche, plus ample que dans l'état naturel, avait aussi des parois plus épaisses ; l'aorte était parsemée de plaques osseuses et cartilagineuses : le canal artériel était entièrement oblitéré ; 2° le lobe antérieur de l'hémisphère droit du cerveau contenait un abcès enkysté ; autour de la membrane molle et vasculaire qui renfermait le pus, la substance cérébrale offrait une rougeur foncée qui s'affaiblissait à mesure qu'on s'éloignait du foyer, et passait ensuite à une teinte jaune; la substance était sensiblement ramollie dans cet endroit... Sous la méningine on trouvait çà et là une matière couenneuse ou albumineuse dont la consistance, en quelques points, était assez grande.

Cette observation si importante, sous beaucoup de rapports, offre une disposition anatomique de l'orifice de l'artère pulmonaire dont les fastes de la science ne fournissent aucun exemple absolument semblable; on trouve seulement un fait analogue dans la dix-septième lettre de Morgagni. Néanmoins il existe, entre l'observation de Morgagni et celle-ci, des différences que tout le monde apercevra sans peine, après avoir lu le passage dans lequel Morgagni décrit l'altération de l'orifice ventriculo-pulmonaire. Voici cette description : « Sigmoides autem, quæ pulmonaris arteriæ » ostio præficiuntur, ad basim quidem erant secun- » dum naturam; sed parte superiore cartilagineæ vi- » debantur, quin exiguum ossis frustulum jam habe- » bant : erantque ea parte sic inter se colligatæ, ut » vix foramen relinquerent, lente non majus, per » quod sanguis exiret; erant autem ad illud foramen » quædam exiguæ productiones carneo-membranosæ, » ea ratione collocatæ, ut valvularum vices supplere » possent, egredienti sanguini cedendo, regressuro » autem obstando.» (*De sedib. et caus. morb.*, tom. II, pag. 525 et 526, nov. edit., curante F. Chaussier).

Cette observation nous présente un exemple frappant de la complication si commune des diverses affections du cœur entre elles; on y rencontre un phénomène qui paraît bien extraordinaire au premier abord, savoir le rétrécissement du ventricule droit : il semblerait au contraire que, vu l'obstacle qui existait à l'embouchure de l'artère pulmonaire, ce ventricule aurait dû se dilater.

Cependant, on peut se rendre compte, du moins jusqu'à un certain point, de cette anomalie, en réfléchissant qu'à la faveur du trou botal, une portion du sang, destiné au ventricule droit, pénétrait directement dans l'oreillette gauche : ce ventricule, loin de se dilater, a donc dû revenir, en quelque sorte, sur lui-même, pour se mouler à la très petite colonne de sang qui lui parvenait. Mais comment expliquer l'épaississement vraiment énorme de ce ventricule? On dira sans doute que la résistance constante qu'il était obligé de vaincre pour pousser le sang dans l'artère pulmonaire, en a pu déterminer son hypertrophie, en le forçant à des contractions plus énergiques; mais cette explication suppose que la quantité de sang que recevait le ventricule n'était pas proportionnée à la petitesse du passage par lequel il devait le faire pénétrer dans les poumons, et nous venons de voir tout à l'heure que cette hypothèse n'est guère admissible, puisque le ventricule, au lieu d'être dilaté, était au contraire rétréci; ce que nous avons expliqué, en imaginant qu'une portion plus ou moins considérable de la colonne de sang, venant des veines-caves, coulait dans l'oreillette gauche, à travers le trou botal. Pour nous, si nous osions proposer ici une explication, nous dirions que l'hypertrophie du ventricule droit peut avoir eu pour une de ses causes l'introduction d'une certaine quantité de sang de l'oreillette gauche dans la cavité de ce ventricule. On conçoit que la présence de ce sang rouge, artériel, oxygéné dans l'intérieur du ventricule droit, que son contact, inaccoutumé avec les parois de cet organe, a dû y exciter une sorte d'irritation nutritive qui, agissant de dehors en dedans, a enfin déterminé cette forme d'hypertrophie qui se développe pour ainsi dire aux dépens de la cavité, et que nous avons appelée pour cela *concentrique*.

LXXXVIIIe OBSERVATION. *Hypertrophie de l'oreillette gauche, de la cloison inter-ventriculaire et des colonnes du ventricule droit, avec agrandissement des cavités gauches, rétrécissement, ou plutôt disparition de la cavité du ventricule droit, et ramollissement des parois du gauche, un peu épaissies vers la pointe.* — Le nommé Chenet, âgé de trente-sept ans, avait commencé à éprouver, dans le cours de sa trente-deuxième année, des palpitations assez violentes à la suite de douleurs rhumatismales : deux saignées du bras firent disparaître cet accident ; cependant il n'avait pu, depuis ce temps, se livrer au plus léger exercice, sans être fortement essoufflé. Obligé de faire un voyage assez long, il éprouva, à son retour, un mouvement fébrile, de la toux et quelques palpitations. Un médecin lui fit prendre deux grains d'émétique qui parurent le soulager dans le moment ; mais quelques jours après il ressentit une douleur assez vive à la poitrine, avec toux et expectoration sanguinolente. Ces symptômes persistèrent pendant quatre ou cinq jours; quelques palpitations d'abord assez légères se renouvelèrent encore; elles devinrent plus violentes quelque temps après, et il se décida alors à entrer à l'hôpital Cochin, où il présenta l'état suivant : face légèrement bouffie, d'un rouge violacé; peau en général molle et blême; jambes un peu infiltrées; langue rougeâtre sur les bords; toux fréquente; respiration difficile; suffocation imminente dans une position horizontale. Les efforts que ce malade faisait pour tousser lui causaient de vives douleurs dans toute la poitrine, et plus particulièrement dans le dos : l'expectoration était abondante, écumeuse et sanguinolente; le pouls plein, développé et vibrant; les battements du cœur se faisaient sentir avec violence dans presque toute l'étendue du thorax.

Une saignée produisit beaucoup de soulagement. Le lendemain, la douleur de poitrine était diminuée, les palpitations moins fréquentes; l'expectoration cessa d'être sanguinolente; mais le pouls conserva un peu de vibrance. Cet état se soutint pendant sept à huit jours; l'infiltration des membres inférieurs se dissipa; le sommeil fut assez bon durant ce temps, et la sécrétion de l'urine abondante; mais les mêmes symptômes ayant commencé à se renouveler, environ dix jours après la première saignée, une seconde procura encore un soulagement de quelques jours.

Le 27 novembre au matin, l'infiltration des membres reparut; la main et le bras s'infiltrèrent pour la première fois; la face était peu colorée, mais les lèvres étaient un peu violettes; le pouls était petit et comme linéaire, fréquent et toujours un peu vibrant. Tous les symptômes augmentèrent vers les six heures du soir; la respiration devint de plus en plus élevée, accélérée et râlante, la face tuméfiée et violette, le pouls roide et fréquent : on appliqua un large vésicatoire sur la poitrine, et on prescrivit une potion éthérée et kermétisée.

Le malade expira le 28 au matin.

Autopsie cadavérique. La cavité thoracique droite contenait une chopine à peu près d'une sérosité trouble, parsemée de flocons albumineux : le poumon de ce côté était sain et libre de toute adhérence; le poumon gauche était adhérent dans tous les points avec les parties voisines; ses adhérences avec le péricarde paraissaient surtout très anciennes; son tissu était hépatisé; le péricarde était très adhérent avec le cœur, surtout à sa face antérieure; le cœur très volumineux, arrondi, ne présentait aucune trace de sa pointe : l'oreillette gauche était énormément dilatée, et ses parois avaient acquis l'épaisseur de trois lignes; le ventricule gauche avait éprouvé une telle dilatation, et sa cavité était si agrandie qu'elle pouvait contenir huit onces de fluide, mais ses parois ne présentaient d'épaississement que vers la partie inférieure et vers la pointe; elles étaient mollasses et faciles à déchirer; la cloison inter-ventriculaire avait plus d'un pouce d'épaisseur dans presque toute son étendue; son tissu présentait plus de consistance que le reste de la paroi : l'oreillette droite était dans l'état ordinaire, mais le ventricule de ce côté était, pour ainsi dire, atrophié, et formait tout au plus, par son volume, le cinquième du ventricule gauche. Les colonnes charnues, développées au point d'égaler une plume à écrire, avaient contracté de telles adhérences entre elles, qu'elles remplissaient la cavité du ventricule, de sorte que pendant la vie le sang ne pouvait que filtrer entre leurs mailles.

La valvule mitrale présentait à son bord adhérent un état cartilagineux; les valvules aortiques offraient une dégénérescence semblable à la partie moyenne.

Cette observation est très curieuse sous le rapport anatomique; nous ne connaissons même aucun fait d'une disposition semblable de la cavité et des colonnes charnues du ventricule droit. Une circonstance singulière, c'est que l'hypertrophie de ces colonnes coïncidait avec une *atrophie* du ventricule lui-même, qui avait à peine le cinquième du volume du gauche.

§ III. *Hypertrophie des oreillettes.*

Pour ne pas trop multiplier les observations, nous n'en rapporterons point ici de l'hypertrophie des oreillettes. Cette maladie n'existe presque jamais simple, c'est-à-dire isolée de toute lésion des autres parties du cœur; nous en avons donné des exemples dans plusieurs des observations précédentes (*Voy.* les observations 28, 29, 37, 38, 47, 49, 50, 51, 56, 62, 75, 79, 80, 84, 85). Nous devons seulement répéter ici que nous avons observé l'hypertrophie des oreillettes sous la triple forme que nous avons indiquée en parlant de celle des ventricules; mais nous devons avouer que la *forme anévrismale*, ou avec dilatation, est incomparablement plus commune que les deux autres. Aussi, plusieurs observateurs, et M. Laennec entre autres, assurent-ils n'avoir jamais rencontré d'hypertrophie des oreillettes qui ne fût compliquée de dilatation (1).

§ IV. *Hypertrophie simultanée de plusieurs des cavités ou de toutes les cavités du cœur.*

Nous venons de présenter des exemples d'hypertrophie de chacune des cavités du cœur; les observations prouvent combien il est rare de rencontrer cette maladie affectant isolément une seule des cavités du cœur : le plus souvent plusieurs cavités sont hypertrophiées à la fois, et la forme de l'hypertrophie varie aussi souvent sur chacune d'elles. Il serait trop long d'offrir de nouveaux exemples de toutes ces complications, de toutes ces combinaisons de la maladie; nous allons néanmoins rapporter deux autres observations, dont l'une nous montrera une hypertrophie simultanée des deux ventricules, et l'autre une hypertrophie anévrismale de toutes les cavités du cœur avec dilatation et inflammation chronique des parois de l'aorte.

LXXXIXe OBSERVATION. *Hypertrophie des deux ventricules avec diminution de leurs cavités.* — Catherine Moreau, âgée de cinquante ans, d'une

______

(1) *De l'auscult. médiate,* tom. II, pag. 280, 281.

constitution lymphatique, essuya, dans sa jeunesse, des rhumes nombreux; à un âge plus avancé, elle éprouva presque constamment une toux sèche, et une douleur fixe et profonde vers la partie inférieure gauche du sternum : phénomènes que des chagrins domestiques exaspérèrent trop souvent. Enfin survint une nouvelle affection catarrhale pour laquelle la malade entra à l'hôpital Cochin le 25 mars 1814. Sa face était alors légèrement bouffie, ses yeux saillants, ses lèvres décolorées, la teinte générale de la peau d'un jaune-pâle; il existait une douleur profonde et un sentiment de pesanteur à la région précordiale; la poitrine résonnait assez bien; les battements du cœur irréguliers et tumultueux n'étaient point en harmonie avec le pouls; toutefois cette absence d'harmonie n'était pas constante; à des palpitations précipitées et sans mesure succédaient des battements forts et fréquents, mais réguliers, et, pour ainsi dire, d'accord avec ceux du pouls; celui-ci, assez ordinairement petit et souple, présentait, dans les moments d'exacerbation, de la dureté, de la tension, de la vibrance, mais il ne tardait pas à reprendre son premier caractère; la difficulté de respirer était extrême, et le plus léger exercice produisait une oppression insupportable; la position horizontale était impossible; il se manifestait des syncopes assez fréquentes.

Cet état se maintint, sans changement bien marqué, jusqu'au 6 avril; mais le soir du même jour, l'anxiété, les palpitations et la dyspnée augmentèrent considérablement. Après un repas un peu plus copieux, et une promenade un peu plus longue et plus fatigante qu'à l'ordinaire, le visage se colore légèrement; les yeux sont devenus rouges, assez fortement injectés et larmoyants; les lèvres deviennent d'une pâleur un peu livide; un froid insupportable s'empare des extrémités; un sentiment de strangulation se déclare, et la malade, après quelques efforts de toux, expectore un sang vermeil.

Le 7, on s'aperçoit, pour la première fois, que les jambes s'infiltrent.—Les jours suivants, l'infiltration fait des progrès, mais les palpitations diminuent de force et de fréquence.

Le 25, l'infiltration envahit les membres supérieurs et la face; le sommeil est devenu impossible; les palpitations ont repris leur première intensité, et la malade craint, à chaque instant, de périr suffoquée; le soir du même jour, les crachats sont teints de sang, mais peu abondants; la respiration est haute et stertoreuse : la malade tombe dans un état comateux, et l'agonie se déclare; la mort arriva le lendemain, 26.

Autopsie cadavérique. Le cadavre est énormément infiltré : les muscles sont pâles; la poitrine contient une grande quantité de sérosité citrine; les poumons et la plèvre n'offrent aucune altération; le péricarde contient près de deux pintes d'un fluide absolument semblable à celui contenu dans la poitrine; le cœur ne présente pas un volume beaucoup plus considérable que dans l'état sain. — La face supérieure et externe du ventricule droit est chargée d'une graisse molle et diffluente; l'oreillette droite offre une cavité double de celle qui lui est naturelle, et l'épaisseur de ses parois est presque triplée. L'épaisseur des parois du ventricule droit est plus que doublée, et cette augmentation de nutrition s'est faite aux dépens de la cavité qui est très rétrécie ; les parois du ventricule gauche sont aussi beaucoup plus épaisses que dans l'état naturel : la cavité offre un rétrécissement encore plus considérable que celui du ventricule droit ; la membrane qui tapisse cette cavité est dure, rénitente, fibro-cartilagineuse ; la valvule mitrale partage cette affection, et présente même quelques points osseux. — L'oreillette gauche n'a rien de particulier ; les autres viscères sont dans l'état naturel.

Dans cette observation intéressante, les deux ventricules sont le siége d'une hypertrophie qui s'est formée de dehors en dedans, et aux dépens de leur cavité. Vous remarquerez que la membrane interne du ventricule gauche était dure, fibro-cartilagineuse, ce qui indique assez une phlegmasie chronique, et vous comprendrez comment, dans ce cas, l'augmentation de nutrition s'est opérée concentriquement. L'obstacle à la circulation était si considérable dans ce cas, que l'on ne doit pas être étonné de l'anxiété extrême, de la suffocation, et de l'infiltration qu'on observa pendant la vie.

XC^e OBSERVATION. *Hypertrophie et dilatation de toutes les cavités du cœur ; anévrisme et ossification de l'aorte.* — Delaire Marie-Désirée, âgée de cinquante-deux ans, d'un tempérament mélancolique, avait éprouvé, dans le commencement de son mariage, de violents chagrins; bientôt une douleur profonde se fit sentir dans la région précordiale, avec sentiment de pesanteur et d'étouffement, et des palpitations légères. L'augmentation de ces symptômes la décida à entrer à l'hôpital Cochin le 29 novembre 1816.

Alors la figure était pâle et bouffie, la respiration haute, stertoreuse, anhélante; le moindre exercice portait la dyspnée jusqu'à l'étouffement, et augmentait les palpitations : l'approche de la nuit, les moindres contrariétés les excitaient également; les battements du cœur étaient même quelquefois si violents, que la malade les entendait, et qu'ils l'empêchaient de se livrer au sommeil.

L'abdomen était un peu tuméfié, et par moments douloureux; le pouls offrait de grandes variations; quelquefois concentré, il était le plus souvent dur, tendu, vibrant.

On prescrivit une saignée de bras, et l'application de dix sangsues sur le côté gauche de la poitrine. — Ces moyens procurèrent un soulagement momentané; mais les symptômes se renouvelèrent bientôt avec la même intensité. — Au bout de quinze jours, les pulsations artérielles devinrent plus fortes, l'oppression plus considérable, la respiration plus courte et même stertoreuse; enfin les traits se décomposèrent; les yeux, les lèvres et le nez prirent une teinte violette, et il se manifesta un hoquet qui ne cessa qu'à la mort, qui arriva le lendemain de son apparition.

Autopsie cadavérique. Les poumons étaient parfaitement sains; le péricarde contenait peu de sérosité; le cœur présentait le double de son volume ordinaire; le ventricule et l'oreillette gauches avaient une épaisseur et une capacité presque doublées; les valvules mitrales étaient saines, si ce n'est qu'elles offraient quelques points osseux. — Les cavités droites du cœur avaient aussi une épaisseur et une capacité beaucoup plus grandes que dans l'état naturel; l'aorte, dilatée à son origine, l'était encore davantage à sa crosse, et présentait des lames osseuses dans divers points de son étendue, mais surtout près du cœur; la membrane extérieure offrait des bosselures correspondantes à la rupture des membranes interne et moyenne.

ARTICLE II.

HISTOIRE GÉNÉRALE DE L'HYPERTROPHIE OU DE L'IRRITATION NUTRITIVE DU CŒUR.

§ Ier. *Anatomie de l'hypertrophie du cœur.*

Lorsque toutes les cavités du cœur sont affectées à la fois d'hypertrophie, surtout si elles sont en même temps dilatées, le cœur présente un volume quelquefois prodigieux, au point d'être triple ou même quadruple du poing du sujet; sa position et sa forme sont alors altérées : il est ordinairement situé transversalement, ou à peu près dans la cavité pectorale dont il occupe une grande portion; sa forme est en général arrondie ; sa pointe est mousse et comme effacée ; dans les cas de dilatation considérable, il offre, ainsi que l'a remarqué M. Laennec, la forme d'une *gibecière*; la substance musculaire du cœur est rouge, vermeille, d'une bonne consistance ; l'épaisseur des parois peut être double, triple, et même quadruple de celle qui constitue l'état normal ; les artères coronaires sont développées ; quelquefois l'une d'elle est incomparablement plus volumineuse que l'autre.

D'après l'observation, on peut établir trois formes distinctes d'hypertrophie.

La première forme est celle où les cavités du cœur conservent leur capacité naturelle, en même temps que leurs parois sont plus ou moins épaissies : c'est l'hypertrophie *simple*.

Dans la seconde forme les cavités sont dilatées et les parois épaissies : on peut appeler celle-ci hypertrophie *excentrique* ou *anévrismale*.

Enfin, la troisième forme est caractérisée par l'épaississement des parois coïncidant avec un rétrécissement plus ou moins considérable des cavités : nous lui avons donné le nom d'hypertrophie *concentrique*.

Nous distinguons dans l'hypertrophie anévrismale deux espèces, l'une dans laquelle les parois sont épaissies, et l'autre où les parois conservent leur épaisseur naturelle, en sorte que l'hypertrophie s'opère en quelque sorte suivant l'étendue et la circonférence, ou suivant la surface.

L'hypertrophie d'ailleurs est loin d'être uniforme dans les parois du cœur, dans la cloison et dans les colonnes charnues : elle varie dans les ventricules et les oreillettes, dans le ventricule gauche et le ventricule droit.

L'hypertrophie, dans les ventricules, suit assez souvent la marche de la nutrition naturelle, c'est-à-dire que l'épaisseur, plus considérable à la base et au milieu, va en diminuant vers la pointe. Cependant dans l'hypertrophie concentrique, l'épaisseur est à peu près la même à la pointe qu'à la base. Nous avons vu dans des cas analogues le ventricule gauche globuleux, sphéroïde, présentant également dans tous les points de son étendue une épaisseur de neuf à dix lignes. Dans quelques circonstances l'hypertrophie, plus marquée à la partie moyenne, va en diminuant vers la pointe et même vers la base ; l'épaisseur des parois peut aller jusqu'à quinze lignes et au-delà. Suivant M. Laennec, « l'épaisseur absolue des parois du » ventricule droit n'est, dans aucun cas, très considé-» rable : il ne l'a jamais trouvée de plus de quatre ou » cinq lignes » (1). Cependant, dans notre observation 88ᵉ, on verra que cette épaisseur était de onze à seize lignes ; M. Louis en a recueilli récemment une semblable qu'il a publiée dans les *Archives de médecine.*

Enfin il arrive quelquefois que dans le même ventricule on trouve une portion dilatée en même temps qu'hypertrophiée, et une autre rétrécie et hypertrophiée à la fois ; d'autres fois une portion est amincie, tandis que l'autre est épaissie : ce sont des états en

(1) *Auscult. méd.,* tom. II, pag. 260.

quelque sorte *mixtes*. On observe quelquefois une grande différence entre les parois des ventricules, surtout du droit, et les colonnes charnues : celles-ci étant doublées et même triplées d'épaisseur, tandis que les parois ne sont pas, ou presque pas hypertrophiées ; d'autres fois l'hypertrophie des parois du ventricule gauche semble s'opérer aux dépens des colonnes qui s'effacent et deviennent à peine visibles. Dans les cas d'hypertrophie du ventricule gauche seulement, cette cavité paraît constituer le cœur tout entier, et le ventricule droit ne semble qu'une sorte d'appendice de l'autre, comme si celui-ci s'était hypertrophié aux dépens du droit. En général l'hypertrophie du ventricule gauche entraîne celle de la cloison. On observe quelquefois aussi une hypertrophie isolée du *septum* interventriculaire. Chez un sujet dont nous avons cité l'observation, les piliers charnus du ventricule droit étaient tellement épaissis et entre-croisés qu'il n'y avait presque plus de cavité, et que le sang ne pouvait plus que filtrer dans l'intervalle étroit qu'elles laissaient entre elles (observ. 89ᵉ) (1).

L'hypertrophie affecte assez souvent les deux ventricules à la fois ; cependant il n'est pas rare qu'ils se présentent dans un état opposé. Quand le ventricule droit est épaissi, par exemple, le gauche, moins ferme et moins robuste que dans l'état naturel, se rapproche de l'état normal du ventricule droit, ce qui a fait supposer, dans ces cas, une espèce de transposition de ces organes (Morgagni, Corvisart, etc.). Quel que

____

(1) Morgagni a recueilli une observation analogue.

soit le ventricule hypertrophié, on remarque que sa pointe descend plus bas que celle de l'autre.

Dans les oreillettes, on peut observer les trois formes d'hypertrophie que nous avons indiquées, mais la plus commune est l'hypertrophie anévrismale. L'épaississement est assez égal dans toute l'étendue des parois ; cette uniformité existe plus spécialement dans l'oreillette gauche, ce qui tient sans doute à ce que naturellement l'épaisseur des parois de l'oreillette gauche est plus uniforme que celle des parois de la droite qui possède des colonnes plus robustes et plus multipliées. Les faisceaux musculaires de l'oreillette à sang noir sont quelquefois le siége exclusif de l'hypertrophie, les parois, dans leurs intervalles, conservant l'épaisseur qui leur est naturelle. Dans quelques cas, les parois de cette oreillette sont tellement hypertrophiées dans toutes leurs parties qu'elles imitent celles du ventricule correspondant.

Toute cette description se rapporte à l'hypertrophie exempte de complication ; il faut bien se garder de confondre avec elle l'endurcissement ou le ramollissement du cœur, qui sont des altérations de sa nutrition, tandis que l'hypertrophie n'en est que l'augmentation.

§ II. *Formation de l'hypertrophie du cœur.*

C'est avec raison que Blancard, Sénac, Morgagni, Corvisart, et, après eux, plusieurs autres, ont comparé l'hypertrophie du cœur à l'accroissement de nutrition qui s'opère dans tous les organes, et en particulier dans les muscles extérieurs soumis habituellement à un exercice trop considérable qui fait affluer en abondance le sang dans leur tissu. Lorsque, en vertu d'une cause quelconque, le sang éprouve un obstacle à son cours, il s'accumule dans les cavités du cœur, et les engorge; il pénètre en trop grande quantité, reflue même dans les artères coronaires. Irrité par la présence de ce liquide trop abondant, le cœur redouble d'énergie, et lutte en quelque sorte de toutes ses forces contre la résistance qu'il éprouve; mais ces mouvements violents eux-mêmes ont pour effet de solliciter un nouvel afflux de sang dans le tissu de l'organe; en sorte que l'effet ne tarde pas à se joindre à la cause. Stimulé outre mesure, le cœur augmente de masse et d'épaisseur, et acquiert une énergie de contraction proportionnelle au développement de son hypertrophie.

Plus volumineux, plus robuste que le ventricule droit, le ventricule gauche, en contact aussi avec un sang plus vif, plus irritant, plus nutritif, est naturellement prédisposé à l'hypertrophie, et nous ne devons point nous étonner que cette affection en fasse son siége de prédilection. La constitution normale de ce ventricule est pour ainsi dire le premier degré de l'hypertrophie.

Pour y être moins sujet que le ventricule gauche, le ventricule droit néanmoins n'est pas entièrement exempt d'hypertrophie; toutefois cette maladie paraît, au premier abord, si peu compatible avec l'organisation naturelle de ce ventricule, que les auteurs (Morgagni et Corvisart entre autres) se sont cru obligés, pour l'expliquer, de supposer une *prédisposition organi-*

que native, d'imaginer une *transposition* des ventricules. C'est une manière commode d'éluder la difficulté; mais ce n'est pas la résoudre assurément que de créer une semblable hypothèse. N'est-il pas probable que si le ventricule droit est moins souvent hypertrophié que le gauche, cela tient en grande partie à la nature du sang qui le remplit et à la rareté des lésions de l'orifice pulmonaire et de ses valvules? Si nous supposons un moment la présence du sang artériel dans ce ventricule, toutes choses étant égales d'ailleurs, nous le concevrons aussi sujet à l'hypertrophie que le ventricule gauche. La nature réalise quelquefois la supposition que nous venons de faire. C'est ce qui arrive dans les cas où, soit par le moyen du trou de Botal, soit de toute autre manière analogue, les cavités gauches communiquent avec les droites, d'où résulte l'introduction dans celles-ci d'une certaine quantité de sang artériel. Hé bien, si l'on examine attentivement les cas de ce genre, on verra qu'ils coïncident avec une hypertrophie du ventricule droit. C'est ce qui a eu lieu, par exemple, chez la malade de l'observation 88ᵉ, où l'hypertrophie du ventricule droit était vraiment énorme. M. Louis a recueilli une observation semblable, et presque toutes celles qu'il a réunies dans son mémoire sur la communication des cavités droites avec les cavités gauches du cœur tendent à confirmer notre opinion sur ce mode de formation de l'hypertrophie (1). Si

(1) Voyez ce mémoire dans les *Arch. génér. de méd.*, 12ᵉ cahier, décembre 1823.

l'hypertrophie du ventricule droit doit s'opérer suivant le même mécanisme que celle du gauche, il en est ainsi de celle des oreillettes. Aussi arrive-t-elle lorsque, par l'effet d'un rétrécissement des orifices du cœur, une trop grande quantité de sang les remplit, les stimule, les irrite, et leur fait contracter une sorte d'excitation nutritive.

En général, c'est la cavité la plus voisine de l'obstacle à la circulation qui s'hypertrophie ou se dilate ; mais il peut arriver cependant que ce soit une cavité plus éloignée, et d'ailleurs toutes les cavités du cœur peuvent successivement éprouver les lésions dont il s'agit, tant sont étroites les connexions réciproques qui lesunissent.

Quoi qu'il en soit, il est évident que le sang est un élément indispensable à la formation de l'hypertrophie. Sa présence est une condition nécessaire ; mais par quel mécanisme le sang, cette chair coulante, suivant l'heureuse expression de Bordeu, concourt-il à l'*hypertrophication ?* Quelle opération de chimie vitale, quelles lois président à la formation de l'hypertrophie ? problème évidemment insoluble dans l'état actuel de la physiologie, et qui le sera jusqu'à ce qu'on ait déchiré les voiles épais qui couvrent encore l'acte de la nutrition.

§ III. *Des causes de l'hypertrophie du cœur.*

Corvisart a présenté dans son bel ouvrage le catalogue vraiment effrayant de toutes les causes propres à produire, soit l'hypertrophie, soit les autres maladies du cœur. Il les divise en héréditaires, innées ou accidentelles. Qu'elle soit congénitale ou acquise, primitive ou consécutive; qu'elle se forme en affectant une marche concentrique, ou en suivant une disposition opposée(1), l'hypertrophie reconnaît pour cause immédiate et prochaine une irritation appliquée sur le cœur, et du genre de celles auxquelles Marandel, M. Cruveilhier, et d'autres, ont donné le nom d'irritation nutritive. Une trop grande quantité de sang accumulée, soit dans les cavités, soit dans les vaisseaux du cœur, est la source la plus commune de cette irritation : par conséquent toutes les causes capables de produire cet engorgement sanguin seront des causes réelles d'hypertrophie : dans ce nombre il faut placer les exercices violents , les efforts (2) , et toutes les professions qui en exigent ; les diverses passions, et surtout celles qui augmentent violemment l'énergie des contractions du cœur et le font palpiter avec force.

L'influence des affections morales sur la produc-

(1) Suivant une comparaison ingénieuse de Burns, le mécanisme de l'hypertrophie avec dilatation est semblable à celui par lequel l'utérus, pendant la grossesse, se dilate, se développe et s'épaissit ; mais il n'est guère possible d'admettre une identité parfaite entre ces deux phénomènes, qui peut-être cependant ne sont pas sans analogie.

(2) Quiconque a réfléchi un moment sur le mécanisme des efforts, ne sera pas étonné s'ils donnent souvent lieu à l'hypertrophie et à l'anévrisme du cœur. En effet, dans tout effort, mais surtout dans ceux qui sont très considérables, les gros vaisseaux sont violemment comprimés, et la colonne du sang qu'ils contiennent est refoulée d'une part vers le cœur, et de l'autre vers les systèmes capillaires. (Voyez à ce sujet la dissertation intéressante de M. Bourdon.)

tion des maladies organiques du cœur est sans contredit très puissante ; mais ce serait exagérer beaucoup que d'attribuer exclusivement aux passions soulevées par notre révolution, la fréquence des maladies du cœur à cette époque. Si elles ont paru alors, et paraissent encore aujourd'hui plus communes que jamais, c'est que l'art de les observer et de les reconnaître a fait des progrès éclatants.

Les affections soit aiguës, soit chroniques des organes respiratoires, les pneumonies, les tubercules, les hydrothorax, toutes celles, en un mot, capables d'apporter un obstacle à la circulation intermédiaire entre celle des cavités droites et des cavités gauches ; les indurations et les végétations des valvules du cœur ; le rétrécissement de l'aorte, ses dilatations anévrismales, et les ossifications de ses membranes, sont de nouvelles causes d'hypertrophie du cœur. On doit en dire autant des déviations de la colonne vertébrale, et de tous les vices qui diminuent la capacité de la poitrine (1).

On peut ajouter que les individus d'un tempérament sanguin, pléthorique, sont réellement prédisposés à l'hypertrophie. Il est également digne de remarque que chez les femmes, c'est particulièrement à l'époque de la cessation des règles que se montrent ou que s'accroissent les premiers phénomènes de l'hypertrophie.

(1) La plupart des sujets affectés de gibbosité finissent par être atteints de quelque maladie du cœur. Nous pourrions fournir de nombreuses observations à l'appui de cette assertion.

§ IV. *De l'influence de l'hypertrophie des ventricules sur les autres organes, et spécialement sur le cerveau et les poumons.*

Rien n'est mieux démontré aujourd'hui en physiologie que l'influence du cœur gauche sur la circulation de l'encéphale : par conséquent on pourrait avancer, *à priori*, qu'un des résultats immédiats de l'hypertrophie du ventricule gauche sera une prédisposition à l'apoplexie, à l'encéphalite, à toutes les irritations cérébrales enfin. Ce que le raisonnement fait prévoir, l'observation ne le confirme que d'une manière trop positive. En effet, la plupart des malades, chez qui nous avons constaté l'existence d'une hypertrophie du ventricule gauche, ont présenté des symptômes de congestion cérébrale et plusieurs même y ont succombé. Trois illustres médecins, enlevés à la science par des attaques d'apoplexie foudroyante, Malpighi, Cabanis et Ramazzini, étaient affectés d'une hypertrophie évidente du ventricule gauche. C'est donc avec raison que M. Richerand a établi que cette affection était une prédisposition plus prochaine à l'apoplexie que la constitution dite apoplectique. On peut même ajouter qu'en général les personnes qui présentent la constitution apoplectique indiquée par les auteurs, sont en même temps remarquables par le volume et l'épaisseur de leur cœur.

Il est une circonstance qui peut amortir jusqu'à un certain point la trop vive impulsion du ventricule gauche hypertrophié sur le système circulatoire encéphalique, c'est à savoir le rétrécissement de l'origine de l'aorte. On conçoit en effet que cette disposition offre une espèce de résistance qui absorbe pour ainsi dire une partie du choc communiqué par le ventricule à la colonne sanguine dirigée vers le cerveau. Toutefois, il ne faudrait pas, à l'exemple de quelques auteurs modernes, dont l'autorité est d'ailleurs très respectable, accorder à cette cause une efficacité illimitée.

Par la raison que l'hypertrophie du ventricule gauche prédispose à l'apoplexie, elle prédispose également aux autres hémorrhagies actives. Aussi les malades sont-ils, en général, très sujets aux épistaxis, par exemple (1).

Avoir démontré l'influence de l'hypertrophie du ventricule gauche sur le cerveau, c'est avoir prouvé celle de l'hypertrophie du ventricule droit sur le poumon. Car, de même que l'encéphale reçoit directement le choc du flot de sang que le ventricule gauche lance dans l'aorte, ainsi les poumons reçoivent immédiatement l'impulsion communiquée à la colonne de sang que le ventricule droit projette dans le tronc pulmonaire. Par conséquent, lorsque les parois de cet organe ont augmenté d'épaisseur et d'énergie, elles impriment à la circulation pulmonaire une acti-

(1) Comme le système vasculaire de l'œil est une dépendance de celui du cerveau, l'hypertrophie du ventricule gauche exerce sur cet organe une influence analogue à celle qu'il a sur l'encéphale : de là l'injection et le brillant de l'œil, et quelquefois de véritables ophthalmies. Le professeur Testa, de Bologne, a signalé la fonte de l'œil comme un des effets des maladies du cœur. Existerait-il quelque rapport entre ce phénomène et l'ossification fréquente des artères ophthalmiques dans les cas d'hypertrophie du ventricule gauche ?

vité proportionnelle, surmontent parfois la résistance des vaisseaux, et de là des hémorrhagies, des *apoplexies pulmonaires*, si l'on peut ainsi dire, qui s'opèrent par le même mécanisme que l'apoplexie proprement dite, dans les cas d'hypertrophie du ventricule aortique. C'est à cette cause qu'il faut rapporter les hémoptysies que nous avons observées chez quelques-uns de nos malades. Les congestions hémorrhagiques dont il s'agit sont essentiellement actives; il ne faut pas les confondre avec celles qui sont produites par un obstacle quelconque à la circulation, comme celles qui arrivent, par exemple, dans les cas de rétrécissement de l'un ou de plusieurs des orifices du cœur. Les premières sont artérielles, si l'on peut ainsi dire, les secondes veineuses : celles-ci sont le résultat de la stase et du reflux du sang dans les capillaires; celles-là sont au contraire produites par l'afflux trop impétueux du sang dans les systèmes capillaires. On saura distinguer ces hémorrhagies foudroyantes, cérébrales, pulmonaires ou autres, *ces coups de sang*, de cet état sub-apoplectique ou de cette expectoration d'un sang noirâtre, d'une espèce de bouillie sanguinolente, funeste avant-coureur de la mort des individus affectés d'une grande gêne de la circulation.

§. **V.** *Des signes et du diagnostic de l'hypertrophie du cœur.*

Nous avons vu à quels caractères anatomiques on pouvait reconnaître l'hypertrophie du cœur ; mais ce n'est pas assez de connaître les signes anatomiques d'une maladie, signes que l'on ne peut se procurer qu'après la mort, il faut connaître aussi les signes physiologiques au moyen desquels on peut, pendant la vie, constater l'existence de l'hypertrophie. Ces signes sont de deux ordres ; les uns consistent dans les modifications que l'organe malade a éprouvées dans son action, dans ses fonctions ; les autres sont les diverses lésions produites par l'influence de l'organe malade, sur les autres fonctions de l'économie. Les premiers, plus importants, sont des signes idiopathiques ; les autres seront, si l'on veut, des signes sympathiques ou éloignés.

A. Signes idiopathiques de l'hypertrophie du cœur. — Pour recueillir ces signes, nous pouvons nous servir de trois de nos sens, la vue, le toucher et l'ouïe. Ces mêmes signes doivent être puisés dans les modifications survenues dans l'impulsion, l'étendue, le bruit et le rhythme des battements du cœur (1), et ne sont jamais bien marqués qu'autant que l'hypertrophie est déjà parvenue à un certain degré de développement.

1° Signes fournis par la vue. — Les mouvements du cœur sont visibles dans une plus ou moins grande étendue de la poitrine, suivant le volume de l'hypertrophie. Quelquefois le thorax en est ébranlé jusque vers la clavicule gauche, la région épigastrique en est agitée, et les vêtements ou les couvertures du malade en sont soulevés.

---

(1) Il est évident qu'il faut explorer le cœur dans son état de calme, si l'on ne veut pas s'exposer à commettre des erreurs de diagnostic, toujours fâcheuses pour le malade, et souvent aussi pour le médecin.

2° Signes fournis par le toucher soit immédiat, soit médiat. — Si l'on applique la main sur la région pré_cordiale, elle est frappée, et pour ainsi dire rudement repoussée par des battements forts, secs, étendus, quelquefois parfaitement détachés, superficiels, d'autres fois plus profonds et concentrés: Il semble, dans certains cas, que le cœur frappe la main de toute sa masse, tandis que dans d'autres il ne lui présente que sa pointe. Le toucher ressent quelquefois l'ébranlement des parois thoraciques dans une très grande étendue, et même à la partie postérieure de la poitrine. Dans quelques cas, il semble que non seulement la main *touche* les battements du cœur, mais encore qu'elle les fait entendre, comme si elle jouait alors le rôle du sthétoscope. Si, au lieu d'explorer les contractions du cœur avec la main, on les explore avec le cylindre, on se fait une idée encore plus précise peut-être de leur impulsion. Cet instrument la rend très sensible, même lorsqu'elle échappe à l'exploration de la main : nous avons reconnu par son secours des hypertrophies que nous n'eussions pu soupçonner par aucun autre moyen.

3° Signes fournis par l'ouïe. — On peut les distinguer en ceux fournis par la percussion, et en ceux fournis par l'auscultation immédiate ou médiate.

I. Si l'on percute la région précordiale, elle rend un son obscur ou mat, dans une étendue proportionnée à celle de l'hypertrophie. Par cet unique mode d'exploration, Corvisart dit avoir souvent déterminé avec exactitude le volume du cœur. Il faut avouer cependant que la percussion est loin d'être un moyen aussi précieux, aussi fidèle que l'auscultation.

II. On peut dire qu'en général l'hypertrophie a pour effet d'amortir l'intensité du bruit qui accompagne les battements du cœur. Mais il est important ici de distinguer les cas où l'hypertrophie est simple, accompagnée de rétrécissement ou de dilatation de la cavité. Dans l'hypertrophie simple, le bruit produit par les contractions du cœur est plus sourd, plus profond que dans l'état naturel : il est plus prolongé, parceque la durée de ces contractions est augmentée en raison du degré de l'hypertrophie ; on ne l'entend guère que dans la région précordiale même. Ce bruit est encore plus obscur dans l'hypertrophie avec rétrécissement de la cavité : il contraste avec la force de l'impulsion. L'hypertrophie avec dilatation est, au contraire, caractérisée par l'augmentation d'intensité du son des battements du cœur, phénomène qui dépend de la dilatation et non de l'hypertrophie. C'est dans ce cas que les contractions sonores, fortes, se propagent dans une grande étendue du thorax s'entendent même quelquefois à sa partie postérieure, et ressemblent véritablement à des coups de marteau.

On peut également constater par la vue, le toucher et l'ouïe, le rhythme des battements du cœur. Mais l'auscultation est un moyen bien plus sûr, bien plus exact que les deux autres, et c'est pour cette raison que nous avons remis jusqu'à ce moment de parler des altérations que peut présenter ce rhythme.

Il est certain que l'hypertrophie exempte de toute complication altère à peine le rhythme des contractions du cœur; elles conservent leur régularité, et sont peut-être un peu plus fréquentes que dans l'état naturel. Cependant, comme elles sont aussi plus prolongées, il en résulte que leur nombre n'excède guère celui qui constitue l'état normal.

Ce n'est que par intervalles que les battements du cœur deviennent beaucoup plus fréquents et plus forts que dans l'état ordinaire. C'est alors que les malades éprouvent ce qu'on appelle *palpitations*. L'hypertrophie en effet dispose à cette affection, qui ne manque presque jamais de se développer si les malades se livrent à un exercice un peu violent, ou s'ils éprouvent des émotions morales un peu vives. Lorsque les intermittences et les grandes irrégularités des contractions du cœur s'observent dans l'hypertrophie, c'est que celle-ci coïncide avec d'autres lésions, et entre autres avec un rétrécissement des orifices ou un *anévrisme* de l'aorte.

Il ne suffit pas d'avoir indiqué les signes qui annoncent une hypertrophie du cœur en général, il faut encore exposer ceux qui caractérisent l'hypertrophie de chaque cavité du cœur en particulier, sorte de diagnostic que Corvisart regardait comme très incertain ou même impossible, et qui aujourd'hui peut être établi de la manière la plus précise. Mais avant de nous en occuper, examinons le second ordre de signes de l'hypertrophie (1).

(1) Au nombre des signes idiopathiques, mais douteux de l'hypertrophie, on peut placer le sentiment de poids, de gêne que les malades éprouvent dans la région précordiale ou diaphragmatique.

B. Signes sympathiques, généraux ou communs des auteurs.

1° Exploration de la circulation. — Nous avons déjà dit que les personnes affectées d'hypertrophie du cœur éprouvaient par intervalles des palpitations plus ou moins violentes, plus ou moins prolongées. Leur pouls présente plusieurs modifications relatives à la forme, au degré et aux complications de l'hypertrophie. Ces dernières dénaturent même tellement le pouls propre à l'hypertrophie qu'elles le rendent méconnaissable; aussi devons-nous en faire abstraction ici. Or, dans l'hypertrophie *pure*, le pouls est en général régulier, plus dur et plus fort que dans l'état ordinaire. L'hypertrophie est-elle simple, sans dilatation de la cavité, ou avec dilatation pas assez considérable pour avoir affaibli le ressort des fibres musculaires? Le pouls est grand, bien détaché, large, tendu, *vibrant.* Dans l'hypertrophie avec rétrécissement de la cavité, le pouls conserve de la dureté, de la roideur, mais il est peu développé et comme comprimé ou embarrassé. Il n'est pas nécessaire de dire que l'examen du pouls ne fournit des signes que pour l'hypertrophie du ventricule aortique, et n'est d'aucune ressource pour le diagnostic de l'hypertrophie du ventricule droit.

2° Exploration de la respiration. — En général, la respiration est peu troublée dans l'hypertrophie pure et simple, et d'un volume médiocre. Mais lorsque la maladie a rendu le cœur énorme, au point qu'il occupe une grande partie de l'espace destiné au poumon, la respiration est gênée d'une manière très notable. A la vérité, dans des cas semblables, il est rare qu'il n'existe pas d'autre cause de dyspnée, cause à laquelle l'hypertrophie elle-même est souvent consécutive. Il est une forme d'hypertrophie qui peut encore apporter un trouble considérable dans la respiration, c'est celle avec rétrécissement de la cavité. On conçoit en effet que lorsque celui-ci est très considérable, il doit en résulter les mêmes phénomènes que si l'un des orifices du cœur était rétréci. (*Voyez* le chapitre de ces rétrécissements.)

3° Exploration de la locomotion et de l'innervation. — L'hypertrophie médiocre et sans complication, loin d'affaiblir ces deux fonctions, leur donne en quelque sorte une nouvelle énergie. Ce n'est que dans les cas où la maladie, soit par la forme qu'elle affecte, soit par son énorme développement, trouble notablement la circulation et la respiration, que les fonctions musculaires et nerveuses éprouvent un affaiblissement proportionnel, ainsi que nous l'avons exposé, en traitant des lésions valvulaires.

Le tableau qui vient d'être tracé est loin de ressembler exactement à celui des auteurs. Mais, on peut le dire avec vérité, les signes dits généraux de l'hypertrophie ou de l'anévrisme actif, n'ont jamais été soumis au creuset de l'analyse physiologique, et sur cette matière, tous les auteurs ont commis de graves méprises. Ouvrez leurs ouvrages, et vous verrez qu'ils donnent pour signes de l'hypertrophie ou de *l'anévrisme actif*, la dyspnée, l'étouffement, l'injection violette de la face, l'engorgement des lèvres et de tous les capillaires veineux en général, les hémorrhagies passives, et l'infiltration séreuse. C'est pourtant là une erreur, une sorte de contre-sens physiologique inconcevable ; ces signes indiquent évidemment un obstacle, une gêne de la circulation : or, comment concilier cette difficulté de la circulation avec l'hypertrophie, avec l'*anévrisme actif du cœur?* Loin d'entraver le mouvement circulatoire, cet état du cœur est, au contraire, évidemment propre à imprimer une nouvelle énergie au cours du sang. Pouvez-vous supposer, en effet, que l'hypertrophie soit capable d'affaiblir le mouvement circulatoire ? Autant vaudrait dire alors que les larges épaules du portefaix ; les bras volumineux du boulanger sont sans vigueur et sans énergie, et faibles en raison de leur développement, de leur hypertrophie. Quoi ! vous attribuez à l'*anévrisme actif*, à l'hypertrophie, des symptômes d'obstacle à la circulation? Vous avez donc oublié que dans tous les cas d'hypertrophie pure et simple, les malades ont un pouls large, vigoureux et vibrant ; que les mouvements de leur cœur sont réguliers et pleins de force ; que leur face est d'un rouge vif; qu'ils sont sujets à toutes les hémorrhagies actives? Mais direz-vous, nous avons souvent rencontré, dans les cas d'hypertrophie, les signes d'obstacle à la circulation indiqués plus haut. Sans doute ; mais deviez-vous en tirer cette étrange conclusion que l'hypertrophie du cœur est une cause de gêne pour la circulation? En y réfléchissant plus attentivement, vous auriez vu que dans les cas dont vous parlez, l'hypertrophie était compliquée d'une autre lésion, d'un rétrécissement des orifices, par exemple, ou de toute autre affection capable d'opposer un obstacle, soit mécanique, soit vital, au cours du sang. Vous aurez certainement confondu les signes d'une maladie avec ceux d'une autre, ou plutôt vous aurez pris l'effet pour la cause ; car, dans les cas où il existe un obstacle à la circulation, l'hypertrophie, l'anévrisme que vous appelez actif, est un effet, un *accident* de cet obstacle. Que si vous rapportez ensuite à l'*anévrisme actif* tous les symptômes, au lieu de les rapporter à l'obstacle en question, vous tombez dans une insigne erreur, puisque vous prenez un des *accidents* de la maladie pour la maladie elle-même, pour le point de départ de tous les autres symptômes. On ne saurait trop insister sur ce point : car cette erreur des auteurs, profondément gravée dans les esprits, est aussi celle des médecins d'aujourd'hui, et des plus recommandables d'entre eux. Sachons donc distinguer ces deux choses, savoir, l'hypertrophie, et un obstacle mécanique ou vital à la circulation. La première, par elle-même, ne saurait donner lieu aux symptômes qui annoncent une grande gêne dans le cours du sang (1). Cette

(1) Le seul cas où l'hypertrophie puisse devenir un obstacle à la circulation, c'est celui dans lequel s'effectuant de dehors en dedans, et suivant, pour ainsi dire, une marche *centripète*, elle envahit une portion de la cavité qu'elle affecte, et la rétrécit au point que le passage du sang y est considérablement gêné. Ce cas équivaut à un véritable rétrécissement de quelqu'un des orifices du cœur ; mais il n'est pas aussi commun, à beaucoup près.

opinion n'est pas purement théorique ; elle est l'expression des faits et de l'observation la plus rigoureuse. Rappelez-vous en effet les malades des observations soixante-quinzième, soixante-seizième et soixante-dix-septième, et de plusieurs autres, examinez sérieusement les observations d'hypertrophie pure et simple contenues dans d'autres ouvrages, et vous vous convaincrez que, dans ces cas, l'on ne rencontre pas le *facies propria*, l'infiltration, et les autres symptômes d'un obstacle à la circulation ; vous verrez, au contaire, que le système sanguin jouit d'une grande activité de mouvements ; et vous expliquerez par là comment il arrive que plusieurs malades succombent non à l'hypertrophie elle-même, mais à des affections soit hémorrhagiques, soit inflammatoires du cerveau, des poumons, etc. affections qui, comme il a été démontré plus haut, se rattachent à l'hypertrophie du cœur, par les connexions les plus intimes.

C. Signes distinctifs de l'hypertrophie de chacune des cavités du cœur.

1° Signes de l'hypertrophie du ventricule gauche. —Les battements dont nous avons analysé plus haut les caractères, se font particulièrement sentir dans la région des cartilages de la cinquième et de la sixième côte : c'est là qu'ils se prononcent avec toute leur intensité ; ils s'affaiblissent dans le reste de l'étendue du côté gauche, mais ils y sont plus marqués encore que dans le côté droit. Enfin, à ces signes il faut joindre ceux fournis par l'examen de la circulation générale. Or, ainsi que nous l'avons déjà indiqué ailleurs, les individus affectés d'hypertrophie du ventricule gauche, ont le visage coloré, rouge, vermeil ; les yeux brillants ; le pouls fort, plein, dur, vibrant et large, à moins que la cavité ne soit rétrécie ; ils sont sujets aux hémorrhagies actives, aux saignements de nez surtout, à des étourdissements et autres symptômes de congestion cérébrale à laquelle il n'est pas rare qu'ils succombent.

2° Signes de l'hypertrophie du ventricule droit. — Les contractions avec les caractères exposés plus haut, au lieu de se faire sentir dans l'intervalle des quatrième et cinquième côtes, sont beaucoup plus prononcées sous la partie inférieure du sternum, et, en général, plus marquées dans le côté droit que dans le côté gauche de la poitrine.

On cessera d'être étonné que les battements de chaque ventricule se fassent ainsi spécialement sentir dans un lieu déterminé et correspondant à la situation de chacun d'eux, si l'on veut réfléchir que quelques malades distinguent très bien eux-mêmes de quel côté leur cœur bat le plus fort. C'est ainsi, par exemple, que la malade de l'observation 91ᵉ avait remarqué, et nous assurait que les palpitations dont elle était tourmentée étaient beaucoup plus violentes à droite qu'à gauche, ce qui coïncidait avec une maladie du ventricule droit. Un autre symptôme de l'hypertrophie du ventricule droit est l'expectoration, par intervalles plus ou moins fréquents, d'un sang pur et vermeil. Cette hémoptysie *active* est à l'hypertrophie du ventricule droit, ce qu'est l'apoplexie proprement dite à celle du ventricule gauche. On a dit, d'après Lancisi, que le battement, la *fluctuation* des veines jugulaires, était un signe d'affection du ventricule droit. Cette remarque n'est pas sans fondement ; mais le pouls jugulaire ou veineux ne s'observe que dans les cas où la dilatation accompagne l'hypertrophie, et lorsque l'orifice auriculo-ventriculaire, très agrandi, ne peut plus être complètement fermé par sa valvule : de là le reflux du sang dans les grosses veines pendant la contraction du ventricule droit. Nous reviendrons d'ailleurs sur ce phénomène, en parlant de la dilatation du cœur.

Étant donnés les signes de chacune des formes de l'hypertrophie, soit qu'elle affecte le ventricule gauche, soit qu'elle affecte le droit, il est évident que l'on connaît par là ceux qui caractérisent les diverses combinaisons de ces diverses formes d'hypertrophie entre elles, et ceux qui indiquent que la maladie siége à la fois sur les deux ventricules. Soit, par exemple, un individu affecté simultanément d'hypertrophie anévrismale du ventricule droit, et d'hypertrophie simple ou même avec un certain rétrécissement du gauche ; dans ce cas, on reconnaîtra la première aux battements forts, clairs et sonores qui se feront entendre plus particulièrement à la partie inférieure du sternum, et la seconde aux contractions également fortes, mais sourdes et concentrées qu'on entendra dans l'intervalle des cartilages des cinquième et sixième côtes.

Quant à l'hypertrophie des oreillettes, on la reconnaîtra au son plus ou moins étouffé qui accompagne leurs contractions. Comme d'ailleurs cette hypertrophie est à peu près constamment consécutive à une lésion des valvules, à un obstacle à la circulation, il suffira, pour l'annoncer, d'avoir reconnu l'existence de cet obstacle. Cette hypertrophie, au reste, est peu importante à reconnaître, et beaucoup moins dangereuse par elle-même que par la cause qui l'a produite.

En terminant ce qui a trait aux signes de l'hypertrophie du cœur, il est bon d'ajouter que l'auscultation médiate est, en général, préférable à l'auscultation immédiate, et que les signes fournis par ce précieux mode d'exploration, quelque précis et fidèles qu'ils soient, pourraient être la source de diagnostics erronés, s'ils étaient recueillis avec peu de soin, avec une trop grande précipitation, et si l'on ne tenait pas compte de toutes les complications dont l'hypertrophie peut être accompagnée, telles que l'engorgement sanguin, le ramollissement, l'endurcissement du tissu du cœur, le rétrécissement de ses orifices, les maladies de l'aorte et du poumon, etc.

§ VI. *Marche et terminaison de l'hypertrophie du cœur.*

Il est impossible d'établir aucune loi précise relativement à la marche de cette maladie. La raison en est facile à concevoir: c'est que l'hypertrophie est bien rarement primitive, mais plus ordinairement consécutive, et par conséquent subordonnée, dans son cours, à la marche même des causes et des diverses lésions qui la produisent, objets que nous avons étudiés plus haut, et que le lecteur doit avoir présents à sa mémoire. Nous dirons seulement ici que la marche de l'hypertrophie du cœur est en général lente, tardive, *chronique*; mais que cependant, dans certains cas, elle en affecte une plus rapide, plus vive, et pour ainsi dire *aiguë*.

Nous avons déjà dit que, par elle-même, l'hypertrophie était rarement dangereuse, et peut-être jamais mortelle; mais nous avons vu qu'elle exerçait sur plusieurs organes, et spécialement sur le cerveau et les poumons, une influence telle, que la mort pouvait en être le fatal résultat, comme nous en avons rapporté un grand nombre d'exemples.

D'ailleurs cette terminaison, ainsi que la marche de l'irritation nutritive, sont singulièrement modifiées suivant une infinité de circonstances individuelles, et suivant les maladies qui l'accompagnent, la compliquent, et sont en quelque sorte greffées sur elle. Nous ne saurions donc trop répéter que c'est particulièrement sur ces dernières que le médecin doit fixer toute son attention, et que souvent l'hypertrophie ne mérite de sa part qu'une considération secondaire.

§ VII. *Traitement de l'hypertrophie du cœur.*

Si l'on s'est bien pénétré de nos idées sur cette maladie, on prévoit aisément quel doit en être le traitement. Il est d'abord de toute évidence que, dans les cas si fréquents où l'hypertrophie est purement consécutive, c'est contre la maladie dont elle dépend qu'il faut diriger tous les moyens thérapeutiques. Il n'est pas moins clair que, dans tous les cas, il faut commencer par éloigner les causes reconnues de la maladie. Quant aux agents que l'on doit employer contre l'hypertrophie elle-même, ils doivent être essentiellement puisés parmi les débilitants et les antiphlogistiques. N'avons-nous pas constaté en effet que l'hypertrophie du cœur avait pour résultat nécessaire de communiquer à la masse sanguine une impulsion trop vive, d'imprimer à tout le système artériel des secousses trop violentes, et de terminer même souvent diverses hémorrhagies actives? par conséquent la méthode sédative et l'emploi des saignées se présentent naturellement comme les seuls moyens véritablement propres à combattre la maladie qui nous occupe; mais nous nous sommes assez longuement étendus sur ce système de traitement, dans diverses parties de cet ouvrage, et notamment en parlant de la phlegmasie et de l'anévrisme de l'aorte, pour qu'il nous suffise d'y renvoyer le lecteur; exposer ici de nouveau cette médication, serait tomber en pure perte dans les plus fastidieuses répétitions : nous ajouterons seulement que les médecins devraient peut-être recourir avec plus de hardiesse qu'ils ne le font à la méthode de Valsalva et d'Albertini. Il est démontré par plusieurs observations qu'elle a guéri un certain nombre d'hypertrophies du cœur au premier ou même au second degré. A la vérité, il est peu de malades doués d'une assez grande patience, d'une confiance assez ferme pour se résigner à toute la sévérité de la méthode que nous conseillons; nous sommes d'autant plus portés à approuver cette méthode, qu'un fait précieux, recueilli par M. le professeur Laennec, semble démontrer que, par son emploi, le cœur diminue considérablement de volume, s'atrophie en quelque sorte, comme cela arrive aux muscles extérieurs condamnés à une longue inaction (1).

Après avoir étudié l'hypertrophie du cœur, nous devrions nous occuper de suite de l'*atrophie* ou de l'*hypotrophie* du même organe; ce serait suivre l'ordre le plus naturel, et qui se présente pour ainsi dire de lui-même. Cependant, comme il a été question, dans le précédent chapitre, de la dilatation du cœur, nous avons cru devoir examiner ce nouveau genre de maladie avant d'aborder l'histoire de l'amincissement des parois du cœur et de son *atrophie*.

CHAPITRE II.

DE LA DILATATION OU DE L'ANÉVRISME DU CŒUR.

—

CONSIDÉRATIONS PRÉLIMINAIRES.

Lancisi désigna le premier les dilatations du cœur sous le nom d'*anévrisme*, ou plutôt il ne fit que consacrer cette expression déjà employée par notre Baillou. Morgagni employa indifféremment le terme de

(1) *De l'auscult méd.*, tom. II, pag. 293 et suivantes.

dilatation et celui d'*anévrisme* ; Corvisart a aussi donné le nom d'*anévrisme* aux dilatations du cœur, en reconnaissant, avec Morgagni , que cette dénomination était loin d'être parfaitement exacte, si l'on voulait désigner par elle une maladie du cœur tout-à-fait semblable à la dilatation artérielle que les chirurgiens décrivent sous le titre d'*anévrisme*.

Corvisart continua cependant à appeler du nom d'*anévrisme* les dilatations du cœur, et, ce qu'on n'avait point fait avant lui , il en établit deux espèces distinctes qu'il désigna, l'une par l'expression d'*anévrismes actifs*, et l'autre par celle d'*anévrismes passifs* : dans la première espèce, les parois du cœur sont dilatées et épaissies en même temps, la force de l'organe est augmentée ; dans la seconde , les cavités du cœur sont aussi évidemment dilatées, mais elles sont amincies ; et l'action de l'organe est affaiblie. L'observation avait démontré depuis long-temps cette double disposition des parois du cœur : Morgagni surtout en avait cité de nombreux exemples ; mais il est surprenant qu'une autre forme de dilatation ait échappé à la sagacité de cet illustre anatomiste, comme elle s'était dérobée à l'investigation de ses prédécesseurs, et comme elle éluda les recherches de ses plus célèbres successeurs. Cette forme est celle où les parois du cœur sont dilatées sans avoir éprouvé aucun changement dans leur épaisseur naturelle, et sur laquelle nous avons recueilli un grand nombre d'observations.

Nos propres recherches sur les dilatations du cœur nous ont fait naître quelques doutes sur la doctrine du célèbre professeur de clinique interne, et ont changé les idées que nous avions puisées dans les savantes leçons de cet illustre médecin, qui fut l'un de nos premiers maîtres. Nous reconnûmes surtout qu'en traitant de l'anévrisme avec épaississement, on n'avait point eu assez d'égard à la nature de ce dernier, ni aux maladies dont l'*anévrisme* était compliqué; et qu'il était résulté de cette sorte de négligence une véritable discordance entre les observations et les conséquences générales qu'on en avait déduites, une contradiction, si l'on peut ainsi dire, entre les faits et les principes.

Enfin nous devons rappeler ici ce que nous avons dit dans la section précédente; savoir, que l'on a eu tort de ne pas distinguer l'*anévrisme*, la dilatation du cœur, de son hypertrophie, et que l'anévrisme actif ou passif n'est point une maladie simple, mais une maladie composée, et formée, dans le premier cas, de l'hypertrophie et de la dilatation, de dilatation et d'amincissement des parois dans le second cas.

Ces considérations générales étant posées, nous allons aborder l'histoire de l'anévrisme du cœur, expression qui, pour nous, est absolument synonyme de dilatation, et à laquelle nous n'attachons par conséquent d'autre idée que celle que son étymologie indique.

ARTICLE PREMIER.

OBSERVATIONS DE DILATATION OU D'ANÉVRISME DU CŒUR.

Dans la section précédente, nous avons donné un grand nombre d'observations de deux formes de dilatation du cœur; savoir, de celle avec état naturel des parois, et de celle avec épaississement de ces mêmes parois. Nous savons même que ces deux espèces de maladies constituent l'hypertrophie que nous avons appelée anévrismale (1); nous nous contenterons donc de rapporter ici un exemple de la troisième forme de dilatation que nous avons observée, ou de celle avec amincissement des parois. Nous choisissons, parmi les faits de ce genre que nous avons recueillis, une observation dans laquelle cette espèce de dilatation a été reconnue par l'auscultation, et annoncée long-temps avant que l'autopsie cadavérique nous eût permis d'en constater l'existence.

XCI^e OBSERVATION. *Dilatation des ventricules avec amincissement de leurs parois; ulcères intestinaux; tubercules pulmonaires*, etc. — Mougenot (Jean-Nicolas), âgé de trente-un ans, garçon

---

(1) Les observations 78e, 79e, consignées dans la section précédente, et un grand nombre de celles que nous avons rapportées dans le premier livre de cet ouvrage, appartiennent à la dilatation avec épaississement des parois, maladie composée, que l'on peut appeler également hypertrophie anévrismale, ou anévrisme hypertrophique.

L'observation 80e, celles inscrites sous les n°s 86 et 87, sont des exemples de dilatation des ventricules du cœur, sans changement dans l'épaisseur de leurs parois. Nous pourrions, si l'espace nous le permettait, offrir plusieurs autres observations semblables.

tailleur, ex-grenadier de la garde, d'une constitution
lymphatique, poitrine longue et étroite, peau blanche
et fine, poils rouges, d'un caractère très doux, entra
à l'hôpital Cochin, le 30 juillet 1822; il disait avoir
éprouvé plusieurs rhumes très forts, accompagnés
de crachements de sang; il avait beaucoup maigri,
surtout depuis six mois, et présentait d'ailleurs les
phénomènes suivants : toux, crachats épais, abondants, muqueux, verdâtres, non striés de sang depuis
six semaines, perte d'haleine, essoufflement au moindre exercice; on entend un râle avec gargouillement,
et une pectoriloquie très forte dans presque tout le
côté droit de la poitrine : dans plusieurs autres points
le râle ressemble à un léger claquement; les battements du cœur ne présentent qu'une impulsion très
faible; ceux des ventricules, clairs; assez analogues au
bruit qu'on produit en frappant légèrement sur la
peau d'un tambour, ne diffèrent guère de ceux des
oreillettes qu'en ce qu'ils sont un peu plus prolongés;
ils s'entendent même à la partie postérieure de la poitrine. — Langue sèche, rosée; soif, inappétence,
nausées et quelquefois vomissement après les quintes
de toux, dévoiement sans coliques, chaleur à la
peau, sueur nocturne, pouls petit, fréquent et faible; fièvre hectique, simulant une fièvre intermittente quotidienne, insomnie (gomme édul., look,
quart). Le 12 août, un point pleurétique se manifeste dans la région du téton droit, pectoriloquie aux
deux côtés de la poitrine, gargouillement ou respiration soufflante; les battements du cœur sont faibles

et sans impulsion, toujours clairs ; prostration, pâleur et décoloration de la peau, menaces de suffocation. Jusqu'au 17, ces symptômes persistent : défaillances, obscurcissement de la vue fréquent, agonie, mort tranquille dans la nuit du 17.

Autopsie cadavérique, dix-huit heures après la mort. 1° Poitrine. — Dans le côté droit de cette cavité existent des fausses membranes de consistance variable : à la base et au milieu elles sont molles, pulpeuses et injectées ; elles s'épaississent considérablement vers le sommet, où leur présence semble destinée à prévenir l'épanchement de la matière tuberculeuse dans le sac de la plèvre. En effet, tout le poumon droit forme une grosse masse de consistance hépatique, creusée, dans sa moitié supérieure, d'un très grand nombre d'excavations ; incisée en plusieurs points différents, la substance présente un aspect grenu et nullement spongieux ; à la surface des incisions se voient les ouvertures de plusieurs tuyaux bronchiques. Cette substance est d'un gris noirâtre ; elle est parcourue par des lames demi-transparentes, comme lardacées, qui appartiennent à la plèvre épaissie qui tapisse les scissures pulmonaires. Le poumon gauche, moins volumineux que le précédent, est crépitant à son bord antérieur, tandis que son bord postérieur est gorgé de sérosité, et contient des tubercules granuleux ; on trouve çà et là dans ce poumon plusieurs foyers tuberculeux de médiocre étendue ; les ganglions bronchiques, volumineux et noirs, sont transformés, dans leur centre, en une substance

blanche et pultacé; les bronches sont rouges, tapis-
sées de mucosités, et d'une matière grumeleuse provenant des cavernes pulmonaires; le côté gauche de la
poitrine contient une médiocre quantité de sérosité
citrine; on y trouve peu d'adhérences. — Le cœur est
volumineux pour un phthisique; ses parois sont molles, flasques et affaissées; le ventricule droit est un
peu plus ample que dans l'état naturel; le ventricule
gauche est plus grand que le droit. Cette dilatation
anévrismale a lieu aux dépens de l'épaisseur des parois,
qui n'excède guère celle des parois du ventricule
droit; les oreillettes ne présentent pas de changement
considérable, soit dans leur étendue, soit dans leur
épaisseur; leurs valvules présentent une rougeur violette. — Le péricarde contient un peu de sérosité.
2° Abdomen — Le foie, volumineux, est moins compacte que le poumon droit du sujet, un peu ramolli
et très facile à déchirer; l'estomac, très ample, offre à
sa surface interne une rougeur violacée et comme arbo-
risée; la couche extérieure de la membrane
muqueuse, ramollie, s'enlève très facilement, laissant
au-dessous d'elle des réseaux vasculaires injectés; le
jéjunum et le duodénum offrent une rougeur et une
injection semblables à celle de l'estomac; cette rougeur est continue, tandis que dans l'iléon elle est in-
terrompue par des espaces plus ou moins considérables où elle manque entièrement; les parois intestinales sont molles et infiltrées; le gros intestin, très
long, contient des matières demi-liquides, et est généralement injecté; on y rencontre des ulcérations très

nombreuses, surtout dans le cœcum, où elles sont fort étendues et alongées. 3° Le crâne n'a pas été ouvert.

La nature des battements ventriculaires, leur étendue, leur son clair, leur impulsion presque nulle, avaient fait annoncer, dès le premier abord, une dilatation avec amincissement des ventricules, et l'autopsie cadavérique a parfaitement confirmé ce diagnostic. Ces signes méritent d'être comptés parmi ceux qui caractérisent de la manière la plus positive l'anévrisme passif de Corvisart.

ARTICLE II.

HISTOIRE GÉNÉRALE DE LA DILATATION OU DE L'ANÉVRISME DU CŒUR.

———

§ Ier. *Caractères anatomiques, et formes diverses de la dilatation du cœur.*

Le seul caractère anatomique qui constitue pour ainsi dire essentiellement la maladie qui nous occupe ici est l'agrandissement de l'une ou de plusieurs des cavités du cœur. Il est bien vrai que, en même temps que les parois sont dilatées, on les trouve souvent ou épaissies ou amincies ; mais cet épaississement ou cet amincissement ne sont pas des conditions inséparables de l'anévrisme, elles ne le constituent pas ; l'analyse veut qu'on les en distingue, et qu'on les considère comme des maladies particulières qui compliquent les autres affections du cœur. C'est d'après l'état dans lequel peuvent se trouver les parois que nous allons reconnaître trois formes de dilatations du cœur, comme nous avons reconnu trois formes d'hypertrophie d'après l'état des cavités du même organe.

La première forme de dilatation est celle où les parois dilatées sont en même temps épaissies ; c'est la plus fréquente ; elle constitue l'*anévrisme actif* de Corvisart, et notre seconde forme d'hypertrophie (*Voy.* le chap. précéd.).

La seconde forme est celle où les parois dilatées sont aussi amincies ; elle est plus rare que la précédente ; c'est l'*anévrisme passif* de Corvisart.

Enfin la troisième forme se distingue des précédentes, en ce que les parois dilatées conservent leur épaisseur naturelle. Cette forme, que nous sommes les premiers à signaler, est presque aussi fréquente que la première, et pourrait être désignée sous le nom de *dilatation simple* (1).

A ces trois formes de dilatation on peut en ajouter une quatrième, sous le nom de *dilatation mixte*, parcequ'elle est un composé des autres. Dans cette espèce, les parois de la cavité dilatée sont épaissies dans certains points de leur étendue, amincies dans d'autres, et dans le reste conservent leur épaisseur naturelle ; M. Portal paraît l'avoir observée.

La dilatation des cavités du cœur présente plusieurs degrés d'étendue ; lorsqu'elle est très considérable,

(1) Il est d'autant plus surprenant que cette forme de dilatation n'ait pas été jusqu'à présent l'objet ni d'une division, ni d'une dénomination particulière, que l'on en trouve de nombreux exemples dans les recueils d'observations, et surtout dans l'ouvrage de Morgagni.

surtout si elle se complique d'hypertrophie, le cœur acquiert un volume énorme, change de forme, s'arrondit, s'élargit, et ressemble, ainsi que nous l'avons déjà dit, à une sorte de gibecière (1).

Quelques auteurs ont donné comme caractères de la dilatation du cœur le ramollissement et l'altération de couleur de sa substance musculaire; mais nous dirons de ces caractères ce que nous avons dit de l'amincissement et de l'épaississement des parois, c'est qu'ils constituent de véritables complications qui peuvent exister sans dilatation, comme celle-ci peut exister elle-même sans que l'on rencontre les autres. On verra plus bas pourquoi, dans les grandes dilatations du cœur, on trouve ses veines distendues, son tissu gorgé de sang, et d'une teinte rouge plus ou moins foncée.

§ II. *Formation et causes de la dilatation du cœur.*

Un phénomène qu'une observation attentive ne permet pas de méconnaître, c'est que tous les organes creux se dilatent d'une manière plus ou moins considérable, lorsque, en vertu d'un obstacle quelconque, les matières liquides ou solides qu'ils sont destinés à contenir s'accumulent dans leur cavité, et réagissent contre leurs parois. L'organe se laisse d'autant plus facilement distendre, que ses parois sont douées d'une

(1) Les orifices du cœur participent souvent à la dilatation des cavités; ils sont quelquefois tellement dilatés, que leurs valvules ne peuvent plus les fermer avec exactitude. Le rétrécissement d'un orifice est fréquemment la cause de la dilatation des autres.

moindre énergie, et que les causes de dilatation sont plus actives. Si ces causes ne sont pas permanentes, l'organe, dont la résistance a été momentanément vaincue, ne tarde pas à revenir sur lui-même ; que si les causes sont au contraire continues, ou bien qu'elles agissent trop fréquemment, la dilatation de l'organe devient constante, ne disparaît plus, et constitue un véritable état pathologique. Ces considérations, qui nous sont fournies par des faits extrêmement nombreux, et qui nous ont servi à expliquer les dilatations de l'aorte, s'appliquent admirablement à celles du cœur. En vain la structure du cœur et de l'aorte présentent les différences les plus remarquables, le mécanisme de leur dilatation est essentiellement le même ; et comme nous avons vu que l'anévrisme de l'aorte reconnaissait pour cause immédiate l'accumulation du sang dans sa cavité, et la réaction latérale de ce liquide, de même l'anévrisme du cœur s'opère par l'action du sang qui engorge ses cavités, et tend à agrandir les parois, en les éloignant de l'axe ou du centre de ces mêmes cavités. Si l'obstacle qui détermine l'engorgement des cavités du cœur disparaît au bout d'un certain temps, et ne se renouvelle plus, les parois distendues réagissent et reviennent à leur premier état. C'est ce qui a lieu, par exemple, dans les cas où une maladie aiguë des poumons a déterminé une stase, une accumulation de sang dans les cavités du cœur situées derrière eux ; mais si l'obstacle persiste indéfiniment, ou se répète sans cesse, comme dans les professions qui exigent des efforts incessamment renouvelés, ou dans les rétrécissements des orifices du cœur, la réaction de ce muscle creux est surmontée par les efforts redoublés du sang, la force dilatante du sang l'emporte sur la force élastique et contractile du cœur (1), lequel devient le siége d'une dilatation morbide plus ou moins considérable. Il est impossible de fixer l'espace de temps pendant lequel le cœur peut ainsi lutter efficacement contre la puissance qui tend à développer ses parois; mais il est certain qu'il résistera d'autant plus long-temps que son tissu musculeux sera plus robuste. C'est pour cette raison que les oreillettes se dilatent plus facilement que les ventricules, et que, parmi ceux-ci, le gauche se dilate bien moins fréquemment que le droit; tandis que, comme nous l'avons vu, l'hypertrophie l'attaque bien plus souvent que l'autre. La théorie que nous venons d'exposer fait rentrer dans la classe des maladies purement mécaniques la dilatation ou l'anévrisme du cœur. C'est aussi la place qui doit leur être assignée aujourd'hui, si, comme semblent le démontrer des expériences récentes, le cœur n'est point susceptible d'une dilatation active, sa diastole étant un mouvement tout-à-fait analogue à celui par lequel un muscle ordinaire se relâche et revient à son état habituel, après avoir été contracté. Si toutes ces données sont exactes, l'expression d'*anévrisme actif* est composée de deux mots qui se repoussent en quelque sorte,

____

(1) Pendant les efforts expulsifs auxquels il se livre, le cœur peut-il se rompre, comme l'on voit l'utérus se déchirer pendant des contractions expulsives trop violentes? Burns le pense.

puisque, par lui-même, l'anévrisme ne possède aucun caractère *d'activité*; nouveau motif pour n'employer ce mot que comme exactement synonyme de
dilatation.

Nous venons d'établir que, parmi les dilatations
du cœur, les unes étaient *temporaires*, tandis que
les autres étaient *permanentes*. Ces dernières seules
constituent véritablement un état pathologique; les
autres seraient plus convenablement désignées sous
le nom de *distension*. En les confondant ensemble,
Pasta a commis une grave erreur. Il est bien vrai
que la simple distension des cavités du cœur peut
passer à l'état de véritable dilatation, et qu'il n'est nécessaire pour cela que de la prolongation ou de la
répétition de l'action de la cause productrice; mais
cette raison n'est pas suffisante pour confondre deux
choses qui présentent plusieurs caractères distinctifs.

La dilatation constante, permanente, morbide, se
distinguera de celle qui n'est que temporaire, en ce
que la première ne disparaît point après l'évacuation
du sang qui remplit les cavités du cœur; ce qui a
lieu, du moins en partie, dans l'autre espèce de dilatation, laquelle est ordinairement l'effet d'une agonie
prolongée, pendant laquelle le cours du sang a été
considérablement embarrassé.

Quant aux causes qui déterminent médiatement
l'anévrisme du cœur, ce sont absolument les mêmes
que celles qui produisent l'anévrisme de l'aorte et
l'hypertrophie. C'est pourquoi nous ne rappellerons
ici que les principales, telles que les rétrécissements

des orifices du cœur, toutes les maladies qui gênent le cours du sang, soit dans les poumons, soit dans le système de la grande circulation, etc. (1).

§ III. *Des signes et du diagnostic de la dilatation ou de l'anévrisme du cœur.*

Dans le chapitre précédent, nous avons déjà dit que la dilatation du cœur avait pour effet de rendre plus clair et plus bruyant le son qui accompagne ses contractions. Nous avons fait connaître les signes qui annoncent la dilatation avec hypertrophie, et celle avec état naturel des parois; il ne nous reste plus qu'à exposer ceux qui accompagnent la dilatation avec amincissement des parois. Or, on reconnaîtra cette *forme d'anévrisme* que nous supposons d'abord affecter les ventricules, au son clair, éclatant, qui se fait entendre pendant leurs contractions, et qui, lorsque l'amincissement est considérable, ressemble presque exactement à celui des oreillettes; en même temps l'impulsion qui accompagne ces contractions est très faible, ou même tout-à-fait inappréciable. C'est au moyen de ces signes que nous avons diagnostiqué l'anévrisme passif, la dilatation avec amincissement des parois des ventricules dont était atteint le malade de notre observation 92ᵉ (2). La dilatation des oreillettes,

(1) La dilatation du cœur étant produite par la présence d'une trop grande quantité de sang dans les cavités de cet organe, on conçoit pourquoi le tissu d'un cœur dilaté est d'un rouge plus ou moins foncé. Cette coloration dépend de l'engorgement veineux du cœur.

(2) Nous n'avons pas besoin de répéter que l'on distinguera la dila-

quand elle est consécutive au rétrécissement des orifices du cœur, se reconnaîtra aux mêmes signes que cette dernière lésion. Quant à la dilatation produite par d'autres causes, le cylindre n'a point encore fourni de signes qui l'annoncent d'une manière indubitable. Ce diagnostic est d'ailleurs de fort peu d'importance, ainsi que nous l'avons fait entendre précédemment.

Les auteurs ont longuement disserté sur les symptômes dits généraux de la dilatation ou de l'anévrisme du cœur, et ils se sont laissé entraîner dans de graves erreurs, en considérant la dilatation comme une maladie *primitive*, au lieu de la regarder comme consécutive à une autre lésion qui était le point de départ des symptômes qu'ils attribuaient à la dilatation elle-même. Nous avons prouvé un peu plus haut que cette maladie supposait nécessairement un obstacle au cours du sang; mais cet obstacle, en même temps qu'il donne lieu à un anévrisme du cœur, produit d'autres phénomènes très frappants, tels que l'engorgement des vaisseaux, l'infiltration séreuse, les hémorrhagies passives, etc. Ces phénomènes ont été pris pour l'effet de la dilatation du cœur, tandis que celle-ci n'a rigoureusement avec eux d'autre rapport que d'être le résultat de la même cause, c'est-à-dire d'une gêne de la circulation.

Avant que la méthode de l'auscultation fût connue, on avait cherché des signes qui pussent faire distinguer l'anévrisme des cavités droites de celui des cavités de l'un ou l'autre ventricule, par le lieu où les battements indiqués se feront entendre.

tés gauches. Lancisi avait donné pour signe de l'ané-vrisme des cavités droites la *fluctuation* des veines jugulaires. Corvisart pense que ce diagnostic diffé-rentiel est très difficile, très incertain ; il assure néan-moins que, dans le cas de dilatation des cavités droi-tes , l'étouffement est plus grand, la diathèse séreuse plus marquée, l'hémoptysie plus fréquente , la teinte livide de la face plus foncée.

D'après tout ce que nous avons établi précédem-ment, il est indubitable que les phénomènes indiqués par Lancisi et Corvisart annoncent en effet une di-latation des cavités droites , ou du moins une gêne dans leur circulation ; mais il arrive souvent que la cause réelle de cette dilatation réside ailleurs que dans les cavités droites. C'est ainsi par exemple que cette cause consiste fréquemment dans un rétrécissement de l'orifice aortique ou de l'orifice auriculo-ventriculaire gauche. Or, dans ces cas, le rétrécissement est la maladie principale, essentielle, et l'anévrisme des ca-vités droites est une lésion secondaire, et en quelque sorte symptomatique, de même que l'étouffement, le pouls veineux (signe de Lancisi) (1), les infil-

(1) On confond ordinairement sous le nom de *pouls veineux* deux phénomènes qu'il est cependant bon de distinguer ; savoir, le mou-vement d'expansion, de distension, que l'on observe dans les veines lorsque la circulation pulmonaire est embarrassée, et l'espèce de pul-sation que l'on remarque dans les mêmes parties , lorsque, pendant la contraction du ventricule droit , une certaine quantité de sang reflue vers l'oreillette et le système veineux. Le premier mouvement est isochrone à celui de l'expiration. Le second correspond au pouls et aux contractions ventriculaires : l'un et l'autre s'observent quelque-fois chez le même sujet.

trations et les hémorragies passives. Il est d'une grande importance de bien se pénétrer de toutes ces vérités, pour ne pas prendre, ainsi qu'on le fait trop souvent encore, un simple symptôme, un pur accident, pour une maladie principale, et en quelque sorte capitale.

§ IV. *Des effets de la dilatation ou de l'anévrisme du cœur.*

Nous avons montré plus haut que la dilatation du cœur était le résultat mécanique d'une cause qui déterminait un engorgement des cavités de cet organe, et que c'était à l'action de cette cause, plutôt qu'à la dilatation elle-même, qu'il fallait rapporter divers symptômes que les auteurs ont attribués à cette dernière. Il nous faut examiner maintenant, la dilatation étant opérée, quelle peut être son influence sur le système de la circulation, et partant sur l'économie tout entière. Or, il est bien clair que, considérée d'une manière abstraite, la dilatation du cœur a pour effet d'affaiblir la puissance contractile de la substance musculaire de cet organe, en raison de la distension qu'elle lui fait éprouver. Les fibres musculaires perdent, pour ainsi dire, en force, ce qu'elles gagnent en étendue. Ainsi donc, si nous concevons cette dilatation, en faisant abstraction de la cause qui l'a déterminée, nous lui donnerons pour signes la faiblesse et la mollesse du pouls (1), les hydropisies et les hémorragies passives, en un mot tous les phénomènes

____

(1) On observe en même temps des battements du cœur si faibles, si profonds, qu'on les sent à peine dans les cas où la dilatation se joint à l'amincissement des parois.

que nous savons être le résultat d'un obstacle à la circulation ; mais comme la cause de la dilatation est elle-même propre à produire tous ces phénomènes, il est bien difficile de faire, à la dilatation et à sa cause, la juste part qu'elle prend dans le développement de semblables effets. On ne manquera pas de nous objecter ici que, dans l'*anévrisme actif,* on observe des symptômes directement opposés à ceux que nous venons de rapporter ; mais cette objection ne pourra nous être adressée que par ceux qui n'auront pas assez médité les idées que nous avons proposées dans plusieurs endroits de cet ouvrage. En effet, si vous observez des signes d'activité de la circulation chez les individus affectés d'*anévrisme actif,* ce n'est certes pas à la dilatation qu'appartient cette *activité,* mais bien à l'hypertrophie dont elle est compliquée. Dans ce cas, le cœur, recevant, par le fait de son hypertrophie, plus d'énergie qu'il n'en perd par la dilatation dont il est le siége, les symptômes de l'hypertrophie prédominent sur ceux de la dilatation. Le contraire a lieu lorsque la dilatation se complique de l'amincissement des parois, et s'opère, pour ainsi dire, aux dépens de leur épaisseur. Enfin, on conçoit un troisième cas dans lequel le cœur gagnant, en vertu de son hypertrophie, précisément autant qu'il perd, en raison de sa dilatation, il en résulte une sorte de compensation ou d'équilibre qui maintient ses fonctions dans leur état normal ; mais comme ce fait nous semble bien plus idéal que réel, nous nous bornons à l'indiquer.

§ V. *Traitement de la dilatation ou de l'anévrisme du cœur.*

Nous avons parlé, dans la précédente section, du traitement qui convient à l'anévrisme compliqué d'hypertrophie; nous ne devons nous occuper ici que de celui qu'il faut employer contre la dilatation simple, et la dilatation avec amincissement ou *hypotrophie* des parois; mais s'il est bien vrai que la dilatation du cœur est constamment consécutive, il est évident que le traitement doit consister essentiellement à combattre la cause ou la maladie dont elle dépend. Si l'on parvient à vaincre ces dernières, la dilatation se dissipera graduellement elle-même; car la cause étant détruite, l'effet doit disparaître, à moins que la dilatation n'ait été portée au point d'éteindre entièrement la rétractilité des fibres musculaires, et de les priver de tout leur ressort, cas qui serait au-dessus de toutes les ressources de l'art; par elle-même, la dilatation du cœur n'est presque la source d'aucune indication. Est-elle le résultat d'un rétrécissement des orifices? c'est cette dernière maladie qui doit être l'objet du traitement; reconnaît-elle pour cause un obstacle à la circulation pulmonaire, tel que celui produit par la pleurésie ou la pneumonie, les tubercules, l'hydro-thorax? les maladies pulmonaires réclament évidemment tous les soins du médecin; est-elle l'effet d'exercices trop violents, de professions qui s'opposent au libre cours du sang, de passions trop vives? l'indication se présente encore d'elle-même. Ces diverses considérations suffisent pour nous justifier du peu d'étendue que nous donnons à ce paragraphe (1).

CHAPITRE III.

DE L'ATROPHIE DU CŒUR.

L'atrophie du cœur a été observée par un grand nombre d'auteurs; Senac lui a consacré un article de son grand ouvrage. C'est à cette maladie que se rapporte le passage du Dictionnaire des sciences médicales

(1) En terminant l'histoire de la dilatation du cœur, nous devons parler de celle qui n'occupe qu'une partie d'une des cavités de cet organe, de la dilatation partielle en un mot. Ce genre de dilatation est analogue à l'anévrisme latéral des artères. Bursérius l'avait en quelque sorte deviné, lorsqu'il proposait de diviser les anévrismes du cœur comme ceux des artères. Un exemple de cette dilatation partielle du cœur se trouve dans les *Miscellanea naturæ curiosorum :* un autre a été recueilli par Corvisart. Cet illustre médecin trouva chez un jeune nègre, mort dans un état de suffocation, « la partie supérieure et latérale du ventricule gauche, surmontée d'une tumeur presque aussi volumineuse que le cœur lui-même. L'intérieur de cette tumeur contenait plusieurs couches de caillots assez denses, parfaitement semblables à ceux qui remplissent la cavité des anévrismes artériels.... La cavité de cette tumeur communiquait avec celle du ventricule par une ouverture qui avait peu de largeur, et dont le contour était lisse et poli. » (1) Nous n'avons jamais observé rien de semblable à ce fait intéressant. Mais nous avons assez souvent trouvé, ainsi que nous l'avons déjà dit, l'une des cavités du cœur dilatée en un point de son étendue, tandis qu'elle conservait ailleurs son état naturel, ou qu'elle était même rétrécie. Il n'est pas rare, par exemple, de trouver la portion du ventricule droit, la plus voisine de l'artère pulmonaire, dans un état de dilatation considérable, le reste de ce ventricule conservant son calibre ordinaire.

(1) *Essai sur les maladies du cœur*, pag. 283.

que nous avons cité textuellement dans le premier chapitre de cette section. Testa, Burns, Kreisig, M. Laennec, ont présenté des considérations plus ou moins étendues sur le même sujet. Burns cite quatre cas d'atrophie du cœur; dans un de ces cas, le cœur d'un adulte n'excédait pas en volume celui d'un enfant nouveau-né; dans un autre, le cœur d'une fille de vingt-six ans était aussi petit que celui d'un enfant de six ans. Chez le sujet de notre observation 66ᵉ, jeune homme fortement constitué et d'environ trente ans, le cœur avait un volume qui ne dépassait pas celui du cœur d'un enfant très jeune. Nous avons observé un assez grand nombre d'autres exemples d'atrophie du cœur, qu'il serait trop long de rapporter. C'est particulièrement chez les individus qui succombent à une maladie lente, et qui amène à sa suite le marasme le plus complet, que l'on rencontre l'atrophie du cœur; tels sont les phthisiques, les cancéreux, etc. Nous avons trouvé un cœur très peu développé chez une femme âgée qui, après avoir présenté des signes évidents d'hypertrophie de cet organe que l'on combattit par les saignées, mourut d'une diarrhée chronique. Il semble que dans ces cas le cœur participe à l'émaciation générale, et qu'il revient en même temps sur lui-même pour s'accommoder, se *mouler* à la petite quantité de sang qui circule à travers ses cavités; dans d'autres cas, l'atrophie du cœur paraît être le résultat d'une compression exercée sur lui pendant un temps plus ou moins prolongé. Chez le malade de notre 66ᵉ observation, l'atrophie avait été évidemment produite par la pression que le cœur avait éprouvée de la part d'un épanchement phlegmasique dans le péricarde ; sous ce rapport, l'atrophie du cœur ressemble à celle que subissent les poumons dans certains cas d'épanchements pleurétiques. D'après l'observation que nous avons citée de M. Laennec, la méthode de Valsalva et d'Albertini suffirait pour produire l'atrophie du cœur. En général, lorsque le cœur s'atrophie, ses cavités diminuent de capacité : il se ramasse, pour ainsi dire, et se contracte. En vertu de cette espèce de *retrait*, de ce retour sur lui-même, le cœur, atrophié réellement, présente cependant quelquefois un épaississement marqué de ses parois, épaississement que l'on peut comparer à celui qu'éprouvent les parois de plusieurs viscères creux, de l'estomac et de la vessie, par exemple, quand ils sont vides et contractés sur eux-mêmes. On se tromperait grossièrement si l'on confondait ce genre d'épaississement avec l'hypertrophie proprement dite. Ainsi de même que nous avons prouvé que celle-ci pouvait exister sans que l'épaisseur des parois fût augmentée (hypertrophie suivant la surface), de même nous voyons maintenant que l'épaississement des parois peut coïncider avec une véritable atrophie de l'organe. Lorsque le cœur est ainsi émacié, rapetissé, il est comme *ridé* et *flétri* à sa surface, et ressemble assez exactement, sous ce rapport, à une pomme *flétrie*, ainsi que l'a remarqué M. Laennec.

Il est une autre forme d'atrophie du cœur que nous ne devons pas oublier de faire connaître. Dans cette

forme les parois du cœur, et notamment des ventricules, au lieu d'être revenues sur elles-mêmes, sont
dilatées en même temps qu'amincies : elle constitue
l'*anévrisme passif* dont nous avons traité précédemment. Les parois ventriculaires sont quelquefois tellement atrophiées, qu'elles ressemblent à des membranes, ou bien aux parois des oreillettes. Il est vrai
que cet amincissement dépend quelquefois autant,
peut-être, de la distension mécanique des parois, que
de l'atrophie proprement dite, ou de la diminution
de nutrition.

Enfin, on pourrait établir une troisième forme
d'atrophie dans laquelle les parois seraient amincies,
sans que la cavité correspondante eût changé de capacité, forme qui correspondrait à l'hypertrophie
simple. C'est à l'observation que nous laissons le soin
de prononcer à cet égard.

L'atrophie du cœur avec dilatation des parois avait
singulièrement frappé Senac. « Ce qui est plus sur-
» prenant, dit-il, c'est que les parois du cœur puis-
» sent s'exténuer et maigrir, lorsque son volume
» devient fort gros ; c'est pourtant ce qui est arrivé,
» comme on peut le prouver par une observation rap-
» portée dans les Éphémérides. J'ai dit que ce fait est
» singulier, parceque, dans des cas semblables, les
» parois du cœur deviennent ordinairement fort épais-
» ses » (1).

L'atrophie du cœur étant le résultat d'autres maladies plutôt qu'elle n'en constitue une véritable,

(1) *De la struct. du cœur*, tom. II, pag. 394.

nous n'avons rien à dire de son traitement; il se confond évidemment avec celui de la maladie dont elle
est l'effet.

M. Laennec a fait entre l'atrophie et le ramollissement du cœur un rapprochement qui ne nous paraît
pas tout-à-fait exact. « J'ai souvent pensé, dit-il, que
» le ramollissement du cœur était une disposition pro-
» chaine et un acheminement à l'atrophie ou à l'hy-
» pertrophie. *Il est au moins, comme ces deux af-
» fections, le produit d'une altération quelconque
» dans la nutrition de cet organe* (1)... » C'est précisément, selon nous, parceque le ramollissement
du cœur est une *altération* de nutrition de cet
organe qu'il diffère essentiellement de l'hypertrophie
et de l'atrophie qui ne sont, l'une, que l'augmentation, l'autre, que la diminution de nutrition du
même organe. Il ne faut pas confondre l'*altération*
la *perversion* de la nutrition d'un organe, avec l'augmentation et la diminution de cette même nutrition.
Ce sont des choses absolument différentes.

(1) *Auscult.*, tom. II, pag. 295.

CHAPITRE IV.

DE L'IRRITATION INFLAMMATOIRE DE LA SUBSTANCE MUSCULAIRE DU CŒUR, OU DE LA CARDITE ET DE SES SUITES, TELLES QUE LES ABCÈS, LES ULCÈRES, LES PERFORATIONS, LA GANGRÈNE, etc.

CONSIDÉRATIONS PRÉLIMINAIRES.

Malgré les écrits et les obervations de Galien, de Salius Diversus, de Vésale, de Rondelet, de Forestus, de Benivenius, de Rivière, de Kerkring, de Mickel et de quelques autres, l'inflammation générale de la substance du cœur est une des maladies sur lesquelles règne encore la plus affligeante obscurité. Cela n'est pas étonnant, s'il est vrai, comme le dit M. Laennec, qu'il n'existe peut-être pas un seul exemple incontestable et bien décrit de la cardite générale soit aiguë, soit chronique (1). Cette assertion d'un célèbre observateur serait de toute vérité, s'il était nécessaire, pour admettre l'existence d'une cardite, de trouver du pus évidemment épanché dans le tissu musculaire du cœur. Mais s'il suffit de rencontrer la substance charnue de cet organe dans un état de ramollissement ou d'endurcissement plus ou moins prononcé, avec augmentation ou diminution de sa coloration, la cardite ne sera plus une maladie

(1) *De l'Auscult.*, tom. II, pag. 302.

extrêmement rare, et l'assertion de M. Laennec paraîtra au moins exagérée. Pourquoi cependant se refuserait-on à regarder le ramollissement et l'endurcissement de la substance musculaire du cœur comme des marques d'inflammation de ce viscère, puisque les mêmes caractères anatomiques servent à démontrer la phlegmasie des autres organes? D'ailleurs, si vous examinez attentivement quels sont les phénomènes qui caractérisent l'inflammation des muscles extérieurs, vous verrez que les principaux sont en effet le ramollissement et l'induration. Ces muscles ont-ils été atteints d'une phlegmasie aiguë, vous trouvez leur tissu brun, marron, violet, facile à déchirer, ou même converti en une sorte de sanie ou de bouillie dépourvue de toute cohésion, comme cela arrive aux autres organes tels que le cerveau, le foie, le poumon, les reins, la rate, etc. Que si vous examinez des muscles à une époque plus éloignée du développement de leur phlegmasie, ils vous présenteront une induration remarquable, quelquefois cartilagineuse, d'autres fois même osseuse, comme cela se rencontre à la suite des fractures pendant la formation du cal. Ces rapprochements puisés dans l'anatomie pathologique nous conduisent naturellement à placer parmi les caractères, ou, si vous voulez, parmi les terminaisons de la cardite générale le ramollissement et l'induration de la substance musculaire du cœur.

Si l'on a regardé comme très rares les exemples de cardite générale, il n'en est pas de même de ceux de la cardite partielle ou *circonscrite*, caractérisée par l'existence d'un abcès ou d'une ulcération plus ou moins profonde des parois du cœur. Si l'on en croit quelques auteurs, la connaissance des ulcères du cœur remonte même jusqu'aux Égyptiens. Quoi qu'il en soit, Bonet a réuni, dans son Sepulchretum, un assez grand nombre de cas, d'ulcères et d'abcès du cœur. Les ulcères du cœur ont été observés à sa face interne et à sa face externe. Dans le premier cas ils succèdent à une phlegmasie de la membrane interne de cet organe ; dans le second, ils sont consécutifs à celle de la membrane externe ou à la péricardite. Olaüs Borrichius nous a laissé un exemple bien caractérisé d'un ulcère de la surface externe du cœur, comme on peut en juger d'après la description qu'il en a donnée et que voici : « Cordis exterior » caro, profundè exesa, in lacinias, et villos carneos » putrescentes abierat ». Peyer et Graëtz ont observé de semblables cas. Les ulcères de la surface interne ont été signalés et décrits par Bonet, Morgagni, Senac, etc. Que l'ulcère marche de dehors en dedans, ou de dedans en dehors, ses progrès peuvent être suivis d'une destruction de toute l'épaisseur des parois qu'ils affectent, d'une véritable perforation. Nous nous sommes déjà occupés des ulcérations et des perforations du cœur, en décrivant l'inflammation de l'aorte et de la membrane interne du cœur. Nous ajouterons ici quelques remarques nouvelles sur les perforations du cœur, maladie sur laquelle MM. Rostan et Blaud ont publié chacun un mémoire que nous engageons le lecteur à consulter. Nous avons dit ailleurs (*voyez*

Malad. de l'aorte) que les perforations du cœur nous semblaient devoir être rapprochées de celles qu'on a désignées sous le nom assez inexact de perforations *spontanées* de l'estomac, des intestins, de l'utérus, etc. Les perforations du cœur, précédées d'une ulcération profonde, n'ont-elles pas, en effet, la plus grande analogie avec celles de l'estomac et des intestins ? Dans les unes et dans les autres, l'inflammation érosive antécédente ne joue-t-elle pas un rôle très important ? Au contraire, les ruptures du cœur, non précédées d'ulcération, doivent plutôt être comparées avec certaines ruptures de l'utérus. Les unes et les autres s'opèrent pendant la contraction de l'organe : les unes et les autres supposent une altération primitive de ce même organe : un défaut de résistance quelconque, tel que celui produit par un ramollissement, par exemple. C'est précisément parceque les ruptures du cœur arrivent dans le moment de la contraction que l'on peut expliquer une de leurs circonstances les plus remarquables, savoir leur plus grande fréquence sur le ventricule gauche, c'est-à-dire sur la partie la plus robuste de l'organe, mais par cela même celle qui se contracte avec le plus d'énergie. C'est ordinairement vers la pointe, endroit le moins épais, le moins résistant du ventricule que la rupture s'opère. Lorsqu'elle se forme sur une autre partie de cette cavité du cœur, c'est sans doute en raison de quelque circonstance particulière qu'il n'est pas toujours facile de déterminer.

Mais en voilà assez sur une maladie dont le diagnostic est très obscur et qui ne manifeste souvent son existence que par la mort subite qu'elle entraîne (1). Maintenant laissons de côté tout ce qui a trait à cette forme de la cardite, et livrons-nous à l'étude de celles qui sont caractérisées par le ramollissement ou l'endurcissement du tissu musculaire du cœur.

ARTICLE PREMIER.

DU RAMOLLISSEMENT DU CŒUR (CARDITE).

§ I. M. Laennec est le premier auteur, en France du moins, qui ait fixé particulièrement son attention sur le ramollissement du cœur; mais il ne l'a pas considéré sous le même point de vue que nous l'envisageons ici. A cette différence près, nos observations s'accordent parfaitement avec celles de M. Laennec. Nous avons constaté, ainsi que lui, deux espèces de ce ramollissement, l'une avec coloration plus foncée de la substance du cœur, l'autre avec décoloration, ou plutôt avec coloration blanchâtre ou jaunâtre de cette même substance. La première espèce coïncide avec des symptômes de maladie aiguë, tandis que l'autre accompagne souvent les maladies chroniques: c'est ainsi que nous avons observé le ramollissement rouge et qu'on peut appeler *aigu*, dans les fièvres graves très violentes, tandis que nous avons recueilli des exemples du ramollissement blanc ou jaunâtre et

(1) Sur dix malades qui ont succombé à une rupture du cœur, huit sont morts instantanément, un au bout de deux heures environ, et un autre au bout de quatorze heures. (*Revue médicale*, article de M. Bayle, n° de juillet.)

que nous désignerons par l'épithète de *chronique*, chez des individus qui avaient succombé à des fièvres lentes ou hectiques. La plupart des observations contenues dans notre premier chapitre, et notamment les cinquième, sixième, septième, huitième, neuvième, onzième, treizième, seizième, vingt-quatrième, vingt-cinquième, vingt-sixième, plusieurs de celles que renferme le chapitre premier de la première section du second livre, la soixante-sixième, la soixante-septième, en particulier, sont des cas de ramollissement inflammatoire du cœur. Nous pourrions en rapporter ici de nouveaux exemples, si l'espace nous le permettait.

Nous avons comparé le ramollissement et la perte de cohésion du tissu du cœur au ramollissement du cerveau, du foie, de l'utérus de la rate et des reins, lequel est généralement regardé aujourd'hui comme un caractère certain d'inflammation de ces organes. Par conséquent nous avons dû considérer comme un signe également positif de cardite le ramollissement dont il s'agit ici. Nous ne pouvions adopter une autre opinion, sans blesser les lois de l'analogie. M. Laennec compare le ramollissement du cœur coïncidant avec les *fièvres essentielles* au ramollissement gluant des muscles qu'on observe dans les mêmes maladies et surtout dans les fièvres *adynamiques* ou *putrides*, mais il ne le donne point pour un caractère de phlegmasie. « Je n'oserais assurer, dit-il, que ce ramollis-
» sement ait lieu dans toutes les fièvres essentielles ;
» cependant, je l'ai rencontré dans ces cas toutes les

» fois que j'y ai fait attention (1) ». Les observations que nous avons citées dans le premier chapitre de cet ouvrage confirment pleinement celles de M. Laennec. Le même auteur ajoute : « Serait-il (le ramollisse-» ment) la cause de la fréquence extraordinaire du » pouls qui survient souvent dans la convalescence » des fièvres, et qui dure quelquefois plusieurs se-» maines, quoique le malade reprenne des forces et » de l'embonpoint ? » —Il nous semble que l'on peut répondre par l'affirmative à cette question. Et cette réponse paraît toute naturelle, en admettant avec nous que le ramollissement du cœur est une véritable cardite, tandis que dans toute autre manière de voir il serait difficile de se rendre raison de ce remarquable phénomène, c'est-à-dire de la précipitation du pouls et par conséquent des contractions du cœur.

Si nous sommes parvenus à démontrer le rapport qui existe entre l'aortite et la dilatation de l'aorte, on concevra de suite qu'une relation analogue doit exister entre le ramollissement du cœur et l'anévrisme de cet organe, et qu'inévitablement la première lésion est favorable à la formation de l'autre, car le ramollissement affaiblit la cohésion et par conséquent la résistance des fibres musculaires du cœur, et cette perte de résistance est évidemment une prédisposition à la dilatation.

§ II. Les caractères anatomiques du ramollissement du cœur sont les suivants : le tissu charnu du cœur est presque entièrement privé de sa force de co-

____
(1) *De l'Auscult.*, tom. II, pag. 290.

hésion ; il est friable, mou , et se déchire avec une extrême facilité : il suffit même pour le rompre de le presser égèrement entre les doigts. Les parois des ventricules sont flasques et s'affaissent après l'incision, dans les cas même où elles sont hypertrophiées ou plutôt épaissies. En général , en même temps que la substance musculaire du cœur se ramollit, elle change aussi de couleur ; quelquefois elle devient d'un rouge foncé ou même brunâtre, ce qui nous paraît être le caractère d'une cardite aigüe ; d'autres fois, au contraire, la substance musculaire se décolore, devient pâle ou jaunâtre : teinte qui a été justement comparée par M. Laennec à celle des feuilles mortes : c'est la cardite chronique.

Le ramollissement du cœur est général ou partiel, et peut se compliquer avec toutes les autres lésions anatomiques dont nous nous sommes précédemment occupés. Il nous paraît qu'il n'existe jamais indépendamment d'une affection pathologique de la membrane externe ou interne du cœur.

§ III. Si le ramollissement du cœur est toujours consécutif à une phlegmasie de la membrane intérieure ou extérieure de cet organe, ses causes doivent être les mêmes que celles de cette dernière maladie. Peut-être le tissu musculaire du cœur peut-il s'enflammer primitivement ; mais cela est assez difficile à concevoir, et demande de nouvelles observations.

§ IV. Les signes du ramollissement du cœur n'ont point encore assez fixé l'attention des médecins ; ces signes sont à peu près les mêmes que ceux de la péricardite. Lorsque le ramollissement est l'effet d'une phlegmasie aiguë, on observe une grande anxiété, un pouls précipité, petit, faible, profond; une tendance aux lipothymies, comme dans les péricardites aiguës (1) : les malades périssent quelquefois subitement. Le ramollissement est-il au contraire le résultat d'un inflammation chronique? les malades sont dans un état de cachexie et de langueur ; leur teint est décoloré, flétri; leurs forces sont épuisées; les battements du cœur et du pouls sont fréquents, mais mous et sans vigueur. L'infiltration séreuse survient, accompagnée des autres symptômes qui annoncent un obstacle à la circulation. Nous devons faire remarquer toutefois que les signes de cachexie sont bien souvent produits par une maladie chronique dont la cardite elle-même est un des funestes accidents.

Si l'on explore attentivement les contractions du cœur dans les cas où il est ramolli, on reconnaît qu'elles ne sont accompagnées que d'une impulsion très faible, quelquefois inappréciable, et que leur son et plus sourd, plus obscur, plus obtus que dans l'état naturel. Les contractions, lorsque le ramollissement est aigu, sont vives, précipitées, comme convulsives; quand ce ramollissement est chronique, elles perdent de leur vivacité, et on les trouve tantôt

(1) On sait que parmi les péricardites aiguës, les unes ne sont accompagnées d'aucun symptôme alarmant, tandis que les autres sont marquées par les phénomènes les plus graves. Serait-il déraisonnable de penser que cette différence tient à ce que, dans les dernières, la phlegmasie s'est propagée au tissu musculaire du cœur, ce qui n'aurait pas lieu dans les premières?

précipitées, tantôt lentes, comme nous l'avons surtout observé chez un de nos malades où ces alternatives se manifestaient de la manière la plus frappante.

§ V. Le ramollissement du cœur étant ordinairement une maladie consécutive, et en quelque sorte symptomatique, son pronostic est relatif à la nature et à l'intensité de l'affection dont il est le produit. Ainsi il sera très différent, suivant qu'il sera déterminé par une fièvre dite essentielle aiguë ou chronique, par une affection scorbutique, etc. Le ramollissement qui accompagne la péricardite ajoute beaucoup à la gravité de celle-ci.

§ VI. Le traitement du ramollissement du cœur qui est la suite d'une phlegmasie idiopathique de cet organe réclame absolument les mêmes moyens que la péricardite (1); quant à celui qui est symptomatique, il est évident que son traitement se confond en quelque sorte avec celui de la maladie principale, et que ce n'est pas ici le lieu d'en parler.

ARTICLE II.

DE L'ENDURCISSEMENT DE LA SUBSTANCE MUSCULAIRE DU CŒUR.

§ I. Plusieurs observateurs ont recueilli des exemples de l'endurcissement de la substance musculaire du cœur. Albertini a observé un cas d'ossification de l'une des oreillettes; Corvisart a trouvé une fois la substance du cœur tellement dure qu'elle résonnait comme un *cornet*, bien qu'elle eût conservé sa cou-

(1) Voyez le chap. 1er de la sect. 1ere.

leur rouge; une autre fois il a rencontré un endurcissement cartilagineux de la pointe du cœur. Burns a
eu l'occasion de voir le tissu des ventricules parfaitement ossifié, de telle sorte qu'il ressemblait à celui des
os du crâne. M. Renauldin a communiqué à feu Corvisart l'observation d'une sorte de *pétrification* du
cœur. Nous avons rencontré nous-mêmes divers cas
d'induration du cœur : nous avons rapporté précédemment l'observation d'un individu chez lequel nous
trouvâmes une ossification vers la pointe du cœur,
celle d'un jeune homme chez qui une induration lardacée et fibro - cartilagineuse du péricarde s'était
propagée au tissu propre du cœur ; nous allons donner l'extrait de quelques autres observations analogues.

XCII^e OBSERVATION. *Hypertrophie anévrismale
avec endurcissement du ventricule droit, fibro-
cartilaginification de la valvule mitrale.* —
Louise Neuray, âgée de trente-trois ans, mourut à
l'hôpital Cochin le 9 janvier 1823, après nous avoir
présenté tous les symptômes d'un rétrécissement des
orifices du cœur avec hypertrophie du ventricule
droit (1). Parmi ces symptômes, voici les plus remarquables : on entendait pendant les contractions
de l'oreillette un *bruit de soufflet* ; les battements
du ventricule droit se faisaient sentir avec une
grande violence ; ils repoussaient la main ou le cylindre appliqué sur la région du cœur : la malade se

(1) La maladie paraissait consécutive à une chute sur la région précordiale.

plaignait de fortes palpitations, et elle distinguait très bien qu'elles étaient plus prononcées à droite qu'à gauche.—A l'ouverture de son corps, nous trouvâmes le ventricule droit du cœur d'un tiers plus grand que dans l'état naturel : la dilatation avait principalement lieu vers l'insertion de l'artère pulmonaire; les parois du ventricule avaient de trois à cinq lignes d'épaisseur; leur tissu était d'un rouge rose, d'une consistance très grande, et dans un état d'induration comme cartilagineuse, etc.

XCIII^e OBSERVATION. — Un jardinier, âgé de quarante-huit ans, mourut à l'hôpital Cochin le 21 janvier 1820, au milieu de symptômes qui annonçaient un grand obstacle à la circulation. — Le ventricule droit était considérablement dilaté; les piliers avaient augmenté de volume, et telle était leur densité, qu'en les tirant fortement en sens contraire, ils semblaient se casser plutôt que se déchirer. Les parois de ce ventricule avaient plus d'épaisseur que dans l'état naturel, et présentaient la même dureté que les piliers charnus : sa surface interne était très rouge ; la cloison ventriculaire était très épaissie, et tandis que la moitié de cette cloison, appartenant en quelque sorte au ventricule droit était endurcie, son autre moitié, correspondant au ventricule gauche, avait conservé sa densité ordinaire....

XCVI^e OBSERVATION. *Endurcissement du ventricule gauche, ramollissement du droit, altération des valvules.*—Une femme, âgée d'environ cinquante ans, fut apportée à l'hôpital Cochin, où elle mourut au bout de quelques heures. Son pouls était à peine sensible, irrégulier, intermittent; la main appliquée sur la région précordiale sentait les battemens du cœur, qui, dans un point assez circonscrit, étaient *brusques* et accompagnés du frémissement cataire : le visage était injecté.... — Le cœur avait un volume considérable : les parois du ventricule droit avaient un peu plus d'épaisseur que dans l'état naturel ; elles étaient molles et faciles à déchirer ; le ventricule gauche présentait au toucher une fermeté et une résistance telles, que l'on aurait cru presser un os ou tout autre corps analogue : ses parois endurcies avaient l'épaisseur de deux travers de doigt, et sa cavité, presque effacée, était remplie par une concrétion polypeuse de la grosseur d'une petite sangsue....

XCV^e OBSERVATION. *Endurcissement et ramollissement du ventricule gauche du cœur.* — Un professeur de belles-lettres, présentant les symptômes de ce qu'on appelle vaguement anévrisme du cœur, succomba à l'hôpital Cochin le 13 octobre 1822. Le ventricule gauche était dilaté et épaissi ; le tissu de ses colonnes charnues était altéré, d'un blanc jaunâtre, *dur et résistant* dans les unes, ramolli et facile à déchirer dans les autres; la décoloration des piliers tranchait avec la rougeur vive du tissu des parois, qui était lui-même un peu mou ; la membrane interne du cœur était rouge, etc.

§ I. L'endurcissement de la substance musculaire du cœur présente plusieurs degrés, plusieurs nuances si l'on peut ainsi dire ; l'hypertrophie non compliquée

du cœur est en quelque sorte le rudiment de l'induration, tandis que l'ossification et la pétrification en constituent le dernier terme. Entre ces deux extrêmes se
rencontrent diverses nuances : tantôt la substance du
cœur, d'un rouge rose, presque saine en apparence,
se rapproche de la dureté d'un fibro-cartilage, résiste
et crie sous l'instrument qui l'incise; tantôt elle offre
une densité et une solidité vraiment cartilagineuse;
d'autres fois elle est encore plus dure, et résonne
comme un cornet, suivant l'expression de Corvisart;
quelquefois la substance endurcie est comme terreuse ou sablonneuse.

On n'a pas encore observé l'endurcissement général du cœur, mais il peut être plus ou moins étendu
et envahir quelquefois une moitié du cœur tout entière; il se borne souvent à la face interne ou externe
du cœur, où il se présente sous forme d'incrustations (1) : les piliers charnus peuvent en être le siége
exclusif; il en est de même de la cloison. Dans un
cas d'endurcissement cartilagineux du ventricule
droit, que nous avons recueilli, la moitié de la cloison
correspondante à ce ventricule était seule affectée.
L'endurcissement peut exister avec état naturel,
agrandissement ou diminution de la cavité affectée;
il est souvent accompagné de l'épaississement des
parois, etc. Il est rationnel de penser que l'induration
du cœur suit la même marche que l'induration de

____

(1) Dans bien des cas, l'induration de la substance musculaire du
cœur paraît avoir été produite par l'extension, la propagation d'une
semblable induration du péricarde.

l'aorte et des valvules, dont nous avons parlé plus haut, et qu'elle passe par les mêmes métamorphoses : la description minutieuse de tous ces *accidents* anatomiques nous entraînerait beaucoup trop loin.

§ II. Les signes de l'endurcissement du cœur varient nécessairement suivant le degré et l'étendue du mal. Lorsque l'endurcissement est au premier degré, que la substance du cœur ne présente pas de changement sensible dans ses caractères extérieurs, les signes sont les mêmes que ceux de l'hypertrophie. Mais on conçoit que l'activité et l'énergie des battements du cœur doivent diminuer en raison directe des progrès de la maladie, et que, l'impossibilité de se contracter et de se dilater alternativement, doit être l'inévitable résultat d'une induration qui aurait totalement changé la nature de la substance musculaire du cœur. Il paraît que dans un degré d'induration moyenne, le cœur conserve une grande force de contraction. Il est à peu près certain qu'une induration osseuse ou cartilagineuse, d'une moitié ou d'une seule cavité du cœur, pourrait être reconnue par l'auscultation, et qu'elle doit renforcer considérablement le bruit des contractions de cet organe. M. Laënnec pense que c'est dans les cas de cette nature que le bruit du cœur a pu être entendu à l'oreille nue (1), et même à une certaine distance du malade.

Dans le cas d'endurcissement recueilli par M. Ré-

______

(1) Le bruit du cœur peut être entendu à l'oreille nue dans tous les cas où le cylindre le fait entendre lui-même.

nauldin, « la main appliquée sur la région du cœur
» ressentait une sorte d'écartement des côtes ; et lors-
» qu'on pressait même légèrement cette région ,
» on occasionait une douleur très aigüe qui durait
» long-temps après la compression. » Chez un de
nos malades, les contractions du cœur avaient une
impulsion tellement énergique, que la poitrine en
était ébranlée dans toute son étendue (1).

Au reste, il est évident que les signes de l'endurcissement du cœur recevront d'importantes modifications suivant les diverses complications qui pourront
exister, et dont la plupart ont été signalées dans les
chapitres précédents.

§ III. Le traitement de l'endurcissement *actif* du
cœur doit être évidemment calqué sur celui que nous
avons conseillé contre l'irritation nutritive du cœur ;
mais dans les cas d'endurcissement *passif*, c'est-à-
dire lorsque le cœur, converti en substance cartilagineuse ou osseuse, est incapable de remplir ses fonctions, il est bien clair que toute guérison est impossible, et que le médecin ne peut que recourir aux
moyens palliatifs.

(1) Nos observations sont parfaitement d'accord avec celles de
M. Laennec sur ce point. Il dit, en effet, que les cœurs les plus fermes
qu'il ait rencontrés étaient aussi ceux qui donnaient l'impulsion la
plus forte. C'est sans doute cette raison qui l'a porté à considérer le
premier degré de l'induration du cœur comme le dernier de l'hypertrophie (1). Corvisart pense que cette induration rend la contraction
des ventricules plus difficile, et leurs mouvements plus bornés, ce
qui est vrai dans un degré de la maladie, mais non dans tous.

(1) *Auscult.*, tom. II, pag. 286.

ARTICLE III.

DE LA GANGRÈNE OU DU SPHACÈLE DU CŒUR.

La gangrène du cœur est une de ces affections dont on conçoit la possibilité; mais dont l'existence est si rare qu'elle est révoquée en doute par quelques médecins; les plus illustres observateurs n'ont pas eu occasion de la rencontrer. Considérée comme une des terminaisons de l'inflammation du cœur, il est assez facile de comprendre la raison de sa rareté. D'abord, on peut dire, d'une manière générale, que, de tous nos tissus, le musculaire est un de ceux qui se prête le moins au développement de la gangrène; en second lieu, l'inflammation sur-aiguë du cœur est tellement grave, tellement rapide, qu'elle tue les malades avant que la gangrène ait eu, pour ainsi dire, le temps de se manifester : cet accident pourrait donc être plutôt l'effet d'une cause maligne, pour nous servir de l'expression des anciens, que celui de la violence même de la cardite. Aussi, Corvisart ne craint-il pas d'avancer qu'il n'existe aucun fait bien avéré de la gangrène du cœur. Divers auteurs, il est vrai, Senac, entre autres, qui parle de cœurs *pourris*, entièrement rongés, etc.; divers auteurs, disons-nous, ont rapporté, sans hésiter, plusieurs exemples de cette maladie; mais de semblables faits, exposés ordinairement de la manière la plus infidèle, ne doivent être accueillis qu'après un examen sévère, et admis qu'avec une sage défiance : c'est le cas de se renfermer dans les bornes du doute philosophique. Si l'on considère d'un esprit attentif et non prévenu les observations de gangrène du cœur recueillies par Deidier, J. Bauhin, M. Geroux, on verra qu'elles se rangeraient plus naturellement, peut-être, dans la catégorie des ramollissements aigus du cœur, que parmi les affections vraiment gangréneuses. Notre observation 26e elle-même, dans laquelle le cœur était mou, flasque, d'une couleur brunâtre, et comme *putréfié*, ne nous paraît point concluante, et fait naître le même doute que les précédentes; car cette sorte de gangrène du cœur pouvait bien n'avoir été qu'un ramollissement que la putréfaction commencée du sujet avait transformé en un état gangréneux. Il vaut mieux se résoudre à supporter le doute que de s'exposer à prendre un phénomène cadavérique pour une lésion organique et pathologique. La gangrène du cœur, s'il est vrai qu'elle puisse se rencontrer quelquefois, est trop au-dessus de toutes les ressources de l'art pour que nous proposions ici quelques conseils sur son traitement.

CHAPITRE V.

DU CANCER ET DES AUTRES PRODUCTIONS ACCIDENTELLES DU COEUR,
QUI N'ONT PAS D'ANALOGUES DANS LES TISSUS DE L'ÉCONOMIE
ANIMALE.

Si nous plaçons l'histoire du cancer du cœur à la suite du ramollissement inflammatoire et de la gangrène du même organe, ce n'est pas que nous établissions, comme quelques uns l'ont fait, une sorte de ressemblance entre la gangrène et le cancer, ni que nous pensions avec d'autres que le cancer ne soit autre chose qu'une phlegmasie; telle n'est pas notre opinion. Dans l'inflammation il y a exaltation des propriétés organiques; dans la gangrène il y a abolition de ces mêmes propriétés; mais le cancer ne consiste ni dans l'un ni dans l'autre de ces états : c'est véritablement une *perversion* des propriétés organiques, perversion d'où résulte la production d'un tissu morbide accidentel qui n'a point d'analogue dans l'économie, et qui ne doit pas en avoir, s'il est vrai que sa formation ne soit point régie par les mêmes lois que celles qui président à l'organogénésie proprement dite. Au reste, le cancer du cœur est une maladie tellement rare, que les médecins anatomistes les plus distingués n'en ont jamais observé d'exemples. Cependant MM. Récamier, Rullier, Cruveilhier et quelqués autres, ont constaté l'existence de ce cancer, dont M. Carcessonne avait déjà donné la description dans les *Mémoires de la Société royale de médecine*, pour les années 1777 et 1778. Enfin, tout récemment, on a publié, dans la *Revue médicale*, trois nouvelles observations sur cette maladie, recueillies par MM. Andral et Bayle. Chez le premier malade, le cancer occupait le ventricule et l'oreillette du côté droit ; il était compliqué d'hypertrophie du ventricule gauche. Les symptômes qu'on observa furent ceux qui accompagnent ordinairement l'*anévrisme du cœur*, dit M. Andral. Suivant le même auteur, l'individu succomba à l'*hypertrophie*, et non au cancer du cœur. M. Andral pense même que, non compliqué d'*hypertrophie des cavités gauches*, le cancer n'aurait pas troublé la circulation d'une manière notable. Quelle singulière opinion ! on ne veut pas que le cancer, c'est-à-dire la désorganisation du cœur soit un obstacle à la circulation, et l'on regarde comme tel l'*hypertrophie*, c'est-à-dire l'augmentation d'énergie du cœur !.... Nous avons prouvé ailleurs combien est erronée une semblable opinion, que M. Andral n'aurait point embrassée, s'il ne l'avait reçue, pour ainsi dire, de confiance, et sans la soumettre à l'examen de son esprit judicieux et profondément observateur. Il est évident d'ailleurs que le malade dont il s'agit ici succomba principalement à une ossification des valvules aortiques, altération dont l'anévrisme et l'hypertrophie du cœur ne furent que des effets, et qui fut la véritable cause du trouble de la circulation. — Dans le second cas rapporté par M. Andral, le cancer siégeait encore sur le cœur droit. Des douleurs lancinantes, par intervalles, de la dyspnée, un dépérissement progressif, et plus tard l'anasarque, furent les principaux symptômes que l'on observa. — Dans la troisième observation, qui appartient à M. Bayle, le cancer affectait les deux oreillettes et la cloison inter-ventriculaire ; on n'observa aucun symptôme local, et la nutrition elle-même demeura intacte. Le malade mourut cependant....

Des faits précédents que M. Andral a bien voulu nous communiquer, il conclut « qu'il est évident que » les fibres musculaires du cœur peuvent être en par- » tie détruites *sans que la circulation en soit nota-* » *blement troublée ;* que, dans aucun cas, la mort » ne fut le résultat de l'influence exercée par le cœur » sur la circulation ; que, dans le premier cas, la » mort fut due à l'anévrisme du cœur » (*M. Andral en avait d'abord accusé l'hypertrophie ; on voit qu'il confond ensemble l'hypertrophie et l'anévrisme, dont nous avons exposé ailleurs les immenses différences*) ; « que, dans le second cas, c'est par l'al- » tération de nutrition que le cancer entraîna le ma- » lade au tombeau. » M. Andral ne dit pas comment arriva la mort dans le troisième cas, et il faut avouer qu'il serait difficile de le dire, après la lecture la plus attentive de l'observation (1). M. Andral termine

(1) Nous engageons le lecteur à voir le travail de MM. Andral et Bayle, inséré dans la *Revue médicale* (cahier de mai).

d'ailleurs en convenant que les faits qu'il a rapportés sont trop peu nombreux pour qu'il ait la prétention de tracer une histoire générale des affections cancéreuses du cœur : nous ne saurions terminer nous-mêmes par une réflexion plus sage et plus judicieuse.

Le cancer n'est pas la seule production accidentelle que l'on puisse rencontrer dans le cœur ; on y a aussi trouvé de la matière tuberculeuse, des kistes séreux et des vers vésiculaires. Quelques anciens observateurs prétendent même y avoir rencontré de véritables vers ; mais cette observation, née dans des temps où l'amour du merveilleux rendait souvent infidèle à la vérité, doit aller se placer à côté de celles où il s'agit de cœurs velus, de cœurs remplis de pous, de serpents, de vipères, etc., et à côté de tant d'autres dont leurs auteurs font, pour ainsi dire, mentir la nature, au lieu d'en être les sincères interprètes.

Nous avons rattaché, aux suites et aux terminaisons de l'inflammation, les productions cartilagineuses, osseuses ou autres qui ont leurs analogues dans les systèmes de l'économie ; c'est pourquoi nous ne devons pas y revenir ici.

SECTION III.

DES MALADIES DES VAISSEAUX DU COEUR.

Les vaisseaux du cœur sont sujets à toutes les maladies du système vasculaire en général. Nous allons exposer rapidement ce que l'observation médicale a recueilli sur cette partie de la pathologie du cœur.

§ Ier. *Maladies des artères du cœur.* — Les artères coronaires sont susceptibles d'inflammation comme toutes les autres ; nous avons trouvé quelquefois leur membrane interne rouge, et dans leurs parois les mêmes altérations que nous avons décrites en parlant de l'aortite, c'est-à-dire des écailles calcaires, des lames cartilagineuses, etc. Dans une observation que nous avons rapportée dans un autre endroit de cet ouvrage (1) les artères coronaires étaient ossifiées dans toute leur longueur, et ressemblaient en quelque sorte à des branches de *corail.* Nous possédons une observation d'oblitération de l'une de ces artères par l'effet d'une ossification complète de ses parois.

Nous avons aussi rencontré la dilatation générale de ces artères. Dans un cas d'hypertrophie du ventricule gauche, nous avons trouvé l'artère coronaire gauche agrandie au point que son calibre était double de celui de la coronaire droite (2). Nous n'avons pas

(1) Obs. LXXVIII, pag. 302.
(2) Obs. LXXIV, pag. 289.

eu l'occasion d'observer l'ulcération, la rupture, ni *l'anévrisme faux* de ces artères.

Plusieurs médecins, surtout en Angleterre, ont regardé l'ossification des artères coronaires comme la cause de *l'angine de poitrine*, ou de la *sténocardie*; mais, en prenant pour guide l'observation la plus exacte et la plus rigoureuse, il est impossible jusqu'ici de rapporter les symptômes qui caractérisent *l'angine de poitrine* à une lésion quelconque du cœur exclusivement. On a vu ces symptômes accompagner une foule *d'affections organiques* différentes, soit du cœur, soit des gros vaisseaux, ou même des poumons. Voilà pourquoi Héberden, Wichmann, Parry, Burns, Testa, Kreisig, Brera, Averandi, Jurine, Desportes, etc., qui se sont occupés d'une manière particulière de l'étude de cette maladie, ne s'accordent point lorsqu'il s'agit d'en déterminer le siége et la nature (1). Les uns veulent que l'angine de poitrine dépende de l'ossification des artères coronaires; les autres la considèrent comme un symptôme d'une compression du cœur par les organes voisins, et même par les viscères abdominaux; ceux-ci la rapportent à une névrose des nerfs pulmonaires, ceux-là à une névrose des plexus cardiaques, etc. Peut-être chacun de ces auteurs a-t-il raison et tort en même temps ; raison, parceque la sténocardie peut être réel-

______

(1) Tout le monde sait que les principaux symptômes de l'angine de poitrine sont un sentiment de constriction de la poitrine, une douleur dans la région du cœur et dans le bras gauche, une anxiété, une suffocation et des angoisses mortelles, symptômes qui se développent ordinairement par *accès*.

lement produite par la cause organique qu'il lui assigne ; tort, en ce que cette cause , toute réelle qu'elle puisse être, n'est pas la seule qui soit propre à donner naissance à la maladie dont il s'agit ; mais, sans nous engager dans une discussion difficile, nous nous contenterons de dire ici que l'ossification des artères coronaires ne saurait être considérée comme la cause constante de l'angine de poitrine, puisque nous l'avons constatée chez des sujets qui n'avaient point présenté les symptômes de la *sténocardie*, et que d'autres médecins ont fait l'observation inverse, c'est-à-dire qu'ils ont rencontré *l'angine de poitrine* sans ossification des artères coronaires.

Dans l'état actuel de la science, on ne peut pas dire avec précision quels sont les effets de l'ossification des artères coronaires ; mais nous croyons pouvoir avancer que, dans certains cas, ces effets sont tout-à-fait inappréciables.

§ II. *Maladies des veines du cœur.* — On peut dire de ces veines ce que nous avons dit des artères coronaires, savoir, que leurs maladies doivent être les mêmes que celles du système veineux en général. Les maladies des veines du cœur, ou sont très rares, ou ont été mal observées, car on en trouve peu d'exemples chez les auteurs ; la seule que nous ayons observée nous-mêmes assez fréquemment est la dilatation comme variqueuse de ces vaisseaux. Cette dilatation s'observe dans les cas où la circulation a été long-temps et considérablement gênée, et coïncide avec la dilatation ou l'anévrisme du cœur. On comprend aisément le mécanisme de cette affection des veines cardiaques. Le sang qui engorge les cavités du cœur, et spécialement l'oreillette droite, ne permet pas à celui contenu dans les veines du cœur de se décharger librement dans cette oreillette : il s'accumule donc dans leur cavité, distend leurs parois, et les engorge jusqu'à leurs dernières extrémités. Il en résulte une turgescence veineuse, et, pour ainsi dire, un état *sub-apoplectique* du tissu du cœur. On a vu la rupture des veines être le résultat de cette congestion devenue excessive, de cette distension extrême de leurs parois. D'ailleurs cette lésion des veines cardiaques étant moins une maladie particulière que le symptôme d'une maladie plus grave, il nous suffira de l'avoir indiquée, et d'en avoir présenté les caractères anatomiques : ses signes et son traitement se confondent avec ceux de l'obstacle à la circulation, de quelque espèce qu'il soit.

§ III. Les maladies des vaisseaux lymphatiques du cœur sont entièrement inconnues.

SECTION IV.

DES MALADIES DES NERFS DU CŒUR, TELLES QUE LES PALPI-
TATIONS, LA CARDIALGIE, LA SYNCOPE OU LA PARALYSIE
DU CŒUR.

———

Les nerfs du cœur, que l'on doit regarder comme
le ressort, comme le principe animateur de cet organe, ne sauraient rester étrangers à la plupart des
maladies dont il peut être atteint; mais il s'agit moins
d'examiner ici la part que prend dans ces maladies le
système nerveux du cœur, le rôle qu'il y joue, que de
nous occuper des maladies qui affectent primitivement les plexus nerveux du cœur, et dont l'influence
se fait nécessairement sentir à son tissu contractile,
puisque les recherches physiologiques nous ont appris que cet organe puise dans le système nerveux
ganglionnaire le principe de ses mouvements. Or,
les nerfs du cœur, comme ceux de tous les autres
organes, sont susceptibles de deux modes de lésion
vitale, savoir, d'augmentation et de diminution de la
sensibilité, ou mieux de l'irritabilité dont ils jouissent :
de là des névroses *actives* ou par excès, et des névroses *passives* ou par défaut de *stimulus*.

1° *Névroses actives du cœur.* — A cette classe de névroses on peut rapporter les palpitations, le spasme, les convulsions du cœur, et la névralgie du même organe.

§ Ier. *Des palpitations ou de l'irritation des nerfs du cœur.* — Toute palpitation suppose une irritation quelconque des nerfs du cœur, puisque les premiers sont le principe des mouvements du second; mais les palpitations nerveuses proprement dites se distinguent des autres en ce qu'elles dépendent d'une excitation directe des nerfs, qu'elles ne reconnaissent point pour cause une lésion appréciable du cœur, tandis que les autres, c'est-à-dire les palpitations secondaires ou symptomatiques, coïncident essentiellement avec une altération matérielle et sensible du même organe.

Les palpitations nerveuses, comme toutes les palpitations du cœur en général, consistent dans l'augmentation de l'intensité ou de la fréquence, ou de l'intensité et de la fréquence, à la fois, des contractions naturelles de cet organe, de telle sorte que ces contractions, qui se font à notre insu dans l'état de santé, deviennent, non seulement très sensibles, mais aussi très importunes pour les malades. Il est une autre espèce de palpitations qui ne rentre point dans la définition précédente, et qui est caractérisée par la précipitation des battements de cœur, sans augmentation ou même avec diminution de leur énergie. On observe une infinité de degrés dans l'intensité des palpitations, depuis celles que l'on sent à peine jusqu'à cette contraction spasmodique, convulsive, pendant laquelle le cœur peut se rompre, à la manière d'un muscle volontaire qui se contracte avec une extrême violence.

Les signes des palpitations nerveuses sont en quelque sorte négatifs, c'est-à-dire qu'on reconnaît celles-ci à des contractions vives, fortes, tumultueuses, qui ne sont accompagnées d'aucun des phénomènes qui annoncent une maladie matérielle ou organique du cœur. Les malades entendent eux-mêmes très distinctement le bruit alternatif des mouvements de leur cœur; lorsqu'ils se couchent sur le côté, ils en sont souvent très incommodés. Ils s'aperçoivent aussi de leurs palpitations aux secousses brusques et violentes qu'ils éprouvent dans la région précordiale. Le médecin d'ailleurs peut appliquer au diagnostic des palpitations trois de ses sens, le toucher, l'ouïe et la vue; et, d'après la définition même que nous avons donnée de cette maladie, les signes fournis par ces divers moyens d'exploration doivent être prévus. C'est pourquoi nous allons passer incontinent aux causes des palpitations.

Les causes de cette affection sont très nombreuses. Les causes prédisposantes sont les tempéraments nerveux et sanguin ou pléthorique. Les passions vives de l'âme, telles que la colère, la joie, l'amour, la surprise; les exercices violents, la course, la danse, les excès vénériens, par exemple; les ingesta stimulants, tels que les liqueurs spiritueuses, le thé, le café, etc., sont autant d'agents qui doivent être placés parmi les causes des palpitations. Toutes ces causes, en dernière analyse, déterminent des palpitations, 1° en irritant directement les plexus nerveux du cœur, comme cela arrive dans les affections vives de l'âme; 2° ou bien en les stimulant indirectement, comme cela s'opère dans les exercices violents, par l'usage des ingesta excitants, les premiers accumulant dans le cœur une trop grande masse de sang, son excitant naturel (1), les seconds augmentant la propriété stimulante du même liquide. D'après ces idées, on pourrait distinguer les palpitations en *nerveuses* et en *sanguines*, si l'on peut ainsi dire, les unes ayant leur principe dans une irritation immédiate du système nerveux, les autres prenant leur source dans la quantité ou la qualité du sang qui abreuve les cavités du cœur. Il est aussi des palpitations *mixtes*, ou qui dépendent à la fois de l'excitation primitive des nerfs cardiaques, et de leur excitation *indirecte* par la pléthore du cœur ou par les propriétés irritantes du sang qui le traverse. Les palpitations qui accompagnent les maladies matérielles du cœur, les palpitations *organiques*, s'il nous est permis de nous servir de cette expression, se manifestent elles-mêmes sous l'influence de l'une des conditions que nous venons de signaler, savoir, l'engorgement sanguin des cavités du cœur. On peut donc dire qu'il n'existe

(1) On pourrait opposer aux palpitations du cœur produites par la pléthore, celles produites par les hémorrhagies abondantes : car cet organe palpite également, soit qu'on lui enlève une partie de son stimulant naturel, soit qu'il en reçoive une trop grande quantité.

réellement qu'une espèce de *palpitations*, en n'ayant égard qu'à la nature intime du phénomène, et que les différences qu'on établit entre elles se tirent seulement de la diversité de leurs causes, ou plutôt de la voie différente que suivent ces causes pour parvenir aux plexus cardiaques, sur lesquels elles fixent un surcroît de stimulus. Cette sur-stimulation est le fait fondamental ; les palpitations en sont le résultat, ou, si vous voulez, le symptôme.

Dans les fièvres, soit primitives, soit consécutives des auteurs, dans les phlegmasies fébriles, le cœur, plus ou moins irrité, précipite ses battements et palpite réellement. Ce genre de palpitations pourrait être désigné par le nom de *palpitations fébriles*.

Les palpitations ont une marche continue ou intermittente, suivant que leur cause affecte l'un ou l'autre de ces types. Les palpitations purement nerveuses, qui se développent sous l'influence d'une affection de l'âme, qui succèdent à un exercice trop violent, se dissipent quelques moments après que leur cause a cessé d'agir ; elles constituent moins une maladie qu'une indisposition, une sorte d'incommodité. Les palpitations *intermittentes* sont un des phénomènes de plusieurs maladies nerveuses qui ont reçu des noms particuliers, tels que l'hystérie, l'hypochondrie, la mélancolie. Les palpitations *continues* méritent la plus grande attention ; il est très rare qu'elles soient purement nerveuses : elles se rattachent le plus souvent à une lésion du cœur qui, pour être difficile à distinguer dans son origine, ne tarderait pas à devenir extrêmement grave, si elle était négligée. D'ailleurs une palpitation dite nerveuse est elle-même le résultat d'une lésion organique quelconque ; cette lésion, il est vrai, se dérobe à nos sens, trop grossiers pour pouvoir la saisir ; mais il n'en est pas moins certain qu'elle existe, car il serait absurde de supposer une maladie, quelle qu'elle soit, sans lésion d'organes.

Le traitement des palpitations dérive naturellement des distinctions et des rapprochements que nous avons établis tout à l'heure ; ainsi, il est évident que la première indication est de rechercher et d'éloigner la cause du mal, ou de combattre la maladie dont la palpitation n'est qu'un symptôme. Les palpitations sont-elles dues à un état pléthorique, les saignées et les autres antiphlogistiques doivent être employés ; reconnaissent-elles pour causes des exercices violents, immodérés, des passions de l'âme, il faut proscrire sévèrement les uns, et faire tous ses efforts pour calmer les autres. Ici commence le domaine de la médecine psycologique ; ici le médecin doit marcher sur les traces d'Érasistraté, de Boerhaave, de Bouvart, et de plusieurs autres célèbres praticiens. Les remèdes physiques les plus rationnels, tous les trésors de la thérapeutique, seront prodigués en vain tant que le médecin n'aura point remonté à la véritable source du mal, et qu'il n'aura point traité, par une médication morale, une maladie dont le principe est lui-même entièrement moral. Qu'importe en effet que vous combattiez sans cesse un symptôme, si vous n'attaquez pas la cause qui le produit ? Les palpitations produites par les passions, les palpitations morales, en quelque sorte, réclament donc avant tout la médecine de l'âme. Il faut opposer passion à passion ; lorsqu'il n'est pas possible de procurer au malade l'objet dont il est épris, et dont la possession suffirait pour le soulager sur-le-champ, il faut lui prodiguer tous les moyens capables de faire diversion à la passion qui le tourmente : le médecin en même temps ne négligera aucune des ressources que la matière médicale et la pharmacie peuvent lui fournir ; il combinera l'usage des antispasmodiques physiques à celui des *antispasmodiques moraux* : l'opium, la digitale surtout, qui paraît avoir une action calmante *spécifique* sur le cœur, le musc, le castoréum, les infusions de fleurs de tilleul et d'oranger, les juleps avec leurs eaux distillées, les bains tièdes, les bains froids, si les malades peuvent les supporter, etc., sont autant d'agents thérapeutiques auxquels on pourra recourir avec succès.

§ II. *Névralgie des nerfs du cœur.* — Nous ne faisons qu'indiquer ici cette maladie : nous n'avons point eu occasion de l'observer. Elle est peu connue, comme toutes les névralgies des nerfs ganglionnaires, système dont le cœur reçoit la plus grande partie des filets nerveux dont il est animé. Peut-être cette névralgie est-elle l'une des causes qui produisent la maladie à laquelle on a donné le nom d'*angine de poitrine* ou de *sténocardie*....

2° *Névroses passives du cœur, Syncope.* — *A.* Nous venons de voir le cœur, soumis à divers modificateurs irritants, précipiter ses battements, palpiter, se débattre, pour ainsi dire, comme pour les repousser : nous allons le voir ici, au contraire, perdre de son énergie contractile, ralentir ses contractions, tomber dans un état de stupeur dont le plus haut degré constitue la syncope ou la *paralysie* du cœur. Plusieurs agents physiques ou moraux sont doués de la propriété d'affaiblir ou d'éteindre même complètement la contractilité du cœur, telles sont les passions appelées dépressives, les poisons stupéfiants, comme la digitale, l'acide hydro-cyanique, et certains miasmes qui foudroient, en quelque sorte, toutes les puissances nerveuses : tel est celui de la peste, de certaines fièvres pernicieuses, etc.

B. Les phénomènes de la syncope sont ceux de la mort subite, dont elle ne diffère qu'en ce que, dans le plus grand nombre des cas, les malades peuvent encore être rappelés à la vie : nous disons dans le plus grand nombre des cas, car il en est quelques uns où la syncope est suivie d'une mort réelle. L'individu qui éprouve une syncope commence par ressentir un malaise inexprimable, ses yeux s'obscurcissent, se couvrent comme d'un nuage, des tintements d'oreilles se manifestent, le visage pâlit, les lèvres se décolorent, la pensée s'évanouit, le sentiment s'éteint, tout le corps se refroidit, se couvre de sueur; les membres tombent comme des masses inertes, les genoux se *dérobent* sous le poids du tronc, toutes les articulations se fléchissent, le pouls et la respiration disparaissent; ... il ne reste plus aucun signe de vie extérieure ; elle est, pour ainsi dire, momentanément *éclipsée*. Cependant on *revient à soi*, on se réveille de la mort *syncopale*; les sensations et le mouvement se raniment, la chaleur reparaît, et l'on se sent, pour ainsi dire, renaître. Le plus souvent la syncope ne dure que quelques secondes; d'autres fois elle persiste pendant quelques minutes. Dans certaines circonstances, heureusement très rares, elle se prolonge plusieurs heures, ou même des jours entiers ; et l'on a vu cette mort apparente simuler la mort réelle d'une manière si parfaite et en même temps si funeste, qu'on a enseveli des personnes qui étaient plongées dans cette dangereuse syncope, dans ce perfide sommeil, trop fidèle image du trépas. Le sentiment de malaise et d'anxiété, que nous avons donné comme le signe avant-coureur de la syncope, ne se présente pas toujours ; bien plus, quelques personnes, avant de se *trouver mal*, éprouvent un sentiment plein de charmes, de douceur et presque de volupté. Montaigne, revenu d'une syncope, regrette amèrement l'espèce de bien-être voluptueux que lui avait procuré cet anéantissement passager de la vie.

C. Les *causes* de la syncope sont très variées, et souvent opposées; c'est ainsi que l'on se *pâme*, suivant l'expression du vulgaire, de joie et de douleur, d'amour et de haine, etc. Les douleurs physiques violentes, celles qui accompagnent la péritonite, par exemple, les passions, les sensations produites par la vue de certains objets, par certains sons, par certaines odeurs, etc., peuvent produire la syncope (1). Une cause plus directe de cette maladie consiste dans la soustraction d'une quantité plus ou moins considérable de sang ; de là les syncopes que déterminent les hémorrhagies, et même une simple saignée. Les grands obstacles à la circulation suspendent également l'action du cœur et amènent la défaillance. Enfin tout ce qui peut, directement ou indirectement, éteindre momentanément la puissance nerveuse du cœur est une cause de syncope.

D. Les syncopes produites par les maladies, soit du cœur lui-même, soit des autres organes, sont un symptôme plutôt qu'une maladie, et réclament, outre le traitement spécifique de la syncope, celui qui convient aux maladies dont elles sont un des plus redoutables effets. La syncope purement nerveuse, telle que celle qui arrive aux femmes vaporeuses, aux convalescents, etc., n'est nullement dangereuse ; la plus légère excitation, l'impression de l'air frais, les aspersions d'eau froide, l'application de quelques émanations odorantes plus ou moins fortes sur la membrane pituitaire, telles que celles que fournissent l'éther, l'eau de Cologne, l'ammoniaque, etc., et

(1) On rapporte que les dames romaines tombaient en syncope lorsqu'elles respiraient l'odeur des fleurs, en sorte qu'il ne leur était pas permis d'en avoir dans leurs appartements. Tous les jours, nous voyons, chez nous, des femmes se trouver mal, à la vue d'une araignée, d'une chauve-souris : il en est dont les nerfs sont tellement susceptibles, qu'elles éprouvent le même accident par le toucher du velouté de la pêche, de la framboise, du satin, etc. Quelques unes font encore mieux, elles tombent en défaillance sans aucune raison sensible, et pour ainsi dire à volonté ; sans doute que la syncope produit sur elles le même effet voluptueux que sur Montaigne.

mille moyens connus du simple vulgaire, suffisent pour la faire disparaître.

SECTION V.

DES MALADIES DU TISSU GRAISSEUX DU CŒUR.

§ I. Le tissu cellulo-graisseux, dont le cœur est naturellement environné, peut quelquefois éprouver une sorte d'hypertrophie telle qu'il forme des masses énormes sous le poids desquelles cet organe est, pour ainsi dire, étouffé. Cette espèce d'*obésité* du cœur a été signalée par plusieurs observateurs, qui ont cru pouvoir la regarder comme la cause d'accidents graves, ou même de certaines morts subites. Corvisart ne nie point la possibilité de ces effets, mais il assure que, chez les sujets où il a rencontré des cœurs très gras, il n'a rien observé qui ait pu lui prouver que cet état fût pathologique, c'est-à-dire capable de déranger constamment *et à un point qui fait maladie* la fonction de l'organe. Notre propre observation est d'accord avec celle de Corvisart ; il paraît seulement que cette accumulation de la graisse autour du cœur est une circonstance favorable à la rupture de son tissu musculaire, ce qui dépend sans doute de ce que la graisse s'insinue entre les faisceaux charnus, les écarte, les dissèque et les *atrophie* en quelque sorte par la pression qu'elle exerce sur eux. Il est bien remarquable, en effet, qu'en général les cœurs graisseux ont des parois minces, et que leur substance charnue a perdu de sa fermeté. Nous avons rapporté (pag. 50) l'observation d'une rupture de l'oreillette chez un prêtre dont le cœur était surchargé de graisse.

L'obésité du cœur est un état qui paraît ne se rencontrer que chez les personnes douées d'un embonpont général considérable; cependant nous avons observé des cœurs beaucoup plus gras que dans l'état naturel chez des individus d'un embonpoint très médiocre. L'état dont nous venons de nous occuper ne doit pas être confondu avec celui auquel on a donné le nom de dégénération graisseuse du cœur.

§ II. Dans celle-ci, le tissu musculaire du cœur est converti, suivant M. Laennec, « en une substance » qui offre la plupart des propriétés physiques et chi- » miques de la graisse : c'est une altération tout-à- » fait semblable à celle que Haller et Vicq - d'Azir » ont observée dans les muscles (1). » M. Laennec n'a jamais trouvé cette altération que vers la pointe du cœur : il a vu qu'elle ressemblait beaucoup à certains ramollissements du cœur; mais il pense qu'on peut l'en distinguer en ce que la partie affectée de dégénération graisseuse, pressée entre deux feuillets de

(1) D'après les recherches de M. Béclard, les muscles ne sont point susceptibles de dégénérer en graisse. Ils sont simplement atrophiés et décolorés dans l'altération à laquelle on a donné le nom de *dégénération graisseuse des muscles.*

papier, les graisse fortement (1). Nous croyons avoir observé la dégénération graisseuse du cœur dont veut parler M. Laennec; mais nous avouons que nous l'avons confondue avec le ramollissement chronique, dont elle n'est peut-être qu'une variété.

§ III. On observe quelquefois un état opposé à celui que nous avons décrit sous la dénomination d'obésité ou d'hypertrophie graisseuse du cœur, c'est-à-dire une *atrophie* plus ou moins marquée du tissu graisseux du cœur. Cette émaciation du cœur coïncide avec l'émaciation générale, suite des maladies de langueur et de consomption, telles que la phthisie pulmonaire, les diarrhées chroniques, etc.

§ IV. Enfin nous avons trouvé assez souvent le tissu cellulo-graisseux du cœur dans un état d'infiltration séreuse. Cette maladie, que nous désignerons sous le nom d'*œdème* du cœur, est rarement simple et essentielle; elle accompagne le plus souvent l'hydropisie générale, et reconnaît les mêmes causes que celle-ci. Nous ne pensons pas qu'elle ait de signes propres : on peut seulement la soupçonner chez des individus atteints de la diathèse séreuse, et qui conservent toutefois encore assez d'embonpoint. Cet œdème nous a semblé toujours passif, c'est-à-dire consécutif à un obstacle à la circulation veineuse.

Nous ne doutons pas que le tissu cellulaire graisseux ne puisse s'enflammer comme tous les autres tissus; mais nous n'avons point eu l'occasion d'observer cette espèce de phlegmasie, sur laquelle aucun

(1) *De l'Auscult. méd.*, t. II, p. 298, 299.

auteur d'ailleurs ne nous semble avoir fixé son attention; il est difficile même qu'elle puisse exister isolée,
et elle doit nécessairement se confondre avec la péricardite ou la cardite.

SECTION VI.

DES VICES DE CONFORMATION ET DE POSITION DU CŒUR.

ARTICLE PREMIER.

DES VICES DE CONFORMATION DU CŒUR EN GÉNÉRAL, ET DE LA COMMUNICATION DE SES CAVITÉS DROITES ET DE SES CAVITÉS GAUCHES EN PARTICULIER.

Les Anglais, et surtout les Allemands, se sont occupés d'une manière plus particulière que nous des
différents vices de conformation du cœur et des gros
vaisseaux. Le docteur Burns partage ces *monstruosités* en six espèces.

Première espèce. L'aorte naît des deux ventricules à la fois. Elle a été observée par les docteurs
Nevins en Angleterre, Sandifort, Stander et Tiede-
mann en Allemagne.

Deuxième espèce. Le trou de Botal et le canal
artériel restent ouverts. Elle a été observée par plusieurs auteurs; et, entre autres, par M. Deschamps,

MM. Fouquier et Thibert en France; par MM. Burns et Monro en Angleterre.

Troisième espèce. Le canal artériel est oblitéré; le trou ovale persiste. Elle a été observée par Morgagni, Hunter, Corvisart, MM. Caillot, Jurine, Louis, etc., et trois fois par nous-mêmes.

Quatrième espèce. Elle consiste dans une oblitération complète de l'artère pulmonaire à son origine, laquelle ne pourrait recevoir de sang que par une action rétrograde du canal artériel. Elle a été signalée par Hunter; mais sa description laisse quelque chose à désirer.

Cinquième espèce. Le cœur n'a que deux cavités, une oreillette et un ventricule; et de ce dernier naît un vaisseau qui se divise en deux branches, dont l'une porte le sang dans le poumon, et l'autre dans tout le corps.

Sixième espèce. La valvule mitrale représente une sorte de plancher percé au milieu. Elle a été observée par M. Burns. Nous pensons qu'une semblable disposition peut se rencontrer sur les autres valvules du cœur; nous l'avons rencontrée sur la valvule tricuspide, et sur les valvules de l'artère pulmonaire, ainsi que Morgagni et M. Louis.

D'ailleurs, les espèces admises par M. Burns sont loin d'embrasser tous les cas de vices de conformation du cœur et des gros vaisseaux. Ainsi on a vu l'aorte naître du ventricule droit, et l'artère pulmonaire du gauche; ainsi, on a vu, et M. Breschet nous en a montré un exemple, on a vu, disons-nous, des cœurs avec un ventricule et deux oreillettes (1). Ainsi, Joseph-Exupère Bertin rapporte, dans ses manuscrits sur l'angiologie, qu'il a trouvé la crosse de l'aorte double chez un enfant de dix à douze ans. « L'aorte, dit-il, sortait simple du ventricule gauche, se divisait ensuite en deux branches qui se réunissaient pour produire l'aorte inférieure, à peu près comme les deux bras d'un fleuve confluent après avoir formé une île. » Voilà donc trois nouvelles espèces de *monstruosités* qu'on peut ajouter à celles établies par Burns.

On conçoit d'ailleurs que ces espèces, en se combinant entre elles, en forment un grand nombre d'autres que l'on pourrait appeler mixtes ou composées. Quoi qu'il en soit, de tous ces vices de conformation, le plus fréquent est celui qui fait communiquer entre elles les diverses cavités du cœur; c'est pourquoi nous allons nous y arrêter un instant.

La communication des cavités droites et gauches du cœur a le plus souvent lieu par la persistance du trou de Botal; cependant elle s'établit quelquefois au moyen d'une perforation congénitale ou accidentelle de la cloison des oreillettes ou des ventricules : on a même vu des cas où les quatre cavités du cœur communiquaient réciproquement entre elles à la faveur d'une perforation qui occupait le point de réunion de la cloison auriculaire avec la cloison ventriculaire. M. le docteur Thibert en a recueilli un exemple qui a été publié dans le *Bulletin de la faculté de médecine* (année 1819).

(1) On trouve ce vice de conformation indiqué dans l'ouvrage de Kreysig, sur les *Maladies du cœur*.

Quel que soit le mode de communication établi entre les oreillettes droite et gauche, entre les ventricules pulmonaire et aortique, ou entre toutes ces cavités; que cette communication soit congénitale ou accidentelle, un des effets immédiats de cette disposition est le mélange des deux sangs, du sang artériel et du sang veineux. On conçoit difficilement comment ce mélange n'aurait pas lieu, dans les cas mêmes où les cavités communiquantes jouissent d'une force égale, et où les colonnes de sang, qui tendent à traverser en même temps la voie de communication, se heurtent avec une égale force et se font, pour ainsi dire, équilibre; seulement, dans ces cas, qui sont probablement très rares, le mélange serait beaucoup moins marqué que dans ceux où les cavités ont des forces inégales. Mais la circonstance la plus propre à opérer ce mélange, ainsi que l'a fait remarquer M. Louis (1), se trouve dans l'obstacle qu'éprouve l'une des colonnes sanguines à parcourir la route naturelle qui lui est tracée, comme cela arrive lorsque les orifices sont rétrécis à un degré plus ou moins considérable : disposition très commune, et qui peut-être joue un rôle important parmi les causes propres à déterminer le vice de conformation que nous examinons. Lorsque la circonstance dont nous venons de parler existe, il est évident que la colonne de sang, dont le passage naturel se trouve, pour ainsi dire, intercepté, pénétrera en partie à tra-

(1) *Voy.* son *Mém.* sur cet objet, dans les *Archives génér. de médecine*, t. III, numéros de novembre et décembre.

vers l'ouverture contre nature qui lui est offerte, et qu'elle la traversera avec d'autant plus de facilité, que la cavité qui se contracte sur elle sera douée d'une énergie absolue ou proportionnelle plus considérable. Le mélange du sang rouge et du sang noir, du sang *gauche* et du sang *droit*, s'effectue alors pendant la systole du cœur. Suivant M. Louis, le même mélange s'opérerait dans tous les cas, pendant la diastole de cet organe. Mais pourquoi l'équilibre parfait qu'admet M. Louis pendant la systole, lorsque les cavités opposées ont des forces égales, n'existerait-il pas pendant la diastole? C'est une question que nous proposons à M. Louis; car, pour nous, cet équilibre, soit pendant la contraction, soit pendant la dilatation du cœur, nous semble bien plus idéal que réel, et l'on ne peut, à notre avis, le considérer que comme une hypothèse plus ou moins probable.

Quoi qu'il en soit, les effets du mélange des deux sangs ne doivent pas être absolument les mêmes pour les cavités droites et les cavités gauches. L'observation semble avoir confirmé ce que la raison indique à cet égard, puisque la communication réciproque des cavités du cœur est presque constamment accompagnée de dilatation ou d'hypertrophie des cavités droites, tandis que ces maladies ne se rencontrent presque jamais alors dans les cavités gauches. L'hypertrophie des cavités droites, dans les circonstances dont il s'agit, est un phénomène dont nous avons essayé de rendre raison, en recherchant les causes particulières de l'hypertrophie de cette moitié du cœur. Nous avons dit que l'introduction d'une certaine quantité de sang rouge, *artérialisé*, dans le cœur droit était bien propre à en déterminer l'hypertrophie, par cela même qu'il est plus irritant, plus vivant, plus nutritif que le sang noir qui coule seul dans l'état normal à travers les cavités droites. Si cette explication n'est pas vraie, comment se fait-il que l'hypertrophie de ces cavités soit la compagne si fidèle de leur communication avec les gauches ? La dilatation que l'on rencontre est, sans doute, le résultat mécanique du passage d'une trop grande quantité de sang dans la cavité dilatée, et peut-être aussi de l'impulsion trop vive avec laquelle le sang est chassé de l'une des cavités communiquant dans l'autre. Le rétrécissement, au contraire, suppose que la cavité ne recevait qu'une très petite quantité de sang, ou que cette même cavité a perdu de sa capacité en raison de la marche de l'hypertrophie qui s'est opérée de dehors en dedans, et par conséquent aux dépens de cette même capacité. Il faut aussi tenir compte, dans l'explication de l'hypertrophie et de la dilatation des cavités droites du cœur, de l'état des orifices correspondants : or il est bien remarquable que, sur plus de la moitié des cas de communication entre les cavités gauches et droites du cœur, on trouve un rétrécissement, soit de l'orifice ventriculo-pulmonaire, soit de l'artère pulmonaire elle-même.

Les signes qui peuvent faire reconnaître la communication des cavités opposées du cœur méritent d'être recherchés avec soin ; plusieurs médecins ont attribué à ce vice de conformation exclusivement, une maladie qu'ils ont désignée sous le nom d'*ictère bleu*, de *maladie bleue*, de *cyanose*. Une telle opinion est tout-à-fait inadmissible, puisque nous possédons des cas où la *cyanose* n'existait pas, bien que le cœur *droit* communiquât avec le *gauche*, et d'autres où la *cyanose* existait, bien que nulle communication ne fût établie entre ces parties ; la moindre réflexion d'ailleurs aurait suffi pour faire rejeter l'opinion que nous réfutons. En effet, si la coloration en *bleu* de la peau était produite par le vice de conformation dont il s'agit, on devrait rencontrer la même couleur sur toutes les autres parties, ce qui est contraire à l'observation ; d'ailleurs, suivant une remarque ingénieuse de M. le professeur Fouquier, la peau du fœtus, où ne circule que du sang *noir* n'est pas *bleuâtre*.

Cependant, il est bien vrai que, chez certains individus affectés de communication entre les deux cœurs, on observe une couleur bleuâtre de certaines parties, telles que les lèvres, les oreilles, le visage en général, etc. Mais l'explication de ce phénomène est absolument la même que celle que nous avons exposée en parlant des obstacles à la circulation, c'est-à-dire qu'il dépend de la stase du sang dans les cavités droites, et dans le système veineux qui en est comme gorgé. Cette explication est d'autant plus rationnelle, que le vice de conformation du cœur qui nous occupe, est le plus souvent accompagné d'un rétrécissement des orifices ou de l'artère pulmonaire elle-même. Les autres phénomènes que les auteurs donnent pour si-

gnes de la communication des cavités droites et gauches, sont des syncopes plus ou moins fréquentes,
une diminution de la chaleur vitale, la sensibilité au
froid, l'étouffement plus marqué que dans les autres
maladies du cœur, une suffocation périodique, accompagnée ou suivie de lipothymie et provoquée
par les moindres causes. Nous pensons que la plupart
de ces symptômes sont souvent peut-être moins l'effet
de la communication contre nature des cavités opposées du cœur, que celui des maladies concomitantes,
du rétrécissement des orifices, par exemple. Ce qui
nous porte à le croire, c'est que nous avons observé
un cas de persistance du trou de Botal, où aucun signe propre à indiquer cette lésion ne se manifesta.
Au reste, pour pouvoir se prononcer, avec une certaine assurance, sur la valeur des signes proposés, il
faudrait avoir observé le vice de conformation qui
nous occupe dans son état de simplicité, et c'est ce
qui ne nous paraît pas avoir encore été fait.

Si cette monstruosité opposait constamment un si
grand obstacle à la circulation, on aurait peine à concevoir comment des individus qui en étaient affectés
ont pu vivre jusqu'à vingt, quarante, cinquante et
même soixante ans, sans compter qu'ils auraient encore poussé plus loin leur carrière s'ils n'avaient
succombé à d'autres maladies. Les palpitations, l'intermittence et l'irrégularité du pouls, le bruit de soufflet et le frémissement cataire à la région précordiale,
en supposant qu'ils sont bien réellement produits par
la communication des cavités droites et gauches du

cœur, ne sauraient être considérés comme des signes pathognomoniques, puisqu'on les rencontre également dans le rétrécissement des orifices. D'ailleurs, il importe assez peu de savoir précisément à quelle espèce de maladie du cœur appartiennent les symptômes indiqués; il nous suffit qu'ils annoncent d'une manière indubitable un obstacle à la circulation.

M. Louis, dans le mémoire qu'il a publié, pense que la communication entre les cavités droites et gauches est toujours congénitale. Peut-être cette assertion est-elle trop générale. On conçoit, en effet, qu'un ulcère qui occuperait la cloison auriculaire ou ventriculaire pourrait se convertir en une perforation, à la faveur de laquelle le sang rouge et le sang noir se mêleraient dans une proportion variable; nous croyons même que ce cas s'est présenté chez quelques uns des malades dont M. Louis a rapporté l'histoire. Enfin, bien que la persistance du trou de Botal soit le plus souvent, sans doute, congénitale, nous pensons qu'elle peut être aussi quelquefois accidentelle, et que de violents efforts sont capables de rouvrir ce trou, en décollant les lames valvulaires qui l'oblitèrent, comme ils suffisent quelquefois pour déterminer la rupture d'une colonne ou même des parois du cœur : cette opinion est aussi celle de M. Laennec.

Buffon, Bichat, et quelques autres après eux, ont imaginé que certains plongeurs n'avaient la faculté de rester si long-temps sous l'eau que parcequ'ils étaient affectés du vice de conformation qui nous occupe. C'est avec raison, ce nous semble, que Corvisart regarde cette opinion comme une *fable* ou *comme une grande erreur* (1).

Par opposition à la persistance du trou de Botal après la naissance, nous devons dire un mot de son occlusion dans le fœtus : vice de conformation qui doit être plus fatal au fœtus que ne l'est le précédent à l'enfant qui a vu la lumière et même à l'adulte. Vieussens, dans son *Traité de la structure du cœur*, chap. VIII, p. 35, rapporte l'histoire d'un enfant chez lequel se rencontra ce vice de conformation, dont le fait est d'assimiler en quelque sorte la circulation du fœtus à celle de l'adulte, tandis que celui dont nous avons traité immédiatement auparavant, rapprochait la circulation de l'adulte de celle du fœtus.

Ce serait encore ici le lieu de parler de ces *transpositions* des cavités du cœur, imaginées par les auteurs pour expliquer comment se développe l'hypertrophie, ou, pour nous servir de leur expression, l'*anévrisme actif* du ventricule droit. Mais nous répéterons que de semblables vices de conformation sont des faits au moins fort douteux, puisque les médecins qui les admettent, pour faire plier en quelque sorte la nature sous leurs explications, n'en peuvent citer eux-mêmes aucun exemple. Nous avons essayé, d'ailleurs, d'expliquer le mécanisme ou plutôt la formation de l'hypertrophie du ventricule droit sans recourir à l'intervention d'une semblable hypothèse.

(1) Ouvrage cité, p. 315.

ARTICLE II.

DES VICES DE POSITION DU CŒUR.

Le cœur est susceptible de divers changements de position qui peuvent porter une atteinte plus ou moins sensible à la liberté et à la régularité de ses fonctions, bien que, dans plusieurs cas, ce déplacement ne soit suivi d'aucun accident. Le déplacement du cœur peut être congénital ou bien *acquis*, c'est-à-dire le résultat d'une maladie qui s'est développée après la naissance. Des cas de la première espèce ont été rapportés par les auteurs. Buttner, Wilson, Schulz (1), Martinez (2), ont trouvé le cœur situé hors de la cavité de la poitrine, ou bien dans la cavité *droite* de cette même cavité. Klinz (3) raconte l'histoire d'un jeune homme chez qui le cœur était situé perpendiculairement dans la cavité pectorale, où l'on ne trouvait aucune trace du poumon gauche.

Mais passons aux déplacements du cœur qui ont lieu pendant la vie par l'effet de certaines maladies. On peut en distinguer deux espèces, l'une dans laquelle l'organe a seulement changé de *direction*, et l'autre où il est véritablement éloigné de son siége naturel. Nous avons rapporté des cas où le cœur était situé transversalement dans la cavité thoracique (4), et nous avons dit que ce vice de position se rencontrait souvent dans les cas d'hypertrophie et de dila-

(1) *Acta academ. scientiarum Succiæ*, anni 1763, vol. **XXIV**, p. 27.
(2) *Halleri Disputat. anatomicæ sel.*, vol. II, p. 510.
(3) *Ephem. nat. curios.*, vol. **X**, obs. 39.
(4) *Voy.* la planche 2ᵉ.

tation considérables du cœur. D'autres observateurs ont trouvé le cœur situé perpendiculairement, comme celui des quadrupèdes. Les exemples de véritable déplacement du cœur ne sont pas très rares. Lancisi et Morgagni en ont rapporté, sous le titre de prolapsus du cœur, le seul *vice* dont il soit fait mention dans l'ouvrage de Corvisart. Dans les cas où cet organe a considérablement augmenté de grosseur et de masse, il pèse de tout son poids sur le diaphragme, l'enfonce, pour ainsi dire, et s'en enveloppe en partie comme d'une espèce de poche. Une tumeur qui comprimerait le cœur de haut en bas, comme Morgagni l'a observé, dans un cas d'anévrisme de l'aorte, produirait le même déplacement. Quelques uns ont pensé que le prolapsus du cœur pouvait aussi être l'effet d'un relâchement des vaisseaux auxquels il est comme suspendu.

On observe un vice de situation opposé du cœur dans les cas où une tumeur quelconque des viscères abdominaux refoule les organes thoraciques vers la partie supérieure de la cavité qui les renferme.

Sennert trouva le cœur d'un étudiant *caché* dans la cavité droite du thorax, à la suite d'une maladie qui avait entraîné la *consomption* du poumon gauche (1). Les diverses tumeurs de la cavité pectorale peuvent, comme celles du bas-ventre, éloigner le cœur de sa position naturelle, et le *repousser* dans le côté droit, comme cela est arrivé dans le cas rapporté par Sennert. Parmi les auteurs,

(1) *Practica*, l. II, p. 2 et 15. Lugd.-Batav., 1650.

assez nombreux, qui ont observé cette sorte de transposition du cœur, nous devons citer M. Larrey.
Dans le cas rapporté par ce célèbre chirurgien, le
déplacement du cœur, vérifié par l'autopsie cadavérique, avait été produit par une *hydropisie enkystée*,
ou peut-être par une pleurésie avec épanchement dans
la plèvre gauche. Pendant la vie du malade, on sentait les battements du cœur sous le sein droit. Boerhaave (1), à l'ouverture du corps du marquis de
Saint-Auban, trouva le cœur rejeté dans la cavité
droite de la poitrine, par l'effet de la compression
qu'avait exercée sur lui une énorme tumeur située
dans le côté gauche du thorax. Ces exemples suffisent
pour démontrer que la situation du cœur dans la cavité droite de la poitrine est un fait de toute certitude.

On a dû remarquer que les vices de situation du cœur
que nous avons fait connaître, ont tous été la suite
d'une maladie ou de cet organe, ou des viscères pec-
toraux ou de ceux de l'abdomen : par conséquent,
ils doivent être considérés comme des symptômes
d'autres maladies, et non comme des maladies primitives et essentielles : distinction importante pour le
traitement. L'histoire de ces déplacements se confond
avec celle de toutes les maladies qui peuvent exercer
une compression sur le cœur, et occasioner, par là,
cette lésion purement mécanique.

Le diagnostic des vices de position du cœur n'est
nullement difficile, surtout aujourd'hui que l'art possède une méthode d'exploration dont nous avons si

(1) Zimmermann, *Traité de l'expér.*, l. III, ch. IV.

souvent signalé les précieux avantages. On reconnaîtra donc la maladie par le changement du lieu où se
feront entendre, voir et toucher les battements du
cœur; mais cette connaissance est de bien peu d'importance: c'est surtout le diagnostic de la maladie
principale qui doit être l'objet de l'attention du médecin. Les dangers du déplacement du cœur sont
entièrement relatifs à la maladie dont il n'est qu'un
symptôme. Brera pense que la compression du cœur,
par une cause quelconque, peut donner lieu aux
symptômes qui constituent l'angine de poitrine :
Testa, en combattant cette idée, a fait voir que les
causes qui compriment le cœur, exercent une compression encore bien plus grande sur les poumons,
en sorte que l'on pourrait avec plus de raison rapporter l'angine de poitrine à cette compression des
poumons, opinion toutefois que Testa ne propose
point.

SECTION VII.

DE LA CONCRÉTION DU SANG, VULGAIREMENT DÉSIGNÉE SOUS LE NOM DE POLYPES DU CŒUR ET DES GROS VAISSEAUX.

Il serait beaucoup trop long de rappeler ici toutes
les discussions dont les polypes du cœur ont été l'objet
dans les deux siècles derniers. Bartoletti et Pissini
furent les premiers qui donnèrent ce nom aux concrétions que l'on rencontre si souvent dans le cœur, dénomination fondée sur la ressemblance qu'ils crurent

trouver entre elles et certains polypes de l'utérus et des fosses nasales. Kerkring démontra que la formation des concrétions du sang dans le cœur différait totalement de celles des polypes de l'utérus et des fosses nasales, en produisant sur-le-champ de semblables coagulations par l'injection d'acide sulfurique dans les vaisseaux sanguins de chiens vivants. L'objection de Kerkring perdit bien de son prix lorsque, par la suite, on distingua deux sortes de polypes du cœur, les uns *vrais*, les autres *faux* : les derniers formés par le coagulum du sang encore rouge ou en partie blanc ; les premiers consistant en des concrétions blanchâtres, denses, et d'une texture comme celluleuse. La distinction des polypes en *vrais* et en *faux* régnait dans les écoles, lorsque Morgagni et Senac soumirent ce point de doctrine à une critique rigoureuse, et révoquèrent en doute l'existence des polypes *vrais*. Lieutaud, après eux, la nia formellement. Pasta, dans un ouvrage d'ailleurs très ingénieux, chercha à démontrer que tous ces prétendus polypes du cœur n'étaient que le résultat de la coagulation spontanée du sang, survenue depuis la mort, ou seulement quelques moments avant, et que toutes les histoires de maladies produites par la présence de ces polypes avaient été considérées sous un point de vue erroné. Burserius renouvela ensuite l'opinion de Malpighi, Manget, Pechlin, Peyer, Fréd. Hoffmann, J.-B. Fantoni, en soutenant que les polypes du cœur devaient être regardés comme des causes de maladie ; et il avança en même temps qu'ils pouvaient se former durant la vie. Cette théorie des polypes resta cependant encore douteuse, et pour ainsi dire vacillante, puisque, parmi les médecins, les uns la rejetèrent entièrement, tandis qu'elle obtint l'assentiment des autres. Corvisart, Testa, Burns, Kreysig et M. Laennec se sont occupés de nouveau d'une aussi importante question, et tous sont d'accord sur ce point, que les polypes peuvent se former pendant la vie, et qu'ils peuvent devenir la source de certains symptômes d'affection du cœur, affection à la vérité très difficile à déterminer par des signes certains et infaillibles. Au reste, il est incontestable aujourd'hui qu'il peut se former dans le cœur et les gros vaisseaux des concrétions polypeuses long-temps avant la mort. Les faits ne nous manquent pas pour prouver une semblable assertion : il n'est peut-être pas un seul vaisseau un peu considérable où l'on n'ait observé les concrétions dont il s'agit, et qui sont surtout très communes dans les veines. Les deux veines caves, les veines jugulaires, la veine porte, toutes les veines des membres, celles du poumon, les sinus du crâne, les artères carotides, les artères des membres, etc. : tous ces vaisseaux ont été trouvés, dans plusieurs cas, plus ou moins complètement oblitérés par la formation de concrétions sanguines ou de masses polypiformes ; on a trouvé dans le cœur lui-même, et particulièrement dans ses cavités droites, de semblables concrétions (1).

(1) Voyez, dans les tomes IIe et V^e des *Archives générales de médecine*, le mémoire de M. J. Bouillaud, sur l'oblitération des veines et les hydropisies passives.

§ I. *Caractères anatomiques des concrétions polypeuses.*

Les polypes du cœur et des gros vaisseaux qui se sont formés après la mort ou dans les derniers instants de la vie, ne sont autre chose que des caillots ordinaires de sang qu'il n'est pas besoin de décrire. Les concrétions un peu plus anciennes sont en grande partie dépouillées de leur matière colorante rouge; elles ressemblent assez à une masse fibrineuse, ou bien à certaines productions pseudo-membraneuses. Les concrétions se sont-elles formées plus long-temps encore avant la mort, leur consistance est plus ferme, elles adhèrent aux parois du cœur, et souvent elles sont tellement *empétrées* dans les réseaux ventriculaires qu'elles se rompent en les retirant : leur ressemblance avec la fibrine ou avec de la chair musculaire bouillie et décolorée est plus marquée, et elles présentent en quelque sorte les premiers rudiments de l'organisation. Enfin l'on rencontre quelquefois ces concrétions véritablement organisées (1),

(1) Une fille de dix-huit ans portait, à l'épaule droite et sous l'aisselle du même côté, deux énormes tumeurs, pour lesquelles elle entra à l'Hôtel-Dieu le 26 octobre 1822. Le membre supérieur droit était engourdi, *infiltré*. La malade cracha une grande quantité de sang, que l'on s'aperçut être fourni par un alvéole. L'illustre chirurgien de cet hôpital employa les moyens les plus rationnels pour dissiper les accidents. Cependant la malade succomba à sa maladie, vraiment incurable, le 13 décembre suivant. — L'oreillette droite du cœur était remplie, en grande partie, par un caillot mou, comme gélatineux, contenant, à son centre, des vésicules remplies d'un liquide à demi

comme on peut le voir dans les observations de la note ci-dessous.

Nous pensons que l'organisation des concrétions polypiformes s'opère de la même manière que celle des fausses membranes, et qu'elle se présente particulièrement dans celles qui sont le résultat d'une phlegmasie de la membrane interne du cœur, phlegmasie que Kreysig appelle pour cela *cardite polypeuse,* en la comparant à l'angine du même nom.

Les végétations globuleuses de M. Laennec appar-

concret (1), *parcouru par une infinité de vaisseaux injectés en rouge vif ou noir.* Cette concrétion polypiforme remontait dans les veines cave supérieure, sous-clavière et jugulaire droites, et se confondait en quelque sorte avec leurs parois fortement dilatées ; elle se prolongeait dans le ventricule droit. — Les membres supérieurs et la face *étaient seuls infiltrés,* etc. (Obs. communiq. par M. Senn, et extraite du *Mémoire sur l'oblitér. des veines,* ainsi que la suivante, qui a été recueillie par M. le docteur Thibert.)

Un commissionnaire, âgé de trente-six ans, entra à l'hôpital de la Charité au mois de mars 1817, et y mourut au milieu des symptômes que les auteurs ont jusqu'ici attribués à l'anévrisme du cœur. — Les cavités droites du cœur, outre du sang en caillots récents, contenaient des gâteaux de matière *fibrino-albumineuse organisée,* et adhérente aux parois par des filaments qu'on était obligé de rompre pour la séparer, se prolongeant dans la veine cave supérieure, et surtout dans l'inférieure, et obstruant presque l'orifice de l'artère pulmonaire, etc.

Certes, après les deux faits intéressants que nous venons de rapporter en peu de lignes, il faudrait être prodigieusement incrédule pour ne pas admettre que des concrétions polypiformes peuvent se développer dans le cœur durant la vie, et très long-temps avant la mort. A ces exemples d'organisation des concrétions sanguines, on peut ajouter l'observation XXXVI° de cet ouvrage, dans laquelle il s'agit d'un homme qui mourut d'un anévrisme de l'aorte. Le coagulum lamelleux, dont nous avons donné une longue description (pag. 91 et 92), offrait des traces manifestes d'organisation.

(1) Il n'est pas rare de rencontrer un caillot rouge de sang au milieu d'une grosse masse polypeuse blanche à l'extérieur et déjà assez ancienne.

tiennent aux concrétions polypiformes dont il s'agit; concrétions qui jouent peut-être aussi un rôle plus ou moins essentiel dans la production de certaines végétations valvulaires.

§ II. *Formation des concrétions polypeuses.*

Après l'examen attentif d'un très grand nombre de faits, nous nous sommes convaincus que l'inflammation des vaisseaux et l'interruption ou la gêne considérable du cours du sang dans leur canal étaient, sinon les seules, du moins les deux principales causes qui déterminaient la formation des coagulations polypiformes. Il serait assez difficile de dire comment l'inflammation produit la concrétion du sang dans le cœur ou dans les vaisseaux, comment le même phénomène se manifeste par suite d'un ralentissement ou d'une interruption de la circulation. Cette explication est d'autant plus difficile que, dans l'état actuel de la physiologie et de la chimie, on ne sait pas bien par quel mécanisme s'opère la coagulation du sang tiré des vaisseaux. Contentons-nous donc ici d'indiquer les faits, en attendant que la physiologie puisse nous en donner un jour la théorie. Au surplus, il est évident que toutes les causes capables de gêner ou d'intercepter le cours du sang, telles que les ligatures des vaisseaux, leur compression par des tumeurs, etc., seront aptes à produire les concrétions polypiformes qui nous occupent. Voilà pourquoi, aux approches de la mort, lorsque le mouvement circulatoire ne s'opère plus que d'une manière lente et presque imperceptible, commencent à se former ces masses polypeuses que l'on rencontre presque constamment dans le cœur et les gros vaisseaux, et surtout dans le cœur droit et les vaisseaux qui s'y rendent ou qui en partent. Voilà pourquoi, si l'on pratique une saignée chez une personne qui va bientôt succomber aux angoisses d'un grand obstacle à la circulation, le sang que l'on retire est noir, épais, à demi coagulé, et coule avec beaucoup de peine. Nous avons vu précédemment que le coagulum à lames concentriques de certaines tumeurs anévrismales se formait par le mécanisme que nous venons d'exposer ici, c'est-à-dire par le ralentissement de la circulation dans le sac anévrismal.

§ III. *Des effets et des signes des concrétions polypeuses en général.*

On a long-temps attribué à ces concrétions des phénomènes et des maladies qui dépendaient d'une autre affection organique du cœur. Cette opinion, tout-à-fait erronée, était surtout en vogue vers le milieu du siècle dernier, et les médecins l'avaient tellement *popularisée*, si l'on peut ainsi dire, que l'on parlait alors dans le monde des polypes du cœur, comme on y parle aujourd'hui d'*anévrisme*, peut-être avec aussi peu d'exactitude. Qui ne sait que le célèbre J.-J. Rousseau fit le voyage de Montpellier pour se faire traiter d'un *polype* au cœur, voyage qu'il n'eût certainement pas fait à pied, si cet illustre mélancolique avait été effectivement atteint de la maladie dont l'idée tourmentait si vivement son ardente imagination?

Les effets évidents des concrétions polypiformes sont d'apporter un obstacle plus ou moins considérable à la circulation. Les concrétions qui se forment vers les derniers instants de la vie, dans plusieurs maladies, et spécialement dans celles du cœur, augmentent considérablement la gêne du cours du sang, aggravent tous les symptômes, et peuvent déterminer, soit des syncopes, soit la mort elle-même, lorsqu'elles oblitèrent d'une manière plus ou moins complète les cavités ou les orifices du cœur. M. Laennec pense qu'on peut reconnaître ces *polypes* du cœur assez volumineux aux signes suivants : « Lorsque, » chez un malade qui, jusque là, avait présenté des » battements du cœur réguliers, ceux-ci deviennent » tout-à-coup tellement anomaux, obscurs et confus, » qu'on ne peut plus les analyser, on peut soupçonner » la formation d'une concrétion polypiforme ; si ce » trouble n'a lieu que d'un seul côté, la chose est à » peu près certaine (1). »

Nous ajouterons que c'est peut-être à la présence momentanée d'une concrétion polypeuse dans quelqu'une des cavités du cœur ou dans leurs orifices, qu'il faut attribuer le bruit de soufflet que l'on observe chez quelques individus, mais seulement par intervalles. Cette sorte d'intermittence dans le signe que nous indiquons annonce un obstacle mobile et tem-

(1) *Auscult. méd.*, tom. II, pag. 333.

poraire, et empêche qu'on ne le confonde avec le bruissement continu qui accompagne les rétrécissements permanents des orifices.

Les concrétions sanguines très anciennes et même déjà organisées constituent des obstacles permanents à la circulation, et produisent des effets différents suivant qu'elles occupent le cœur et les gros vaisseaux, ou des vaisseaux d'un moyen calibre. Dans le premier cas, leurs effets sont absolument les mêmes que ceux dont nous avons assez amplement parlé au chapitre des rétrécissements des orifices du cœur, c'est-à-dire un étouffement considérable, l'anxiété la plus intolérable et l'infiltration générale (1); dans le second cas, c'est-à-dire lorsque des vaisseaux d'un moyen calibre sont rendus imperméables par la présence d'une concrétion fibrineuse, les choses se passent un peu différemment, suivant que ces vaisseaux sont artériels ou veineux. Lorsque ce sont des artères, comme cela arrive par exemple à la suite de la ligature qu'on est obligé d'en faire dans certaines maladies, la circulation se rétablit à la faveur des artères collatérales qui se dilatent d'une manière très remarquable, et bientôt il ne reste aucun symptôme qui puisse faire reconnaître l'oblitération du tronc artériel (2);

(1) Il peut arriver néanmoins que l'hydropisie ne soit pas générale. Ainsi, lorsque la concrétion occupe l'une des veines caves seulement, on observe tantôt une infiltration isolée des parties supérieures, et tantôt une semblable affection des parties inférieures, suivant que l'obstacle siège dans la veine cave supérieure ou dans l'inférieure.

(2) Cependant, dans quelques cas malheureux, la circulation collatérale, ou ne s'établit pas, ou devient incapable d'entretenir la cha-

mais si les vaisseaux oblitérés par des coagulum fibrineux appartiennent au système veineux, ce qui est beaucoup plus fréquent, voilà les phénomènes que l'on observe. Il arrive quelquefois que le cours du sang veineux se rétablit au moyen d'une circulation collatérale, comme nous venons de voir que cela avait lieu dans le cas où une artère principale avait été oblitérée. Toutefois, la nature est moins habile, s'il est permis de s'exprimer ainsi, à rétablir le cours du sang veineux que celui du sang artériel. Aussi, le plus ordinairement, quand des veines principales sont oblitérées, observe-t-on une infiltration des parties d'où ces vaisseaux ramènent le sang et la sérosité. Ces hydropisies partielles sont un signe assuré d'un obstacle à la circulation des veines, et l'on peut affirmer que, de toutes les causes capables de produire les hydropisies dites passives, la plus commune est celle que nous signalons ici. Cette théorie, fondée sur l'observation la plus répétée, s'accorde d'ailleurs admirablement bien avec les expériences physiologiques relatives aux fonctions du système veineux (1).

leur et la vie dans les membres dont l'artère principale est inhabile au cours du sang. La paralysie ou la gangrène des membres sont les funestes accidents qu'entraîne ce défaut de circulation artérielle. M. Rostan rapporte, dans son ouvrage sur le ramollissement du cerveau, deux observations intéressantes de paralysie des membres produite par l'oblitération de leur artère principale. Cette paralysie et la gangrène doivent donc être rangées au nombre des effets et par conséquent des signes qui peuvent servir à faire soupçonner, sinon reconnaître, l'oblitération des artères.

(1) Consultez, pour de plus amples développements, le mémoire sur l'*oblitération des veines*, inséré dans les *Archives générales de médecine*.

SECTION VIII.

DE LA COMPLICATION RÉCIPROQUE DES DIVERSES MALADIES DU COEUR.

Rien n'est plus rare, ainsi que nous l'avons déjà dit, que de rencontrer des cas où le cœur soit le siége d'une seule affection. Au contraire, les diverses lésions que nous venons d'étudier isolément, et d'une manière en quelque sorte abstraite, se réunissent deux à deux, trois à trois, etc., et forment des milliers de combinaisons. On trouve à la fois des maladies de la substance musculaire, des substances membraneuses de l'organe, et de son système vasculaire; le même tissu est quelquefois le siége d'affections différentes : c'est ainsi que l'on rencontre les parois musculaires simultanément dilatées et hypertrophiées, ramollies et endurcies, que quelquefois même on rencontre réunies ces quatre espèces de maladies, et d'autres encore. Le rétrécissement des orifices est presque constamment compliqué de la dilatation et de l'hypertrophie, dont il est une des causes les plus fréquentes, etc., etc. On sent bien qu'il nous est impossible, non seulement de donner des exemples de ces innombrables complications, mais encore de les indiquer. Qu'il nous suffise de dire que presque toutes les observations contenues dans cet ouvrage en sont des exemples.

C'est cette complication si commune, et, pour ainsi dire, inévitable, des maladies du cœur entre elles, qui a été la source de tant d'erreurs que nous avons eu l'occasion de signaler dans différents endroits de cet ouvrage. Elle augmente, sans doute, la difficulté du diagnostic; car souvent l'existence d'une maladie donnée du cœur s'oppose à la manifestation de plusieurs des signes d'une autre maladie du même organe. Cependant, nous pouvons assurer qu'avec de l'attention, et en recourant à tous les moyens d'exploration que l'art possède aujourd'hui, un médecin exercé parviendra, dans la majeure partie des cas, à reconnaître du moins la lésion principale, et que très souvent même il reconnaîtra avec une facilité admirable des affections extrêmement légères, et dont le diagnostic était on ne peut plus incertain avant la découverte de l'auscultation.

FIN.

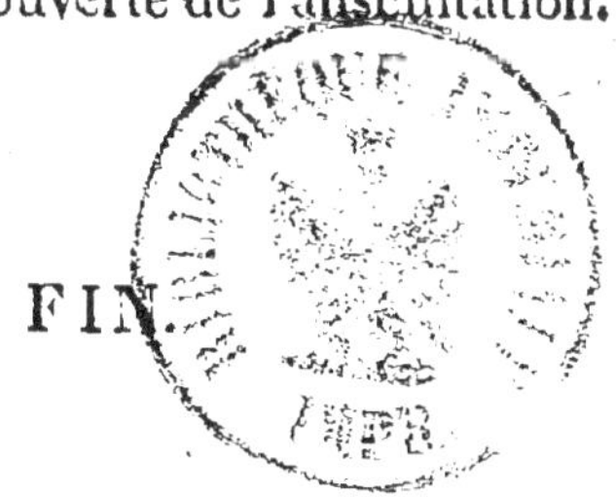

EXPLICATION DES PLANCHES.

PLANCHE I.

FIG. 2.

Cœur, aorte et artère pulmonaire d'un adulte, vus dans leur grandeur naturelle et par leur face antérieure.

FIG. 1.

Même cœur où l'on a mis à nu les vaisseaux et les nerfs de cet organe.

A et B.   Ventricules gauche et droit.
C, D.   Pointe du cœur.
E, F.   Oreillette droite.
H.   Oreillette gauche.
I.   Artère pulmonaire.
K.   Artère aorte.

PLANCHE II.

Cœur et aorte ascendante du sujet de l'observation 38ᵉ (pag. 99), dans leurs dimensions naturelles, et vus par leur face antérieure.

A.   Anévrisme de l'aorte.
B.   Tronc brachio-céphalique.
C.   Artère carotide gauche.

D.   Art. sous-clavière gauche.
E.   Ventricule gauche hypertrophié et dilaté.
F.   Ventricule droit agrandi.
K.   Portion de l'oreillette droite.
I.   Portion de l'oreillette gauche.
L.   Artère pulmonaire cachée en grande partie par l'anévrisme.
H.   Poumon droit.
G.   Poumon gauche.

PLANCHE III.

M.   Face postérieure du cœur.
A.   Cavité de l'oreillette gauche.
B.   Appendice de cette oreillette.
C.   Orifice de la cavité de cet appendice.
D, D, D. Colonnes charnues de la cavité du même appendice.
E.   Orifice auriculo-ventriculaire gauche.
F, F, F. Veines pulmonaires et leur orifice dans l'oreillette.
G.   Veine cave supérieure.
I.   Orifice du trou de Botal dans l'oreillette gauche.
H.   Veine cave inférieure.
K.   Contour semi-lunaire du trou de Botal.
L.   Stylet traversant le trou de Botal, et indiquant la communication contre nature des oreillettes.

PLANCHE IV.

M.   Face postérieure du cœur.
A.   Cavité de l'oreillette droite dilatée.

B.   Appendice de cette oreillette.
C.   Cavité de cet appendice.
D.   Colonnes charnues du même appendice.
E.   Orifice auriculo-ventriculaire droit.
F.   Vestiges de la valvule d'Eustache.
G, G.   Veine cave supérieure, et son orifice dans
              l'oreillette droite.
H, H.   Veine cave inférieure.
I.   Fosse ovale.
K.   Trou de Botal.
L. L.   Stylet passant par le trou de Botal, et allant
              de l'oreillette droite dans la gauche.

PLANCHE V.

A.   Face antérieure du cœur.
B.   Cavité de l'artère pulmonaire ouverte par sa
              face antérieure.
C, C, C.   Aorte.
D.   Tronc brachio-céphalique.
E.   Artère carotide droite.
F.   Artère sous-clavière droite.
G.   Artère carotide gauche.
H.   Artère sous-clavière gauche.
I.   Appendice auriculaire droit.
K.   Cloison membraneuse convexe en haut, du
              côté de l'artère pulmonaire, concave en
              bas, percée à son centre, d'une ouverture
              de deux lignes et demie de diamètre, et
              fermant, en grande partie, l'origine de l'ar-
              tère pulmonaire ; cette cloison offre trois
              brides en haut.
L.   Orifice de la branche gauche de l'artère pul-
              monaire.

M.   Orifice de la branche droite de l'artère pulmonaire.

N.   Canal artériel oblitéré.

O.   Stylet engagé dans le commencement de ce canal.

PLANCHE VI.

A, A.   Face antérieure du cœur.

B.   Cavité du ventricule droit.

C, C.   Aorte.

D.   Tronc brachio-céphalique.

E.   Artère carotide gauche.

F.   Artère sous-clavière droite.

G.   Artère carotide gauche.

H.   Artère sous-clavière gauche.

I.   Appendice auriculaire droit.

K.   Cloison membraneuse de l'artère pulmonaire.

L.   Orifice de l'artère pulmonaire dans le ventricule.

M.   Substance et épaisseur très augmentée des parois du ventricule droit, avec diminution proportionnée de sa cavité.

TABLE DES MATIÈRES.

FIN DE LA TABLE.

Pl. 1.

Fig. 2.

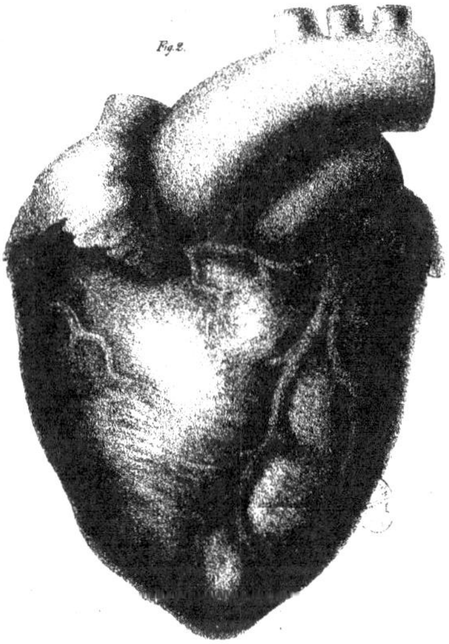

Fig. 1.ᵉ

E F G K I H B D C

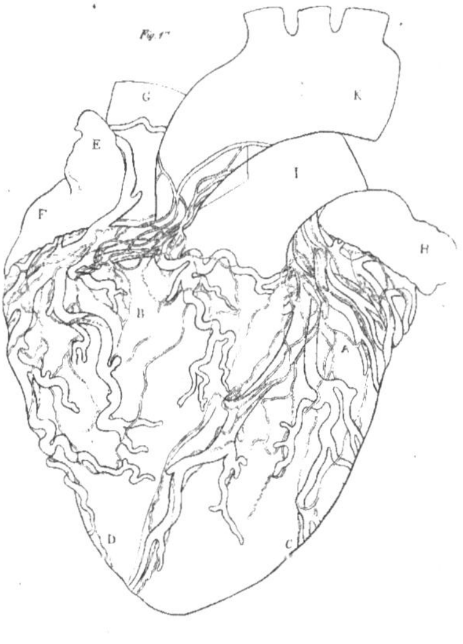

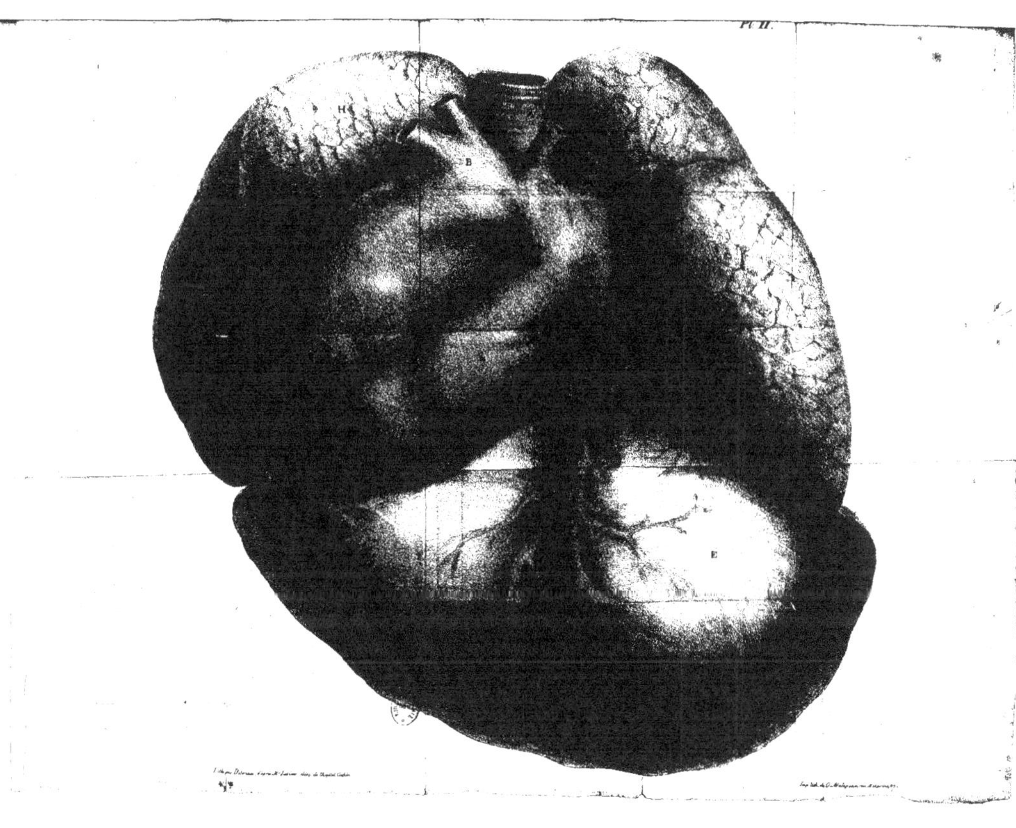
Pl. II.
H
D
E
Lithog. par Delorme, d'après Mr Larivière, chir. de l'Hôpital Cochin.
Imp. Lith. de G. Malapeau, rue d'Enfer 47.

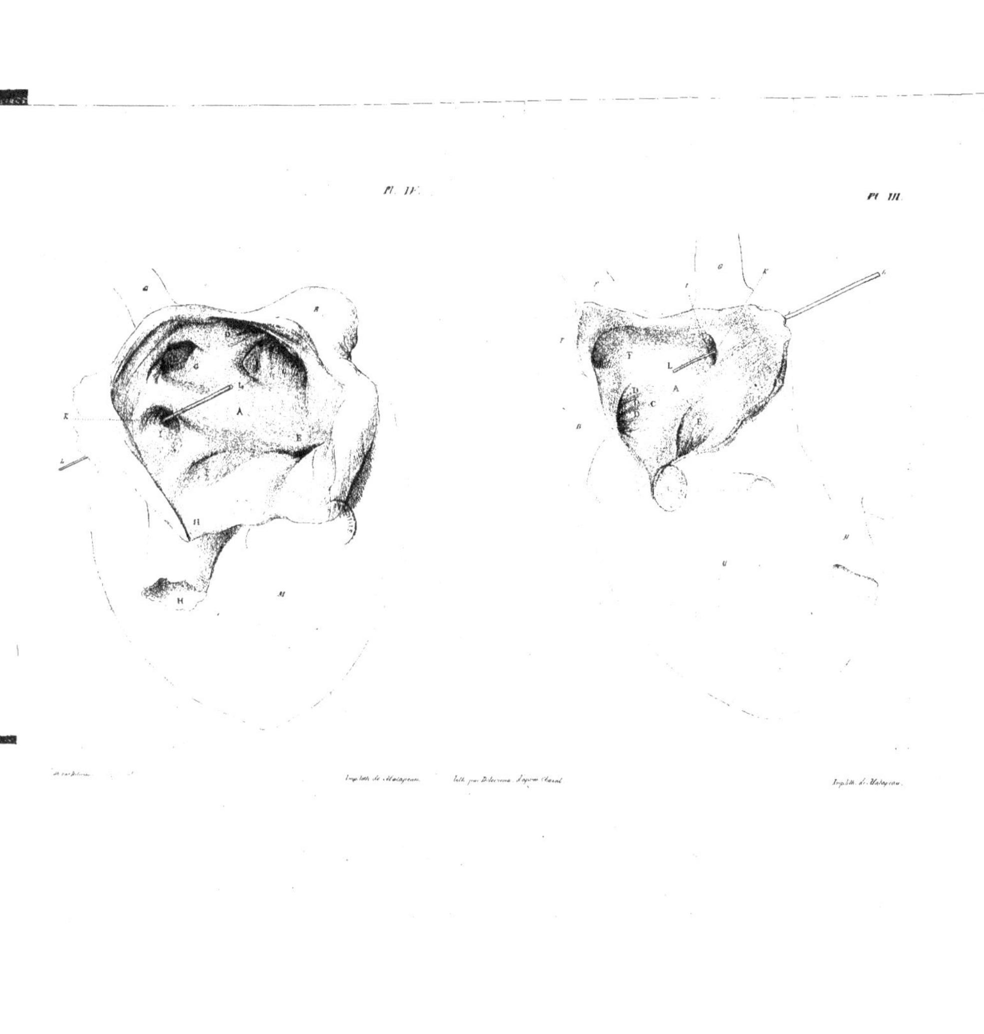

Imp. lith. de Malaprau.
Lith. par Delorimon Laperon Charat.
Imp. lith. d. Malaprau.

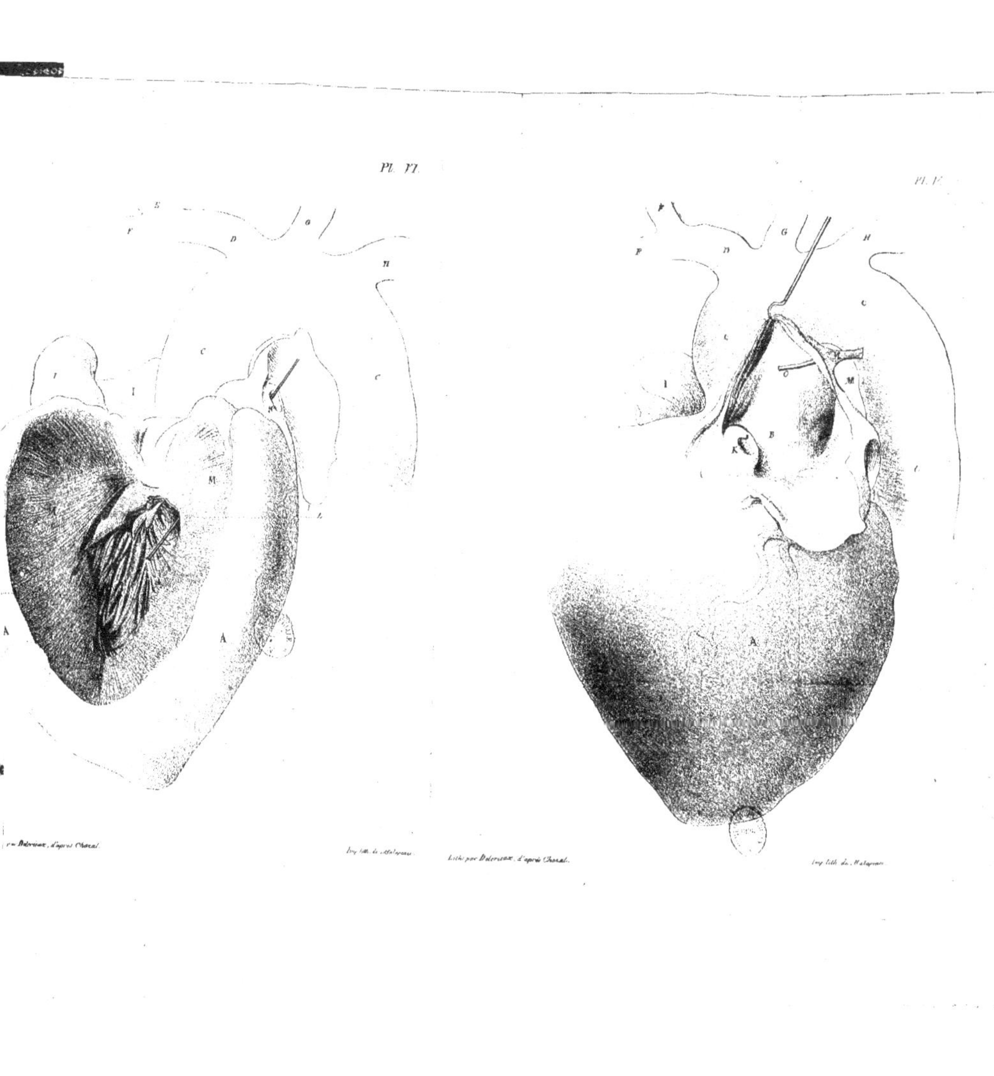

Lith. par Deleuze, d'après Charal.   Imp. lith. de Malapeau.   Lith. par Deleuze, d'après Charal.   Imp. lith. de Malapeau.